Chi ENERGY
ARBEITSBUCH

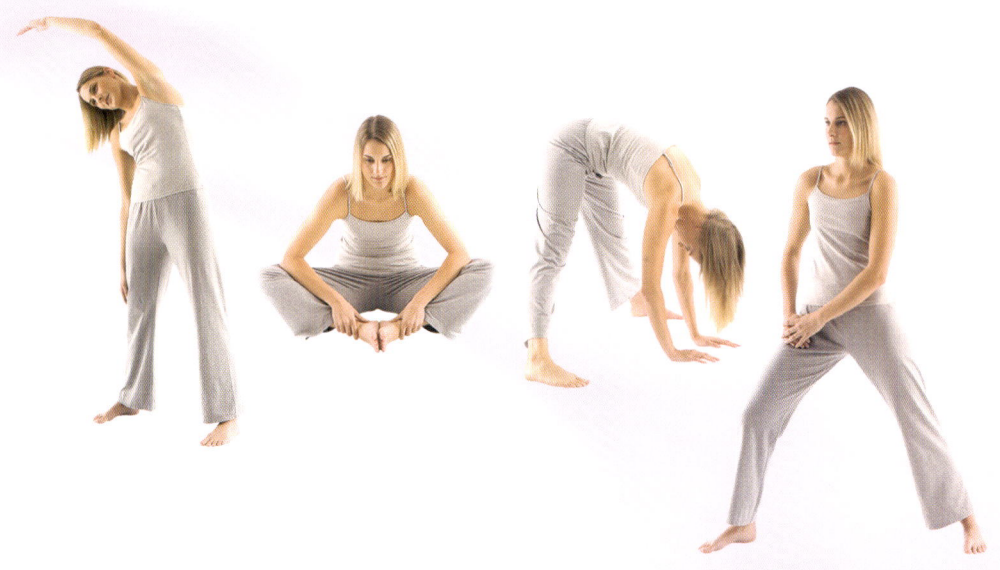

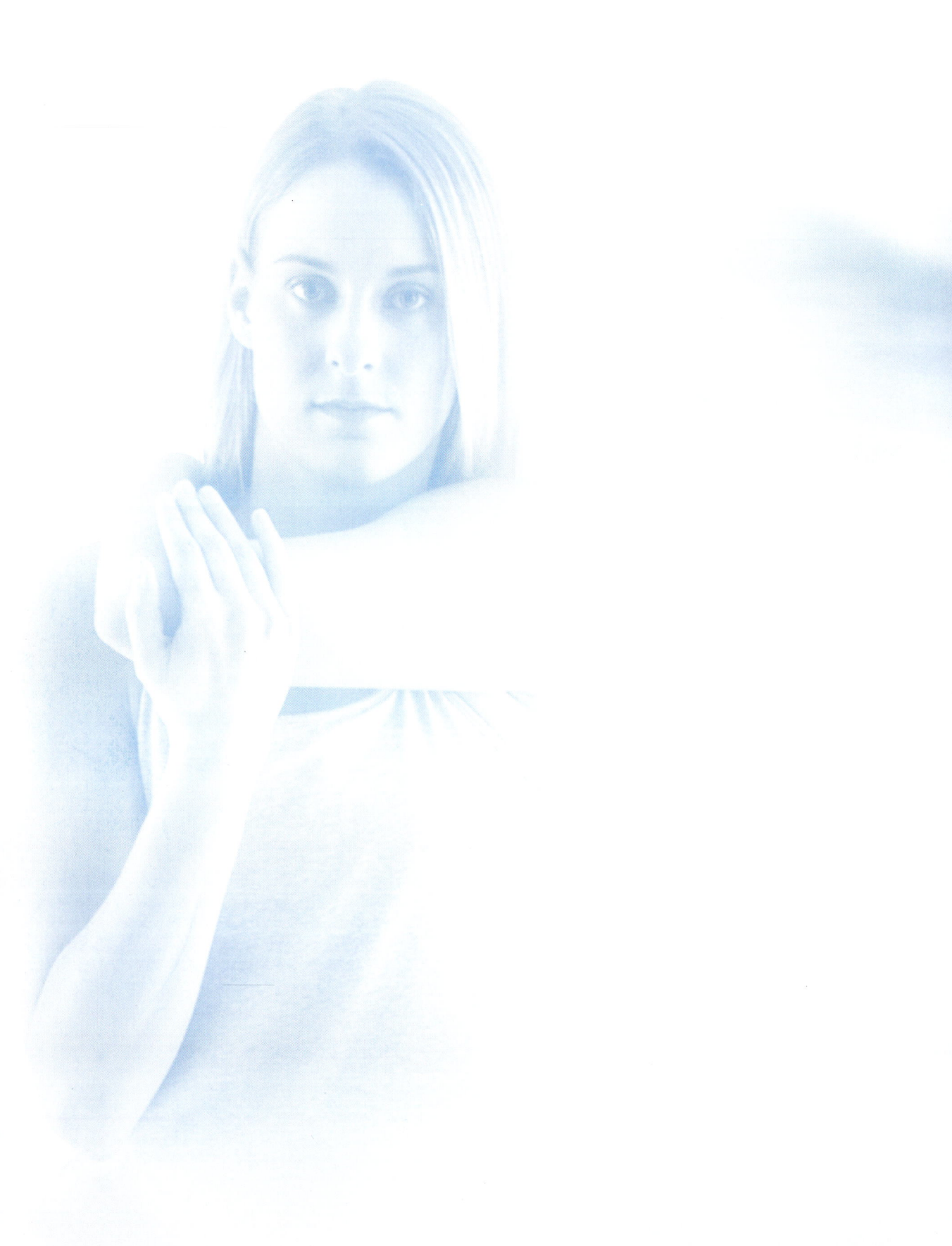

Chi ENERGY
ARBEITSBUCH

Ein praktischer Leitfaden
ganzheitlicher Heilweisen

SIMON G. BROWN

SÜDWEST

Der Text dieses Buches entspricht den Regeln
der neuen deutschen Rechtschreibung.

ISBN 3-517-06816-0

Fotos: Jules Selmes
Übersetzung: Berliner Buchwerkstatt, Martin Rometsch
Redaktion: Berliner Buchwerkstatt, Vera Olbricht
Layout und Gestaltung: Berliner Buchwerkstatt,
Britta Dieterle

Druck und Bindung: Everbest Printing

Printed in China

INHALT

Chi-ENERGIE ERFORSCHEN   17

VORWORT

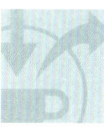

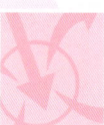

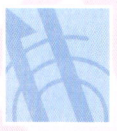

Im Jahr 1980 hörte ich zum ersten Mal von der Chi-Energie. Damals ernährte ich mich makrobiotisch und erlernte die Shiatsu-Massage, denn ich wollte mehr über die Welt wissen, als mein Ingenieurstudium mir vermittelt hatte.

Anfangs hielt ich Chi für ein Element der Makrobiotik und des Shiatsu, doch später fand ich heraus, dass diese Energie bei allen Therapien genutzt wird, mit denen ich mich intensiv beschäftigte. Sie war der entscheidende Faktor beim Feng Shui, bei der Chakra- und Meridiantherapie, beim Reiki, bei der Meditation, bei Akupunktur und Justierung sowie bei Tai-Chi, Qigong und Moxibustion. Später wurde das alles ein Teil meines Berufs.

Es gefiel mir, dass ich das Chi nicht nur mit dem Verstand studierte, sondern auch ganz praktisch – denn ich wollte gesünder und glücklicher sein. Die uralte östliche Idee des Chi ist auf jede körperliche und seelische Therapie anwendbar, und sie knüpfte die unglaublichsten Verbindungen zwischen mir und der Umwelt. Mit Hilfe japanischer Mentoren konnte ich diese Energie spüren und schließlich sogar »sehen«. Im Laufe der Jahre lernte ich die Chi-Energie so gut kennen, dass ich meine eigenen Therapien entwickeln konnte.

Ich leitete Heilzentren in London und Philadelphia und erwarb nach und nach immer mehr Wissen über Chi. Ich spürte, dass es der rote Faden war, der alles verbindet und erklären kann, warum wir uns bei Vollmond anders verhalten und warum eine Regenwolke unsere Umwelt und unsere Stimmung beeinflusst. Philosophisch gesehen erklärt Chi alles; dennoch glich meine Schulung dem Berg-

steigen: Wenn ich glaubte, den Gipfel erreicht zu haben, sah ich einen noch höheren vor mir. Doch innerhalb von fünf Jahren setzte ich das Puzzle des Lebens weitgehend zusammen, und es war viel größer, als ich erwartet hatte. Es macht mir heute noch Spaß, die fehlenden Teilchen einzufügen.

Mein Buch zeigt Ihnen, wie diese Lebenskraft arbeitet und die Gesundheit fördert. Anstatt isolierte Therapien zu behandeln, möchte ich Ihnen helfen, Ihr Chi zu entdecken, damit Sie und andere Menschen besser leben können. Die Arbeit mit dem Chi ist eine solide Grundlage für die Persönlichkeitsentwicklung, die Selbsterkenntnis und mehr Lebensqualität.

Die Menschen, die ich behandeln darf, sind der interessanteste Teil meiner Arbeit. Ob ich Shiatsu, Feng Shui oder Moxibustion anwende, hängt ganz von den Menschen ab, mit denen ich zu tun habe. Ich hoffe, dass dieses Buch Ihnen hilft, das Beste aus Ihrem Leben zu machen!

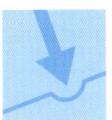

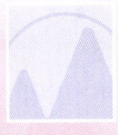

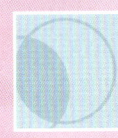

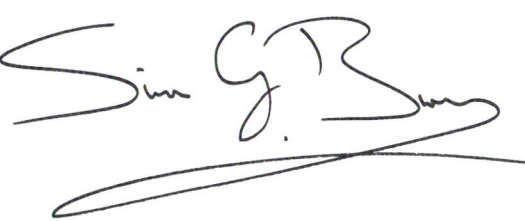

WAS IST CHI-ENERGIE?

Eine subtile elektromagnetische Kraft durchdringt das ganze Universum und ermöglicht Leben und Aktivität. Sie verbindet uns mit allem und heißt in China *Chi* oder *Qi*, in Japan *Ki* und in Indien *Prana*. Sie erfüllt jede Materie, fließt durch alle lebenden Wesen und übermittelt dabei Informationen – ähnlich wie das Blut, das durch die Adern Nährstoffe in alle Teile des Körpers befördert. Unser Körper ist ein komplexes Feld aus Chi, das unaufhörlich durch Zellen, Gewebe, Muskeln und Organe kreist.

Chi kann weder verschwinden noch zerstört werden; aber es bewegt sich und wechselt seine Form, und man kann es mühelos täglich erneuern. Stellen Sie sich fließendes Chi als strahlendes Energiefeld vor, das Sie durchdringt und einhüllt und Gedanken, Überzeugungen und Gefühle transportiert, sich aber mit anderen dynamischen Einflüssen in Ihrer Umgebung vermischt. Sie verlieren ständig einen Teil dieser Substanz und füllen ihn mit Energie aus der Umwelt wieder auf. Das System gleicht einem Magnetfeld. Da alle Menschen denken und fühlen, ist die ganze Erde in ein Chi-Feld gehüllt. Wir sind also von den Gedanken aller anderen Menschen umgeben.

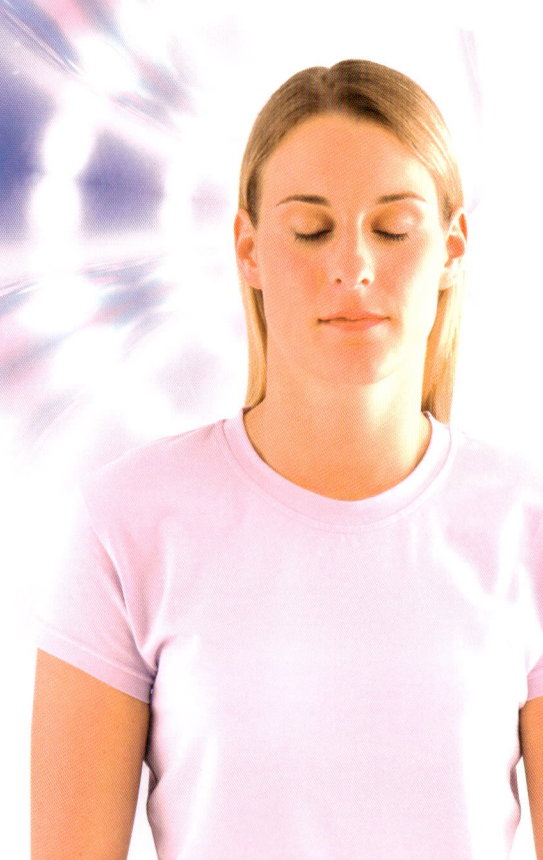

DER ENERGIEKREISLAUF
Chi ist ein Energiekreislauf auf mehreren Ebenen. Es sammelt Informationen und trägt sie von einem Menschen zum anderen; es hält alles in Gang und verbindet alles miteinander, sodass selbst Lichtjahre entfernte, winzige Ereignisse irgendwann uns alle sacht berühren.

DIE VIELEN »GESICHTER« DES CHI

Wenn Sie Ihr Chi verstehen, können Sie Stimmungen besser einschätzen und, wenn Sie wollen, auch ändern. Sind Sie müde? Dann stärken Sie Ihr Chi durch bestimmte Nahrungsmittel, meditieren Sie, oder machen Sie Dehnungsübungen, um Energieblockaden zu beseitigen. Oder suchen Sie einen Ort auf, an dem Sie sich besser fühlen, weil er das Chi beeinflusst. Gehen Sie auch so vor, wenn Sie sich nicht wohl fühlen, mit Problemen hadern oder einen neuen Blickwinkel brauchen, um Dinge zu betrachten.

Wenn Sie sich entspannen und dieses Feld anzapfen, können Sie interessante Einsichten gewinnen und sogar Lösungen für Ihre Probleme finden.

Lassen Sie das Chi für sich arbeiten! Lernen Sie, wie es sich bewegt, und wenden Sie es dann in den Lebensbereichen an, wo Sie es am nötigsten brauchen. Der ständige Energieaustausch zwischen innen und außen verbindet Sie mit dem All. Das frische Chi, das Sie aufnehmen, bringt etwas aus der Umwelt mit: das Wetter, das Chi Ihrer Mitmenschen, die Atmosphäre Ihrer Wohnung und sogar die Energie Ihrer Nahrung. Oft sind diese Einflüsse zu schwach, um wahrgenommen zu werden; aber die viel stärkeren Chi-Kräfte, etwa des Mondes und des Wetters, beeinflussen Ihr Verhalten spürbar. Auch die Farbe Ihrer Kleider, Sport, Orte und tägliche Aktivitäten wirken sich auf das Chi aus. Verschiedene Arten von Chi beeinflussen sowohl das äußere Energiefeld als auch das innere Chi und daher auch die Gedanken und Gefühle.

MIT CHI-ENERGIE ARBEITEN

Zapfen Sie die universelle Energie an, die man Chi nennt, und Sie können sich tief im Inneren ändern. Inneres und äußeres Chi verbinden Sie mit dem Kosmos und allem, was darin ist. Das innere Chi befördert Gedanken und Gefühle durch den Körper, und was Sie denken und fühlen, beeinflusst das Chi, während es fluktuiert und mit dem Chi der Umwelt zusammenwirkt. Lernen Sie, Ihr Chi zu steuern, um körperlich, seelisch und geistig gesünder zu werden!

Chi-ENERGIE UND DER GEIST

Es fällt uns leicht, den Geist zu schulen – sprachlich, kreativ, logisch, räumlich, sozial und physisch –, aber es gelingt uns selten, das Chi zu lenken. Manche Menschen können ihre mentale Energie so bündeln, dass sie damit Gegenstände bewegen (zum Beispiel Löffel aus Metall biegen) können. Andere, etwa Hellseher und Tarotleser, zapfen das Energiefeld anderer an, um mehr über sie zu erfahren. Kung-Fu-Meister sind dank ihrer geistigen Kräfte unglaublich geschmeidig und geschickt. Einige Menschen können sogar tödliche Krankheiten heilen oder einen neuen Glauben annehmen, um Widerstände zu überwinden. Solche Phänomene beweisen, dass der Geist das Chi bündeln und steuern kann, und dieses Buch zeigt Ihnen, wie es geht.

Chi-ENERGIE UND DER KÖRPER

Die meisten Menschen halten ihren Körper für ein Ding, an das man Kleider hängt, mit dem man herumläuft und das vitale Funktionen ermöglicht. Sie halten ihren Körper für selbstverständlich und hören nur auf ihn, wenn sie Schmerzen haben.

Ihr Körper ist die Antenne Ihres Energiefeldes. Wenn Sie den Arm ausstrecken, ziehen Sie Ihr Energiefeld in dieselbe Richtung. Selbst eine so kleine Geste kann Gedanken und Gefühle beeinflussen. Tai-Chi und Yoga bewegen und dehnen das Chi durch Körperhaltungen, die den Energiestrom harmonisieren. Geistige Klarheit, Ruhe und innere Stärke sind der Lohn.

Wenn das Chi ungehindert fließt, strahlen Sie Gesundheit aus, und Haut, Muskeln, Sehnen, Bänder, Blutgefäße, Organe und Knochen bleiben elastisch. Verhärtete Muskeln und Arterien, brüchige Knochen und trockene Haut lassen auf Energieblockaden schließen. Prüfen Sie die Elastizität Ihrer Haut (siehe nächste Seite), um herauszufinden, wie gut das Chi durch Ihren Körper fließt.

Chi-ENERGIE UND DIE GEFÜHLE

Unsere Gefühle sind wie der Körper und der Geist ein Teil unseres Wesens. Wenn Sie jung sind, gehen Sie aus sich heraus; aber wenn Sie älter werden, haben Sie Ihre Gefühle besser im Griff. Doch selbst bei Erwachsenen verändert sich das Chi, wenn es auf die Energie reagiert, die von außen kommt. Das beeinflusst sofort die Gefühle, die ihrerseits sehr wandelbar und leicht zu beeinflussen sind. Manchmal genügt es schon, wenn die Sonne aufgeht, wenn Sie einen alten Freund treffen oder wenn Sie spazieren gehen.

Aufgestaute Gefühle lösen Störungen aus, weil sie Chi blockieren. Darum ist es wichtig, dass die Energie frei fließen kann.

WIE GESCHMEIDIG IST IHRE HAUT?

Wie elastisch und geschmeidig ist Ihre Haut? Gesunde Haut setzt frei fließendes Chi voraus.

1 Die Handflächen aneinander legen und Handballen so weit wie möglich voneinander entfernen, ohne die Fingerspitzen zu lösen. Wenn Sie die Handflächen bis zu 90 Grad beugen können, sind Sie in Höchstform. Die meisten Leute schaffen 45 bis 75 Grad.

2 Eine dünne Hautfalte am Oberarm zwischen Daumen und Zeigefinger klemmen und daran ziehen, um die Elastizität zu testen.

3 Auf dem Rücken liegend die Knie beugen und die Füße ans Gesäß ziehen. Die rechte Hand unter die rechten Rippen schieben und die Leber abtasten. Wenn Sie Widerstand spüren, ist das Organ verhärtet und krank.

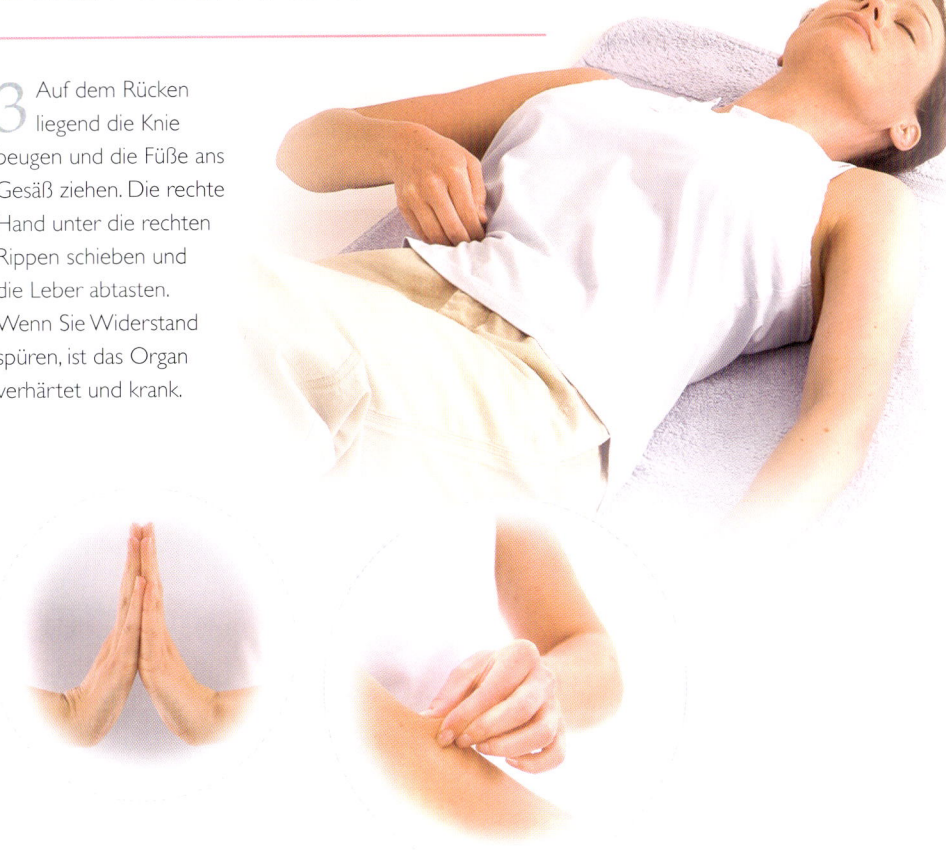

WIE SIE DIESES BUCH NUTZEN KÖNNEN

Michio Kushi und George Ohsawa, meine japanischen Mentoren, ermutigten alle ihre Kursteilnehmer, sich über Rückschläge und Schwierigkeiten zu freuen, weil sie uns besser und stärker machen. Ich habe jahrelang Menschen geholfen, Probleme zu lösen, und dabei gelernt, dass es keine Wunderkuren gibt. Vielleicht können wir uns nur weiterentwickeln, wenn wir Herausforderungen annehmen und bewältigen. Bemühen Sie sich vor allem, jene inneren Fähigkeiten zu fördern, die Sie brauchen, um erfolgreicher zu werden und das Beste aus Ihrem Leben zu machen. Beseitigen Sie die Blockaden und ändern Sie die Verhaltenmuster, die Ihren Erfolg bisher verhindert haben.

In diesem Buch stütze ich mich auf Übungen mit der Chi-Energie, die meiner Erfahrung nach nützlich sind: Akupressur, Reiki, Shiatsu, Tai-Chi, Qigong, Schröpfen, Feng Shui, Justierung, Moxibustion, Meditation, Atmung, Meridiandehnung, Chakra-Harmonisierung und Abreibungen. Alle diese Methoden lassen sich leicht in Ihrem Tageslauf unterbringen und sind hochwirksam, einerlei, ob Sie damit körperliche oder seelische Probleme behandeln.

Das Buch besteht aus vier Teilen: Chi-Energie erforschen, Chi-Energie und der Geist, Chi-Energie und der Körper sowie Chi-Energie und die Gefühle. Egal ob Sie körperliche, seelische oder spirituelle Probleme haben, verwenden Sie mindestens eine Methode aus jedem Kapitel, um eine ganzheit-

HELLSEHEN UND KINESIOLOGIE

Durch Hellsehen können Sie mit Ihrem inneren Selbst Kontakt aufnehmen und herausfinden, welche Methode für Sie am besten ist. Ziehen Sie 29 Spielkarten aus einem Pack, und notieren Sie folgende Zahlen auf ihrer Innenseite: 38, 50, 54, 58, 62, 64, 68, 72, 76, 80, 84, 86, 92, 96, 100, 104, 108, 112, 116, 120, 124, 130, 132, 136, 140, 144, 146, 150 und 154. Sie entsprechen den Seiten in diesem Buch. Mischen Sie die Karten, und konzentrieren Sie sich dabei auf einen Aspekt Ihrer selbst, den Sie entwickeln wollen. Legen Sie die Karten verdeckt auf den Tisch, ziehen Sie eine Karte, und schlagen Sie auf der betreffenden Seite nach.

Sie können auch mit einem Partner Kinesiologie anwenden (siehe Seiten 42–43). Er legt Ihnen die Karten der Reihe nach auf den Körper, um Ihre Reaktionen zu testen. Wenn Sie mentale Probleme lösen wollen, legt er eine Karte auf die Stirn; bei Gefühlsproblemen legt er sie auf die Brust, bei körperlichen Beschwerden auf den Bauch. Legen Sie Karten beiseite, die wenig oder keine Reaktionen auslösen, und konzentrieren Sie sich auf jene, die starke Reaktionen hervorrufen. Befolgen Sie die Ratschläge auf den genannten Seiten.

MEDITATION ÜBER DIE BEDÜRFNISSE IHRES CHI

Die folgenden Meditationen führen Sie durch dieses Buch. Sie zeigen Ihnen, an welchen Lebensbereichen Sie arbeiten müssen. Diese Selbstprüfung ermutigt Sie, Ihre Meditationen regelmäßig Ihren Lebenszielen anzupassen. Auch die Methoden ändern sich mit der Zeit.

Meditieren Sie darüber, was Sie zu dem Menschen macht, der Sie sind.
Welche Eigenschaften und Stärken sind Ihr Kapital?

Meditieren Sie darüber, was Sie werden wollen.
Wohin wollen Sie im Leben gehen, und was wollen Sie unterwegs tun?

Verbinden Sie Ihre Stärken mit Ihren kurz- und langfristigen Zielen.
Konzentrieren Sie sich dabei auf jene Aspekte, die Sie entwickeln müssen,
um Ihre Ziele zu erreichen. Beispiel: »Ich bin …«, »Ich will …« und »Ich muss …«

liche Behandlung zu gewährleisten. Körperliche Beschwerden können Sie mit Akupressur lindern. Meditation bündelt die Chi-Energie an der betroffenen Stelle, und die Chakra-Harmonisierung löst negative Gefühle auf.

Diese Meditationen helfen Ihnen, Methoden auszuwählen, die zu Ihrer Persönlichkeit und zu Ihren Bedürfnissen passen. Denken Sie daran, dass die scheinbar offensichtlichste Methode nicht die beste sein muss. Es kann durchaus sein, dass Sie eine Krankheit durch Meditation heilen oder emotionale Störungen durch Bewegung lindern können. Nach der Selbstprüfung ist dieses Buch für Sie maßgeschneidert. Meditieren Sie zuerst darüber, welche Ergebnisse Ihnen am meisten helfen würden. Wählen Sie dann aus jedem Kapitel eine Methode aus, die Ihnen hilft, diese Ziele zu erreichen. Überprüfen Sie diese Methoden nach einigen Wochen anhand Ihrer Probleme, und notieren Sie spürbare Veränderungen. Wenn Sie Fortschritte gemacht haben, fahren Sie fort, wenn nicht, suchen Sie sich eine andere Kombination von Übungen aus. Integrieren Sie die Übungen in Ihr Leben, damit Sie mühelos neue Kraft schöpfen.

CHI-ENERGIE ANWENDEN

ALLEIN ÜBEN
Qigong macht beweglich
und fördert die Arbeit mit
der Chi-Energie.

Da Chi alles durchdringt, werden Sie Erfolg haben, wenn Sie ganzheitliche Methoden anwenden. Nachfolgend erörtere ich einige wichtige Lebensbereiche – Vitalität und geistige Klarheit, Körper und Geist, Beziehungen und Sex – und empfehle Methoden, die Ihr Chi stärken.

Shiatsu, Justierung, Tai-Chi, Moxibustion, Reiki, Sexualität und Chakra-Harmonisierung wirken am besten mit einem Partner. Wenn Sie lieber allein üben, sind Abreibungen, Atemübungen, Meditation und Qigong ideal. Darauf gehe ich später genauer ein.

VITALITÄT UND GEISTIGE KLARHEIT

Ihre Fähigkeit, Chi von außen aufzunehmen, entscheidet darüber, wie viel Chi und Vitalität Sie besitzen. Ernährung, Atmung, Schlaf, Akupressur, Feng Shui und sogar die Kleidung haben ebenfalls Einfluss. Sobald Sie frisches Chi absorbiert haben, müssen Sie es durch regelmäßiges Abreiben, Meridiandehnen und Shiatsu in Bewegung halten. Um tiefer sitzende Blockaden zu beseitigen, sollten Sie Chakra-Arbeit, Sprechgesang und Meditation probieren.

Wenn das Chi harmonisch fließt, wird der Geist klarer. Turbulentes Chi trübt dagegen den Geist. Bei den meisten Menschen äußern sich Blockaden als Stress. Ist das Chi zu weit verteilt, können Sie sich schlecht konzentrieren.

KÖRPER UND GEIST

Viele körperliche Beschwerden sind auf einen örtlichen Chi-Mangel oder -Überschuss zurückzuführen. Da Chi jede lebende Zelle versorgt, besitzt es eine enorme Heilkraft. Wenn Sie Atemübungen machen und visualisieren, können Sie den Körper mit positiver Energie durchtränken. Shiatsu, Moxibustion, Akupressur, Tai-Chi, Qigong, Abreibungen, Justierung und Reiki beschleunigen den Energiekreislauf und tragen dazu bei, schmerzliche Gefühle loszuwerden. Wir werden depressiv, wenn wir bestimmte Gefühle zu lange festhalten. Emotionen wie Depression, Wut, Eifersucht, Furcht und Panik

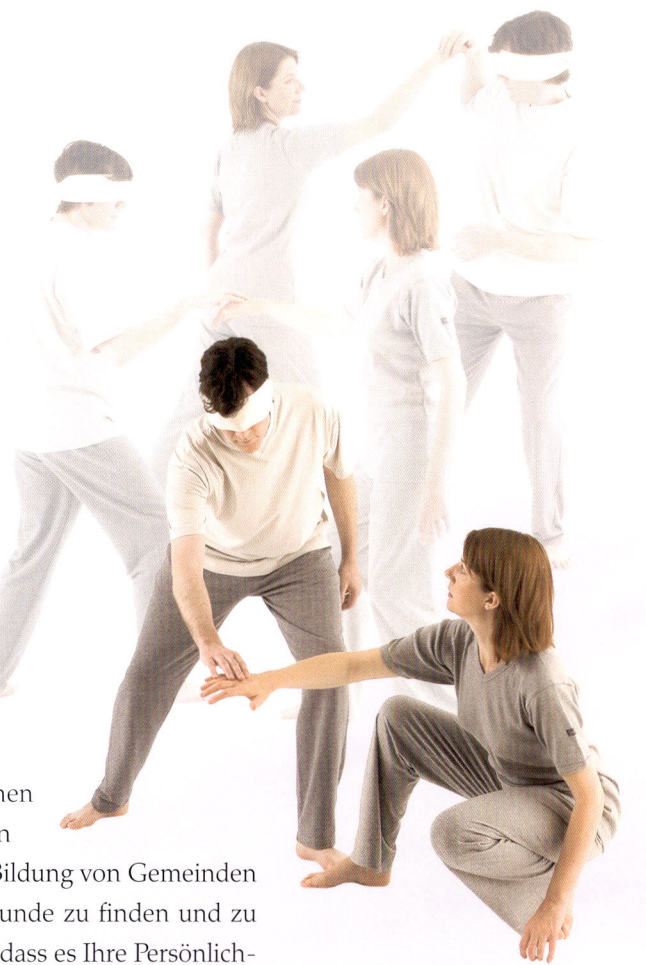

können aber auch nützlich sein, wenn sie das innere Chi drastisch verändern – wie ein Sturmwind über dem Land, der die Luft klar macht. Von Zeit zu Zeit kann ein solcher Aufruhr notwendig sein. Betrachten Sie ihn als günstige Gelegenheit, sich selbst zu verändern.

Mit der Nahrung können Sie ebenfalls Chi aufnehmen. Essen Sie Vollgetreide, Bohnen, Nüsse, Samenkörner, Obst und Gemüse, um ihren Chi-Vorrat auf natürliche Weise aufzufüllen.

BEZIEHUNGEN UND SEX

Menschen tauschen ständig Energie aus. Darum können wir soziale Kontakte als Gezeiten des Chi zwischen den Menschen betrachten, als Voraussetzung für die Bildung von Gemeinden und Gesellschaften. Wenn es Ihnen schwer fällt, Freunde zu finden und zu behalten, sollten Sie lernen, Ihr Chi so zu projizieren, dass es Ihre Persönlichkeit vorteilhaft widerspiegelt. Wichtig ist auch, dass Sie die Energie anderer harmonisch empfangen. Paarübungen, Tai-Chi, Shiatsu und Reiki helfen Ihnen dabei.

Partnerschaften erzeugen oft ihre eigene Energie, und wenn Sie lernen, Energien positiv zu verschmelzen, werden Ihre Beziehungen gesünder. Die Energie einer Beziehung hat Einfluss darauf, wie Sie in Gegenwart des Partners denken, fühlen und sich verhalten. Wenn Abhängigkeit, Vorurteile und Unsicherheit sich erst einmal entwickelt haben, sind sie schwer loszuwerden und können eine glückliche Beziehung stören. Manchmal nehmen wir negative Energie von einer Beziehung zur nächsten mit, und alles wiederholt sich.

Leidenschaftlicher Sex ist eine sehr wirksame Methode, das Chi eines anderen Menschen mit Ihrem Chi zu vermischen. Alle Chakras werden dabei aktiviert und mit frischem Chi gefüllt. Massage, Justierung, Chakra-Harmonisierung, Meridiandehnung und Feng Shui können eine erotische Beziehung vertiefen.

PARTNERÜBUNGEN
Die Bewegungen des Tai-Chi ermutigen Sie, zu geben und zu nehmen, und stärken das gegenseitige Vertrauen.

Chi-ENERGIE
ERFORSCHEN

Alles im Universum erzeugt Chi, und jeder Mensch ist fähig, diese Energie zu nutzen. Das bestätigen östliche Heilweisen wie Feng Shui, Reiki, Tai-Chi, Shiatsu, Qigong, Akupressur und Moxibustion. Wenn Sie verstehen, was Chi ist und wie es wirkt, können Sie diese universelle Kraft steuern und ein körperliches, seelisches und geistiges Gleichgewicht herstellen. In diesem Kapitel lernen Sie, das innere Chi zu entdecken, das Energiefeld anderer Menschen und der Erde zu spüren, die Chakras zu finden und sich auf die Gedanken und Gefühle anderer einzustimmen. Außerdem zeige ich Ihnen, wie Sie eine Shiatsu-Massage verabreichen können.

GRUNDSÄTZE DER CHI-ENERGIE

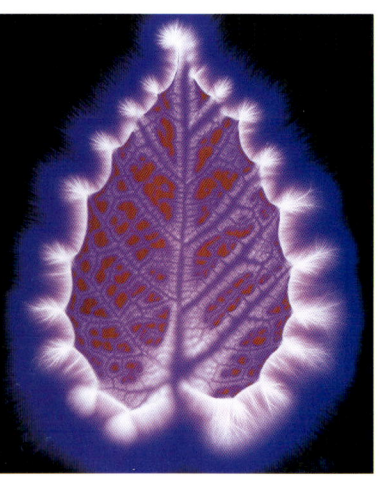

KIRLIAN-FOTOGRAFIE
Dieses Verfahren misst die Stärke der Lebenskraft (also des Chi) in lebenden Organismen.

Alles im Universum strahlt Chi aus und ist davon erfüllt. Ein fotografisches Verfahren, das der russische Wissenschaftler Semjon Kirlian (1900–1980) im Jahr 1937 entdeckte, macht einen Halo sichtbar, der Gegenstände wie eine bunte Gasflamme umgibt. Er glaubte, dieses Feld sei eine Art Lebenskraft, sozusagen ein erstaunlich wandelbares Chi-Feld. Zwei Menschen, die sich leidenschaftlich küssen, erzeugen beispielsweise ein ganz anderes Energiefeld, als wenn sie still nebeneinander sitzen. Wenn Sie ein Blatt von einer Pflanze pflücken und die Pflanze dann mit der Kirlian-Methode fotografieren, sehen Sie auf dem Bild die Umrisse des nicht mehr vorhandenen Blattes.

Viele Wissenschaftler sind heute nicht mehr engstirnig und räumen ein, dass sie nicht alle Fragen beantworten können. Sie reden nicht mehr von »Gewissheit«, sondern nur noch von »Wahrscheinlichkeit«. Unsere Welt ist nicht schwarz und weiß, wie man einst annahm, und darum schufen die alten Völker »fließende Philosophien«. Je mehr wissenschaftliche Entdeckungen wir machen, desto glaubhafter werden manche Theorien, etwa die Vorstellung vom Chi.

DAS PERSÖNLICHE CHI

Ihr inneres und äußeres Chi bilden Ihre Aura, einen sichtbaren Strahlenkranz, der den Körper einhüllt und mit seinen vielen Farben die subtile Lebensenergie widerspiegelt. Auf diese Weise interagieren Sie subtil mit Ihrer Umwelt, und so erklärt sich auch der »sechste Sinn«.

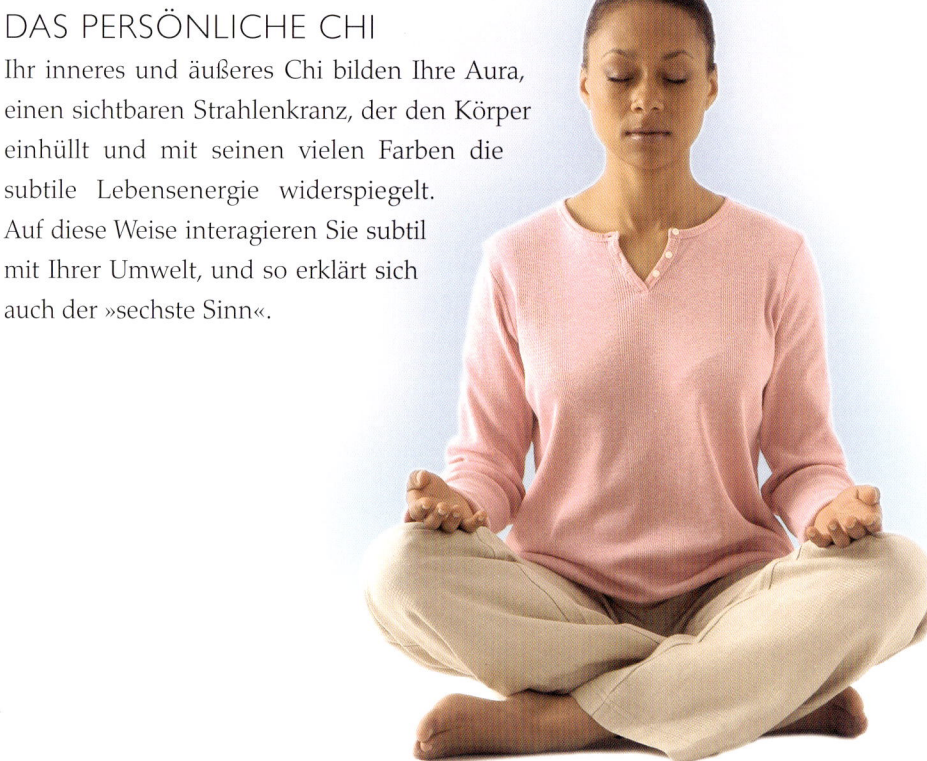

VERSCHIEDENE ARTEN VON CHI-ENERGIE

Das Chi in Ihnen und in Ihrer Umgebung ist wandelbar und beeinflusst daher Ihr Denken und Fühlen unterschiedlich. Das Chi der Umgebung fließt unaufhörlich. Tag und Nacht, die Jahreszeiten und das Wetter haben Einfluss auf das äußere Chi, während die Atmung und der Herzschlag das innere Chi beeinflussen. Beide beeinflussen sich zudem gegenseitig.

Dicht/dünn

Wenn das Chi in bestimmten Körperteilen komprimiert wird oder sich staut, fühlt sich dieses Gebiet verspannt an. Ein Beispiel dafür sind Kopfschmerzen. Chi staut sich oft bei hohem Luftdruck oder wenn wir gestresst, wütend und gereizt sind.

Wenn Ihr Chi zu stark verteilt ist, fühlen Sie sich leer oder apathisch. Sie werden nicht warm und haben schwache Beine, Sie sind deprimiert oder emotional erschöpft. Wer wenig inneres Chi hat, holt sich Energie bei anderen.

Schnell und turbulent/langsam und stagnierend

Wenn das Chi schnell fließt, haben Sie das Gefühl, mitten in einem Gewitter zu stehen. Eine depressive Phase lässt sich leichter überwinden, wenn Sie das Chi beschleunigen und negative emotionale Energie »wegpusten«. Zu viel schnelles Chi macht jedoch unruhig.

Wenn Ihr Chi langsam fließt, fällt es Ihnen leichter, ruhig zu werden, zu meditieren und in sich hinein-zuschauen. Fließt das Chi jedoch zu langsam, stagniert es und hält Gefühle fest. Dann bewegen Sie sich in eingefahrenen Gleisen und haben wenig Kontakt mit der Umwelt.

Aufsteigend/absteigend

Morgens und vor allem im Frühling steigt das Chi im Körper kraftvoller auf. Dann fühlen Sie sich wohl, begeistert und zuversichtlich. Zu schnelles Chi ruft aber viele Worte und wenigen Taten hervor.

Nachmittags und im Herbst sinkt der Chi-Pegel. Sie fühlen sich dann stabil, pragmatisch und nüchtern. Ein zu niedriger Pegel raubt Ihnen die Abenteuerlust.

Projizierend, nach außen fließend/verborgen, nach innen fließend

Wenn Sie zornig oder innerlich aufgewühlt sind, strahlt das innere Chi nach außen und projiziert Ihre Gefühle deutlich. Dadurch können Sie arrogant und herrisch wirken.

Wenn Sie sich konzentrieren oder Kraft schöpfen wollen, ziehen Sie Ihr Chi nach innen. Gehen Sie dabei aber nicht zu weit, damit Sie den Kontakt zur Umwelt und damit Ihr Gleichgewicht nicht verlieren.

MIT DEM CHI HEILEN

KRONENCHAKRA (SAHASRARA)

STIRNCHAKRA (AJNA)

KEHLCHAKRA (VISHUDDHA)

HERZCHAKRA (ANAHATA)

SOLARPLEXUSCHAKRA (MANIPURA)

SAKRALCHAKRA (SVADHISTHANA)

WURZELCHAKRA (MULADHARA)

Im Osten ist die Chi-Energie seit Jahrtausenden bekannt. Auch verschiedene Therapien nutzen das Chi. Obwohl das Chi unterschiedliche Namen hat – je nachdem, wo ein Heilverfahren entstanden ist –, stützen sich alle diese Therapien auf die gleiche Idee. Die Methoden, die ich Ihnen hier vorstelle, haben sich bewährt und können das Chi steuern. Manche, etwa Tai-Chi, Qigong, Atemübungen, Meditation und Feng Shui, können Sie selbst anwenden; für andere, zum Beispiel für Shiatsu, Reiki und Justierung, brauchen Sie einen Partner.

YOGA UND CHAKRA-HARMONISIERUNG

Yoga stammt aus Indien und gehört zu den ältesten und bekanntesten Heilweisen für Körper und Geist. Die Übungen verbinden Atmung, Bewegung und Meditation, um das Chi zu steuern. Wichtig ist auch die Harmonisierung der Chakras, der sieben Energiezentren. Vom Kronenchakra am höchsten Punkt des Schädels, das Energie vom Himmel aufnehmen kann, bis zum Wurzelchakra, das die Energie der Erde absorbiert, muss das Chi harmonisch fließen. In der alten Zeit glaubten die Yogis, man könne die Richtung des Chi durch die Körperhaltung beeinflussen. Darum entwickelten sie Folgen von Dehnungsübungen und Stellungen (Asanas), die Energieblockaden beseitigen, den Körper geschmeidiger machen und die Gesundheit fördern. Diese Übungen sind noch wirksamer, wenn man sie mit Meditation und Atemübungen verbindet. Sie aktivieren das frei fließende Chi in den Kanälen des Körpers und sorgen für geistige Klarheit.

DER ENERGIEKANAL DER CHAKRAS
Wenn Sie mit vertikal übereinander stehenden Chakras sitzen oder stehen, kann das Chi leichter durch sie hindurch fließen. Ein Spiegel hilft Ihnen, die richtige Haltung zu finden.

CHI-THERAPIE FÜR JEDEN?

Jeder Mensch besitzt Chi-Energie und kann sich und andere heilen. Niemand hat ein Monopol auf diese Lebenskraft. Der Energieaustausch mit Ihrem Therapeuten sollte wie ein gutes Gespräch mit einem verständnisvollen Freund sein und nicht wie eine bezahlte Unterredung mit einem Fremden, der zufällig eine spezielle Ausbildung hat. Was im Grunde ein natürlicher Austausch zwischen zwei Menschen ist, erscheint uns heutzutage als etwas Kompliziertes und Teures, das jahrelanges Studium erfordert. Das liegt zum Teil daran, dass unsere Gesetze für alle, die einen Heilberuf ausüben, eine bestimmte Ausbildung oder zumindest eine amtliche Zulassung vorschreiben.

Wenn Sie mit den Selbsthilfemethoden in diesem Buch experimentieren, stellen Sie vielleicht fest, dass Sie die Hilfe einer erfahrenen Person benötigen. Die Hilfe eines Experten brauchen Sie meiner Meinung nach nur in ernsten Fällen. Alle diese Methoden sind heute im Westen recht gut bekannt. Darum ist es ziemlich leicht, in den Gelben Seiten oder im Internet Fachleute zu finden. Prüfen Sie aber, ob er oder sie einem seriösen Berufsverband angehört, eine Ausbildung nachweisen kann und versichert ist. Eine Chi-Therapie setzt Vertrauen voraus, und Sie sollten sich während der Behandlung wohl fühlen.

Alle in diesem Buch beschriebenen Methoden kosten wenig oder nichts, und für manche brauchen Sie nur wenig Übung. Sie sind einfach und ungefährlich und als Teil einer gesünderen, natürlicheren Lebensweise gedacht. Scheuen Sie aber auch vor komplizierteren Techniken wie Akupressur, Shiatsu oder Feng Shui nicht zurück, denn auch sie haben einfache Aspekte, die jedermann mit oder ohne Partner anwenden kann.

AKUPRESSUR

Diese Heilkunst wurde vor über 5000 Jahren in Asien entwickelt. Man benutzt dabei die Finger oder die Moxibustion (eine Wärmetherapie, bei der man aus Beifuß geflochtene und dann gerollte Pressstäbe verbrennt), um bestimmte Punkte auf der Haut zu stimulieren. Die heilende Berührung regt die Heilkraft des Körpers an, lindert Schmerzen und Verspannungen, harmonisiert den Organismus und fördert die Gesundheit.

Wie die Akupunktur basiert auch die Akupressur auf der Idee, dass Chi durch die 14 Meridiane fließt und dass man seine Qualität beeinflussen kann, indem man auf spezielle Punkte, auch Tsubos genannt, Druck ausübt. Auf diese Weise lässt sich die Energie in einem Meridian beruhigen oder stimulieren.

Akupunktur und Akupressur benutzen die gleichen Punkte, doch die Akupressur verwendet keine Nadeln, sondern nur die Daumen oder andere Körperteile. Darum ist sie etwas persönlicher und intimer. Jeder Akupressurpunkt liefert uns Informationen über das Chi des Empfängers und die optimale Therapie.

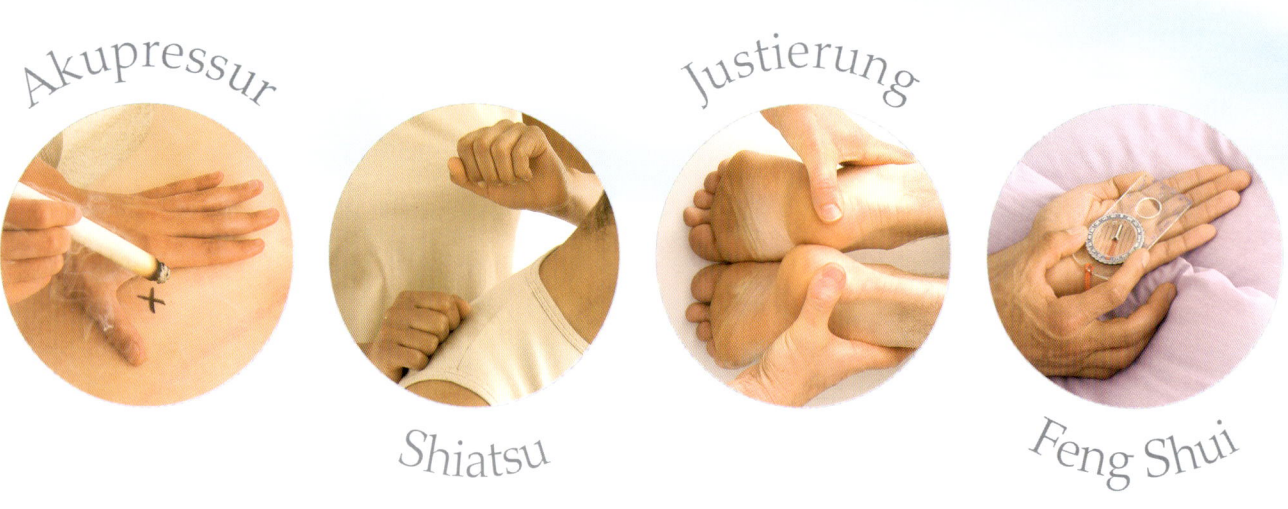

Akupressur

Shiatsu

Justierung

Feng Shui

SHIATSU

Dies ist die bekannteste Form der Akupressur. Der Therapeut benutzt seinen Körper, um einen Patienten mit Chi zu versorgen oder sein Chi zu beruhigen. Geeignete Techniken sind Dehnungen, Massage, Manipulation der Gelenke, Klopfen, Reiben und das Stimulieren der Akupressurpunkte. Shiatsu ist eine sehr persönliche Behandlung, denn der Therapeut arbeitet eng mit dem Patienten zusammen, um dessen Grenzen herauszufinden. Diese Methode ist sehr flexibel, was die Technik und die Ziele anbelangt. Sie kann mit Reiki verbunden und dadurch sehr sanft werden, sie kann jedoch auch ziemlich forsch sein.

Beim Shiatsu liegt der Patient vollständig bekleidet (lockere Baumwoll-kleidung ist am besten) auf einem Futon. Bei einer Teilbehandlung sitzt er auf einem Stuhl oder Hocker. Einige Teile des Shiatsu, Do-In genannt, kann man sich selbst verabreichen.

JUSTIERUNG

Auf der Tretmühle des täglichen Lebens verspannen sich manche Körper-teile, und mit der Zeit können sie sich verschieben. Die Muskeln versuchen sich anzupassen und schmerzen. Die Justierung ist eine einfache Methode, solche Fehler zu beseitigen. Der Patient liegt auf dem Boden, und ein Fach-mann prüft, ob bestimmte Bezugspunkte – zum Beispiel Knöchel und Hand-gelenke – die korrekte Position haben. Wenn er ein Ungleichgewicht fest-stellt, drückt er sanft auf spezielle Punkte und löst dadurch Chi-Wellen aus. So lösen sich Verspannungen in der behandelten Körperseite. Es ist wichtig, dass die Körperhaltung einwandfrei ist, bevor man intensiver am Chi arbei-tet. Die Justierung verbessert oft auch die Atmung und kann sogar befreiende Muskelkrämpfe auslösen.

FENG SHUI

Diese chinesische Geomantie strebt danach, eine möglichst harmonische Atmosphäre zu schaffen, damit Sie im Leben Erfolg haben und Ihr ganzes Potenzial entfalten können. Die Methode basiert auf dem Glauben, dass das Kronenchakra am meisten Chi aufnimmt. Die Richtung, in die das Chakra während des Schlafes zeigt, beeinflusst Ihr Energiefeld am Morgen erheblich, denn aus dieser Richtung absorbieren Sie viel mehr Chi als aus den anderen. Wenn Ihr Kopf beispielsweise nach Osten zeigt, nehmen Sie mehr von der vitalisierenden Energie des Morgens und des Frühlings auf. Das Gleiche gilt für die Richtung, in die Sie beim Sitzen schauen.

Die »richtigen« Schwingungen fördern die Gesundheit und das emotionale Gleichgewicht und sorgen für einen hohen Energiepegel. Sie können die Qualität und die Richtung des Chi mit Farben, Stoffen und Formen beeinflussen. Für die Feinabstimmung legen Sie Elemente, die sich auch im Körper befinden (zum Beispiel Wasser, Salz und Eisen) an strategische Plätze im Haus oder am Arbeitsplatz. Feng Shui ist einfach anzuwenden und ungefährlich, doch um bestimmte Probleme zu lösen, brauchen Sie möglicherweise einen Experten.

TAI-CHI

Wer diese Kampfkunst beherrscht, nutzt die Kraft des Gegners zu seinem Vorteil. Ein Tai-Chi-Meister kann Sie umwerfen, indem er Ihr Chi manipuliert, und er benötigt dafür nur sehr wenig körperlichen Kontakt. Tai-Chi gilt als höchste Form der Selbstverteidigung, und man braucht viel länger als bei anderen Kampfkünsten, um ein Meister zu werden.

Tai-Chi beruht auf zwei wichtigen Prinzipien. Erstens müssen Sie eine Bewegungsfolge beherrschen, damit das Chi freier und harmonischer fließt. Das setzt voraus, dass der Chi-Strom zwischen Ihren Händen und der Erde zunimmt. Zweitens müssen Sie Ihr Chi nutzen, um mit dem Chi eines anderen zu interagieren und sich seines Energiefeldes bewusst zu werden, damit Sie es zu Ihrem Vorteil nutzen können.

QIGONG

Qigong oder Chi Gong ähnelt dem Tai-Chi und stammt ebenfalls aus China. Es fördert und harmonisiert den Chi-Strom und somit das Wohlbefinden, die Fitness und die Langlebigkeit durch Bewegung, Meditation und Konzentration, und es hilft dem Körper, sich selbst zu heilen. Qigong trainiert aber auch den Geist, sodass er Bewegungen in jenen Teilen des Körpers veranlasst, in denen das Chi stagniert, und so die Energie befreit. Anfangs ist es leichter, mit einem Lehrer zu arbeiten. Er kann Sie entspannen und Ihr äußeres Energiefeld öffnen, denn von dort aus beginnen Sie mit den Bewegungen. Diese Dehnungsübungen und Stellungen imitieren Aspekte der Natur und nutzen die fünf Elemente (Wasser, Holz, Feuer, Erde und Metall), um körperliche oder emotionale Störungen zu beseitigen.

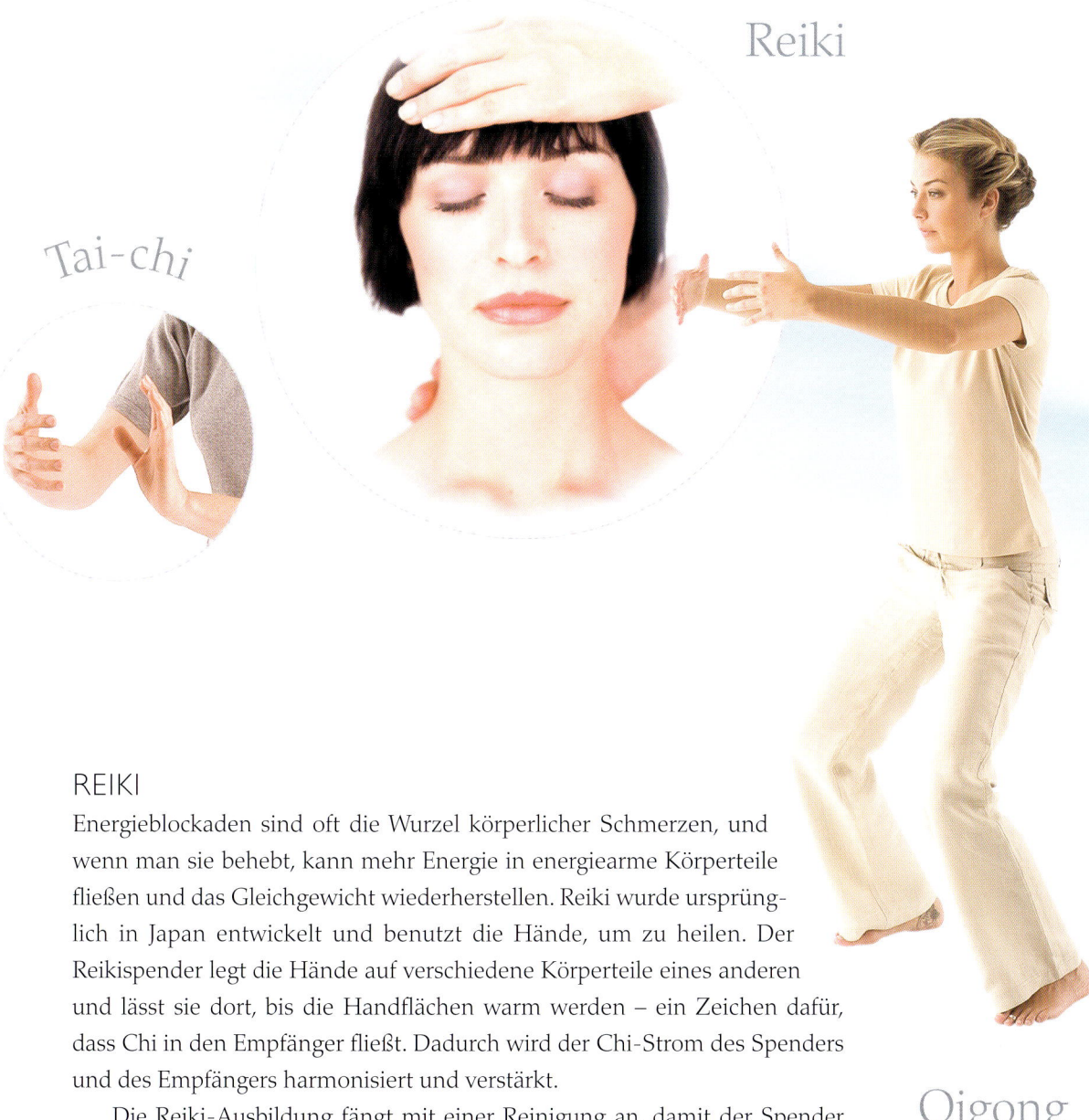

Tai-chi

Reiki

Qigong

REIKI

Energieblockaden sind oft die Wurzel körperlicher Schmerzen, und wenn man sie behebt, kann mehr Energie in energiearme Körperteile fließen und das Gleichgewicht wiederherstellen. Reiki wurde ursprünglich in Japan entwickelt und benutzt die Hände, um zu heilen. Der Reikispender legt die Hände auf verschiedene Körperteile eines anderen und lässt sie dort, bis die Handflächen warm werden – ein Zeichen dafür, dass Chi in den Empfänger fließt. Dadurch wird der Chi-Strom des Spenders und des Empfängers harmonisiert und verstärkt.

Die Reiki-Ausbildung fängt mit einer Reinigung an, damit der Spender gesundes Chi übertragen kann. Sie können Reiki regelmäßig mit einem Freund üben, denn es ist einfach und kostet wenig Zeit. Ich verbinde Reiki mit anderen Therapien, um auf das Chi meiner Patienten kraftvoll einzuwirken. Nach der Behandlung spüren die Patienten noch einige Zeit meine Hände.

DER CHI-WERKZEUGKASTEN

Gesundheit ist ein Gleichgewicht zwischen allen Teilen der inneren Welt (Körper, Seele und Geist) und der Umwelt. Das Chi fließt in beide Welten und lässt sich von innen oder von außen beeinflussen.

VON INNEN

ATMUNG

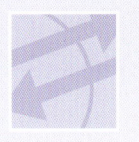

Wenn Sie einatmen, absorbieren Sie frisches Chi, und wenn Sie ausatmen, geben Sie altes Chi ab. Die Atmung ist eine fundamentale Möglichkeit, mit der Energie der Umwelt zu interagieren, und sie ist einer der natürlichen Rhythmen des Körpers. Sie beeinflusst die Qualität Ihrer Interaktionen mit der Umweltenergie. Wenn Sie flach atmen, drohen Depressionen und Lethargie.

MEDITATION/ VISUALISATION

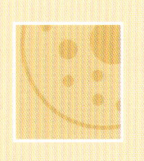

Die Meditation, eine uralte Entspannungsmethode, beruhigt den Geist, während Sie sich auf ein Wort, einen Satz oder ein Objekt konzentrieren. Sie fördert die mentale und spirituelle Entwicklung und die Konzentration, vertieft die Kontemplation und das spirituelle Bewusstsein und beruhigt aufgewühlte Gefühle. Beim Visualisieren konzentrieren Sie sich auf innere Bilder.

TEES

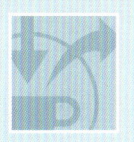

Seit Tausenden von Jahren trinken die Menschen Tee, um sich zu heilen und zu entgiften (siehe Seiten 64–65). Tees leiten spezifische Formen von Chi tief in den Körper. Heiße Tees enthalten viel mehr Energie und strahlen sie schneller aus als kalte; darum sind sie wirksamer.

NAHRUNG

Chi fließt auf vielen Wegen in den Körper. Am besten können Sie die Aufnahme des Chi durch die Nahrung und die darin enthaltenen Wirkstoffe steuern (siehe Seiten 56–63). Wilder Lachs, der stromaufwärts geschwommen ist, enthält beispielsweise viel mehr schnelles, entschlossenes Chi als ein langsamer Tintenfisch, der sich in wärmerem, ruhigerem Wasser treiben lässt.

CHAKRAS

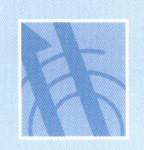

Lokalisieren Sie diese Energiezentren mit einem Metallring, der an einem Faden über dem Körper eines Menschen baumelt (siehe Seiten 44–45). Über einem Chakra beginnt der Ring zu kreisen. Durch Sprechgesang, Handauflegen, Atemübungen und Meditation können Sie den Chi-Strom in den Chakras und deren Strahlung stärken.

VON AUSSEN

AKUPRESSUR

Diese Methode benutzt wie das Shiatsu die 360 Punkte auf den 14 Meridianen (siehe Seiten 70–71), um Schmerzen und andere Beschwerden zu lindern. Jeder Tsubo, oder Akupressurpunkt, ist eine Tür zu einem Meridian. Mit diesen Punkten können sie alltägliche Beschwerden und Symptome behandeln und den Chi-Pegel erhöhen.

MOXIBUSTION

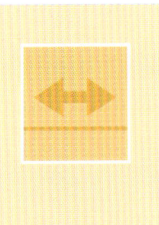

Die traditionelle chinesische Medizin (TCM) benutzt Beifuß in Form von Stäbchen oder Pflastern (siehe Seiten 96–97), um bestimmte Akupressurpunkte zu wärmen. Die gezielte Verbrennung (Beifuß entflammt nicht, sondern schwelt nur) leitet durch die Tsubos mehr Energie in die Meridiane und wird oft zusammen mit Shiatsu benutzt. Deshalb hilft sie auch gegen Kälte und Energiemangel.

ABREIBUNGEN

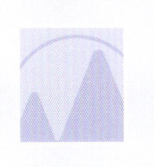

Sie können den Chi-Strom in der Haut fördern, indem Sie mit einem Handtuch die Durchblutung verbessern (siehe Seiten 104–107). Das Schrubben aktiviert Poren, welche die drei Schichten der Haut (Oberhaut, Lederhaut und Unterhautgewebe) entgiften und regenerieren. Da Sie dabei weder chemische Seife noch Waschmittel verwenden, verändert diese umfassende Schönheits-behandlung den pH-Wert der Haut nicht.

UMWELT

Sie können hilfreiches Chi auch aus der Umwelt aufnehmen. Begeben Sie sich an einen Ort, dessen Energie Ihnen nützt. Wenn Sie zum Beispiel allein in einer Kathedrale sitzen, absorbieren Sie positive mentale Energie, während ein Aufenthalt in einem kleinen, vollen Café Ihre praktische Seite stärkt. Umgeben Sie sich mit Menschen und Dingen, die ein Chi ausstrahlen, das Ihnen fehlt – oder das Ihnen Freude macht.

MENSCHEN

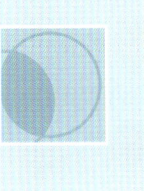

Ihre Mitmenschen projizieren ihr Energiefeld in die Welt. Wenn Sie anderen nahe sind, interagiert ihre Energie mit Ihrem inneren Chi und beeinflusst es. Wenn Ihr Chi langsam ist, profitieren Sie von Menschen, die lebhaft, gesellig und ausgelassen sind. Wenn Ihre Gefühle aufgewühlt sind, sollten Sie die Nähe von Menschen suchen, die positives, tröstendes und stärkendes Chi ausstrahlen.

CHI VON INNEN STÄRKEN

Diese Methoden fördern meiner Erfahrung nach den inneren Chi-Strom. Die Atmung ist ein Energieaustausch; Meditation und Visualisation stärken durch innere Bilder, und das Chi in Nahrungsmitteln und Tees wird zu einem Teil des Körpers. Alle diese Methoden beeinflussen das Chi von innen und dadurch den ganzen Körper.

ATMUNG

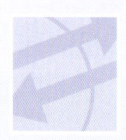

Schließen Sie bei diesen Übungen die Augen, und konzentrieren Sie sich darauf, durch die Nase ein- und durch den Mund auszuatmen.

Volle Atmung Sitzen oder knien Sie, und legen Sie die Hand auf den Nabel. Einatmen und dabei die Bauchhöhle weiten, sodass sie die Hand nach oben drückt. Ausatmen. Sobald die Bauchatmung gelingt, auch den Brustkorb füllen. Kräftig ausatmen, bis Sie einen angenehmen Rhythmus finden.

Energie-Atmung Zwei Sekunden schnell und tief einatmen, eine Sekunde warten, dann eine Sekunde voll ausatmen und dabei »hach« seufzen. Dies mehrere Male wiederholen, bis Sie die Energie spüren. Setzen Sie sich auf einen Stuhl, oder knien Sie auf den Boden, da nach einigen Atemzügen Benommenheit eintreten kann. Hören Sie auf, wenn Ihnen zu schwindlig wird.

Beruhigende Atmung Etwa sechs Sekunden langsam einatmen, warten, dann mindestens sechs Sekunden ausatmen.

MEDITATION / VISUALISATION

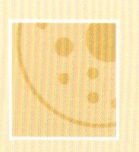

Sorgen Sie dafür, dass niemand Sie stört. Setzen Sie sich. Blicken Sie unverwandt eine brennende Kerze an, die vor Ihnen steht, und konzentrieren Sie sich auf den Atem, der durch Nase, Mund, Kehle und Lungen strömt. Sobald Sie voll auf die Atmung konzentriert sind, denken Sie allmählich an etwas anderes.

Beginnen Sie mit einer langsamen, beruhigenden Atemübung. Stellen Sie sich bei jedem Einatmen vor, dass Sie Energie aus der Umwelt aufnehmen und dass der Atem eine bestimmte Farbe, einen Ton oder ein Gefühl hat. Konzentrieren Sie sich dabei auf einen bestimmten Körperteil, und sehen Sie ihn in der gleichen Farbe. Beim Ausatmen füllt der Atem anfangs einen kleinen Teil des Zimmers, dann allmählich das ganze Universum.

Tees sind natürliche, schnell zubereitete Heilmittel für Verdauungsbeschwerden, Kopfschmerzen und vieles andere. Warme Tees gelangen schnell ins Blut und beruhigen die Verdauung. Da der Körper überwiegend aus Wasser besteht, reagiert die Energie im Tee sofort mit dem Chi des Körperwassers. Darum stärken Tees die Gesundheit und beeinflussen die Gefühle. Es gibt heute viele

Tees zu kaufen, aber Ihr Chi profitiert mehr von einem selbst gemischten Tee.

Überlegen Sie vor der Zubereitung, was Sie erreichen wollen. Wenn Sie zum Beispiel pochende Kopfschmerzen im Schläfenbereich haben, bereiten Sie einen Tee zu, der Chi aus den Schläfen zieht. Wenn Sie sich müde fühlen und frieren, brauchen Sie einen Tee, der Energie spendet und sie speichern hilft.

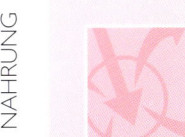

Achten Sie auf eine nahrhafte, ausgewogene Kost, aber auch auf das Chi in bestimmten Nahrungsmitteln. Alles, was Sie essen, hat sein eigenes Energiefeld, das Ihr inneres Chi subtil beeinflusst. Wenn Sie längere Zeit das Gleiche essen, ist dieser Einfluss tief greifend. Vollkornprodukte, Hülsenfrüchte, Gemüse, Obst, Nüsse und Samenkerne sind eher neutral und machen es leichter, Fluktuationen im Chi einzuschätzen.

Das Wachstum der Pflanzen verrät viel über ihr Chi. Wurzelgemüse (Möhren, Zwiebeln, Kartoffeln usw.) brauchen Kraft, um tief in die Erde zu dringen. Gemüse, das über dem Boden wächst (zum Beispiel Kürbis) besitzt weniger dichte Energie. Wichtig ist auch die Zubereitung. Gebratene Speisen enthalten viel feurige Energie, während langsam gegarte Speisen auch langsameres Chi liefern.

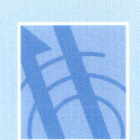

Diese Energiewirbel finden Sie oben am Kopf (Kronenchakra), zwischen den Augenbrauen (Stirnchakra), in der Kehle (Kehlchakra), in der Brustmitte (Herzchakra), im Solarplexus (Solarplexuschakra), zwei Fingerbreiten unter dem Nabel (Sakralchakra) und im Genitalbereich (Wurzelchakra).

Jedes Chakra ist mit bestimmen Gefühlen und Aspekten unserer Natur verbunden. Das Kronenchakra strahlt spirituelle Energie aus. Das Stirnchakra steuert den Intellekt,

das Kehlchakra die Kommunikation, das Herzchakra die Emotionen, das Solarplexuschakra den Ehrgeiz, die Motivation und den Antrieb, das Sakralchakra die Vitalität und das Wurzelchakra den Geschlechtstrieb.

Sie können mit den Händen Energie in ein Chakra leiten oder seinen Energiestrom steigern. Auch Sprechgesang, Atemübungen und Meditation senden Chi-Wellen in die Chakras.

CHI VON AUSSEN STÄRKEN

Meiner Erfahrung nach fördern bestimmte äußere Einflüsse den Chi-Strom in der Haut. Akupressur aktiviert das Chi durch Druckpunkte. Moxibustion stimuliert die Durchblutung. Abreibungen ziehen Blut in die Haut und erneuern stagnierendes Chi. Sogar die Umwelt und andere Menschen beeinflussen Ihr inneres Chi.

AKUPRESSUR

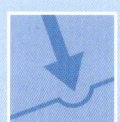

Sie können Schaubilder kaufen, auf denen die winzigen Druckpunkte auf den großen Meridianen eingezeichnet sind. Lebensnahe Figuren mit farbig gekennzeichneten Meridianen und Druckpunkten sind ebenfalls erhältlich. Beide werden mit einer Gebrauchsanleitung geliefert, die erläutert, wie Sie die Tsubos finden und aktivieren. In diesem Buch gehe ich nur auf solche Punkte ein, mit denen man häufige Beschwerden behandeln kann und die leicht auffindbar sind.

Um Druck auf einen bestimmten Punkt auszuüben, holen Sie tief Luft und stellen sich vor, dass Sie Chi in Ihr Energiefeld saugen. Drücken Sie beim Ausatmen mit dem Daumen auf den Tsubo und visualisieren Sie, wie dabei Chi in den Körper fließt. Wiederholen Sie den Druck mehrere Male, ehe Sie zu einem anderen Punkt übergehen. Manche Tsubos kann man auch durch Reiben stimulieren.

MOXIBUSTION

Mit Moxa-Stäbchen (großen, zigarrenähnlichen Stäbchen aus geflochtenem und gedrehtem Beifuß) oder Moxapflaster kann man Akupressurpunkte ebenfalls stimulieren. Das Pflaster kleben Sie einfach auf den Punkt. Wenn das Kraut glimmt, spüren Sie, wie die Wärme sich ausbreitet. Entfernen Sie das Pflaster, wenn die Haut zu heiß wird.

Das Stäbchen zünden Sie an einem Ende an und kreisen damit über der Haut um den Akupressurpunkt. Sobald die Hitze zu stark wird, vergrößern Sie den Abstand und fahren mit der Behandlung fort. Wenn die Haut sich rötet, ist das oft ein Zeichen dafür, dass Sie aufhören sollten. Löschen Sie die Stäbchen in einer Schale Wasser, die bereitsteht.

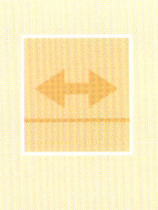

In der östlichen Medizin ist die Haut der Stoff, der uns innen und außen abgrenzt. Bevor eingeatmete Luft zu einem Teil des Körpers wird, muss sie die Schleimhaut der Lungen passieren. Nährstoffe müssen zuerst durch die Darmwand ins Blut gelangen. Um die Lungen oder den Darm zu stärken, können Sie auch die äußere Haut stimulieren.

Das Abreiben zieht Blut in die Haut, fördert den Chi-Strom, reguliert den Stoffwechsel und stärkt die Verbindung zwischen dem inneren und äußeren Chi, das sich zudem gleichmäßiger verteilt. Rubbeln Sie die Haut am frühen Morgen, damit Sie sich erfrischt und aktiv fühlen, und wiederholen Sie die Behandlung vor dem Zubettgehen, um sich zu entspannen und den Schlaf zu vertiefen. Eine Abreibung mit heißem Wasser reinigt die Haut tief und entfernt Schmutz aus den Poren. Diese uralte Methode ist völlig natürlich und stört den empfindlichen Säuremantel der Haut im Gegensatz zu Waschmitteln nicht.

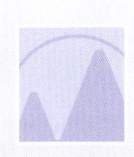

Die Stadt und das Land, in dem Sie wohnen, und auch Ihr Urlaubsort beeinflussen Ihr Chi. Je länger Sie sich an einem Ort aufhalten, desto größer wird dieser Einfluss. Das gilt natürlich vor allem für Ihre Wohnung und Ihren Arbeitsplatz. Um bestimmte Arten von Chi aufzunehmen, können Sie auch inspirierende Orte aufsuchen, und Sie brauchen nicht in der Großstadt zu leben, um solche Orte zu finden. Orte wie das Pantheon in Rom, das Frick-Museum in New York oder eine Hütte mit Schieferdach an einem Fluss sind für mich ausreichend. Wann immer das Leben schwierig ist, sollten Sie Ihr Chi erneuern und Ihren Blickwinkel ändern, indem Sie Ihre »geheimen Plätze« aufsuchen.

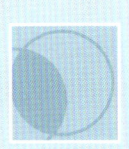

Jeder Mensch projiziert sein Energiefeld in die äußere Welt. Wenn diese Energien sich mit Ihrem Chi vermischen, verändert es sich ein wenig – positiv oder negativ. Darum ist es wichtig, sich mit positiven Menschen zu umgeben und für andere ein positiver Mensch zu sein.

Wir alle brauchen Menschen, die uns helfen und die unser Denken und Fühlen beeinflussen, wenn etwas schief geht. Manchmal genügt es schon, in der Nähe eines Menschen zu sein – man braucht nicht immer etwas zu sagen. Wenn Ihre Gefühle verrückt spielen, scheuen Sie vielleicht vor körperlichem Kontakt zurück. Dann kann eine Massage, die Sie jemandem verabreichen, das Eis brechen. Wenn Sie niedergeschlagen sind, sollten Sie jemandem das Herz ausschütten, dem Sie vertrauen, den Sie gerne um sich haben und mit dem Sie gerne Chi austauschen.

DER ZUGANG ZUM INNEREN CHI

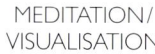

MEDITATION/
VISUALISATION

Wenn Sie Ihr Chi finden und lenken können, fühlen Sie sich wunderbar und genießen Ihre neue Kraft. Benutzen Sie einfach die Hände, um Kontakt mit dem Chi aufzunehmen und es auszustrahlen. Sobald Sie mehr Übung haben, gelingt das mit jedem Körperteil. Suchen Sie einen ruhigen Ort ohne Elektrosmog, Gerümpel und synthetische Substanzen auf. Ideal ist ein Raum von mittlerer Größe oder die freie Natur. Tragen Sie lockere Baumwollkleidung, die Bewegungen nicht behindert, und sorgen Sie dafür, dass niemand Sie stört. Am besten üben Sie bei Sonnenaufgang im Freien. Stellen Sie sich barfuß hin, und absorbieren Sie das Chi der Atmosphäre.

CHI ERZEUGEN

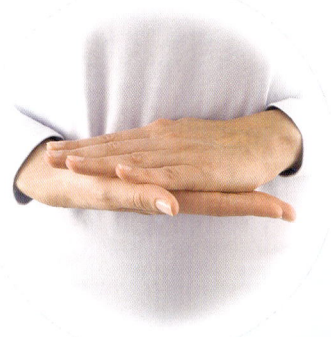

1 Handflächen, Handrücken und Handkanten kräftig aneinander reiben. Die Außenseite der Oberarme streicheln. Mit dem rechten Fuß einen Schritt machen. Einatmen. Dann ausamten und die Hände nach oben strecken. Zurücktreten. Arme sinken lassen. Mit dem linken Fuß einen Schritt machen. Das Ganze dreimal wiederholen. Die Hände kräftig schütteln, dabei Finger und Gelenke entspannen.

2 Die Wurzel des rechten Daumens zwischen den linken Daumen und Zeigefinger nehmen und bis zum Nagel massieren. Beim Einatmen auf beide Seiten der Nagelwurzel drücken. Beim Ausatmen Daumen und Zeigefinger rasch wegziehen. Visualisieren Sie eine bunte Flamme, die den Daumen einhüllt. Diese Übung mit allen Fingern wiederholen.

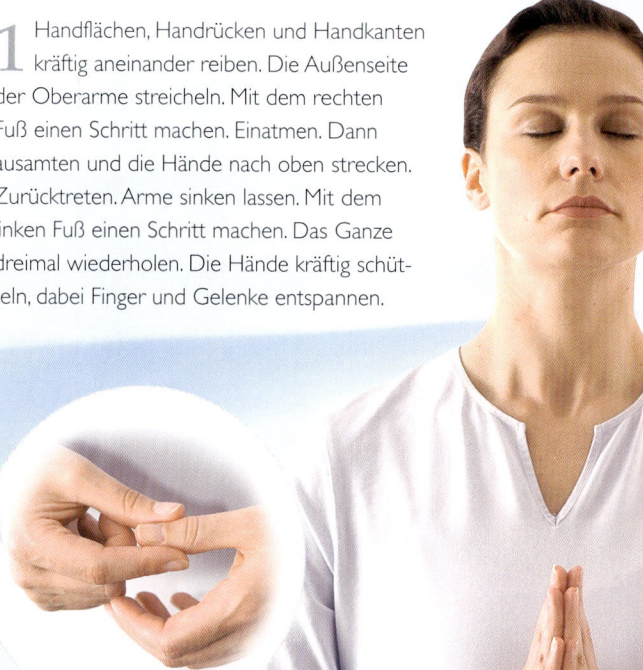

DAS CHI FINDEN

Es gibt mehrere Methoden, um das Chi aufzuspüren und mehr Chi zu absorbieren. Achten Sie darauf, Nahrungsmittel zu essen, die viel lebendiges Chi enthalten, etwa frisches Obst und Gemüse, Hülsenfrüchte, Vollkornprodukte, Nüsse und Samenkerne. Tragen Sie so oft wie möglich Kleidung aus Baumwolle oder anderen natürlichen Fasern. Halten Sie sich beim Arbeiten, Ausruhen und Schlafen von Elektrogeräten fern. Das Bettzeug sollte aus reiner Baumwolle bestehen, die gesamte Wohnungseinrichtung aus natürlichem Material. Dehnen Sie Ihre Meridiane einmal in der Woche an einem natürlichen, gut belüfteten Platz. Üben Sie regelmäßig Tai-Chi, Qigong oder Yoga. Reiben Sie regelmäßig Ihre Haut ab. Machen Sie täglich die unten beschriebenen Chi-Meditationsübungen.

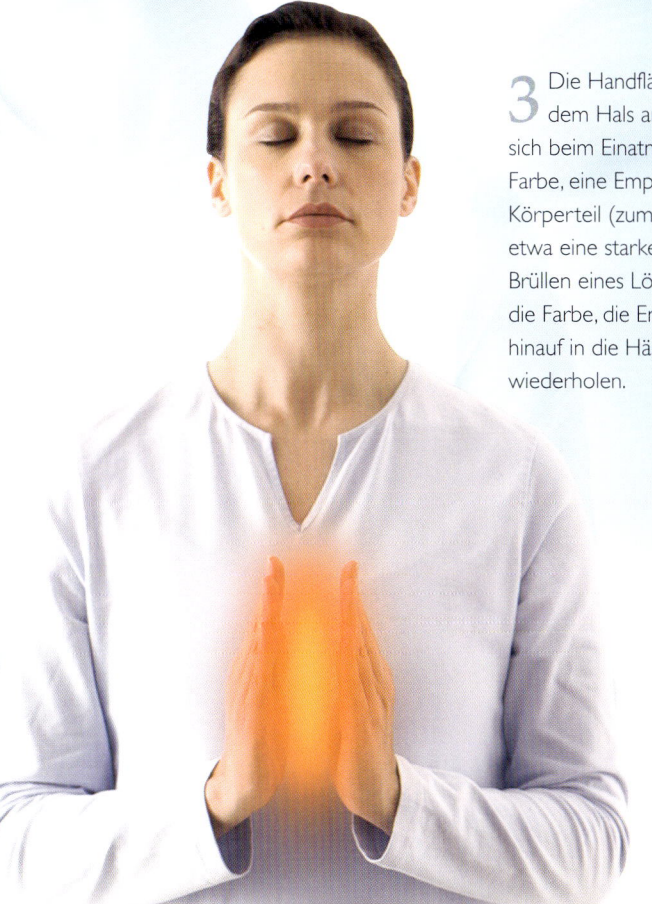

3 Die Handflächen vor der Brust oder vor dem Hals aneinander legen. Stellen Sie sich beim Einatmen vor, dass eine machtvolle Farbe, eine Empfindung oder ein Ton in einen Körperteil (zum Beispiel in den Bauch) fließt, etwa eine starke rote Wärme oder das laute Brüllen eines Löwen. Beim Ausatmen fließt die Farbe, die Empfindung oder der Laut hinauf in die Hände. Diese Übung zwölfmal wiederholen.

4 Die Handflächen kräftig reiben. Die Hände langsam zusammenführen und wieder öffnen. Spüren Sie, wie die Handflächen wärmer werden, wenn sie sich einander nähern, und wie das warme Chi sich ausdehnt, wenn die Hände sich voneinander entfernen. Nun die Hände allmählich schneller bewegen, zuerst kleine, dann immer größere Abstände einhalten. Die Augen schließen. Konzentrieren Sie sich auf die Wärme oder den Magnetismus zwischen den Händen.

DAS CHI ANDERER MENSCHEN FÜHLEN

MENSCHEN

Meiner Erfahrung nach können Sie Ihre Beziehungen verbessern, wenn Sie das Chi anderer Menschen spüren und deuten lernen. Je besser das gelingt, desto leichter fallen Ihnen Kontakte mit anderen. Wenn Sie Chi-Quellen in der äußeren Welt erfühlen, verstehen Sie andere Menschen besser und können gesunde Beziehungen knüpfen und ungesunde vermeiden. Auch die Kontakte zum Partner und zu Angehörigen verbessern sich. Bereiten Sie sich mit den Übungen auf den Seiten 32–33 vor.

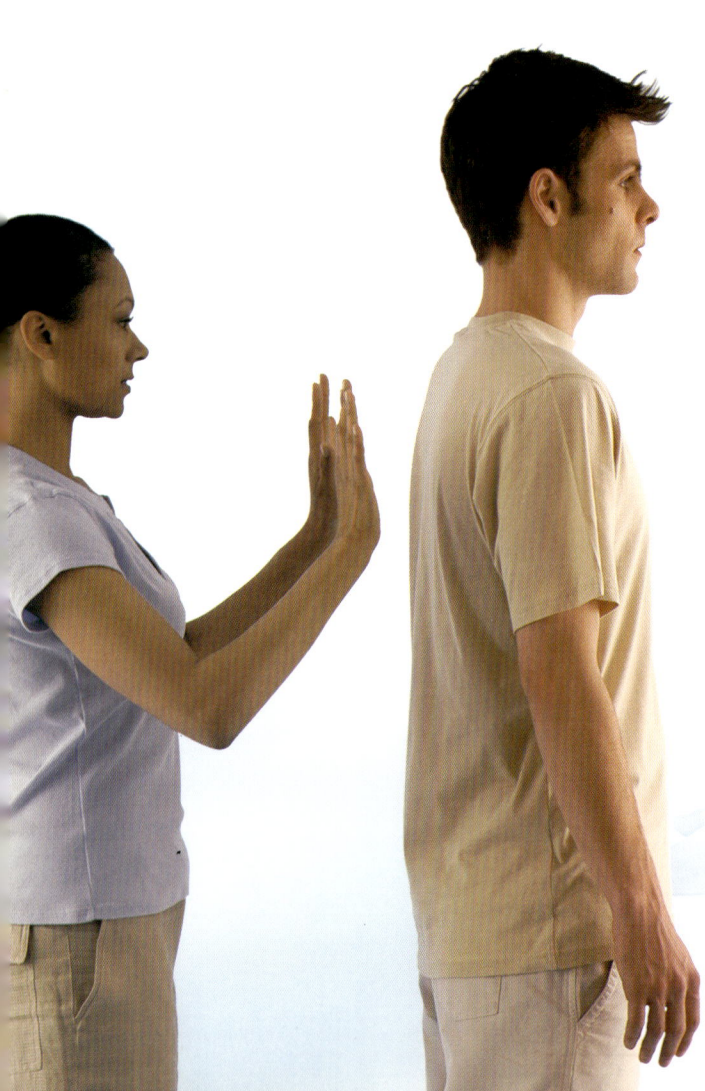

ÜBUNG IM STEHEN

1 Üben Sie in einem Raum, der genügend Platz bietet. Der Partner wendet sich von Ihnen ab, Sie treten 3 bis 4 Schritte zurück. Die Arme ausstrecken – die Handflächen zeigen zum Rücken des Partners – und nach vorne gehen. Fragen Sie, wann der Partner etwas spürt.

2 Die Hände langsam zum Partner und zurück bewegen. Um festzustellen, ob sich Energie zwischen Ihren Händen und seinem Rücken befindet, treten Sie vor und prüfen, ob die schwachen magnetische Kräfte stärker werden. Wenn nichts zu spüren ist, die Hände vorschieben und den Rücken des Partners fast berühren. Dabei möglichst still bleiben.

3 Entspannen Sie sich, bevor Sie die Rollen tauschen. Konzentrieren Sie sich auf die Atmung, leeren Sie den Geist, spüren Sie nur noch Ihren Rücken. Mit etwas Übung können Sie den Partner ohne körperlichen Kontakt dazu bringen, nach vorne und zurück zu schwingen.

ÜBUNG IM LIEGEN

1 Der Partner liegt bequem bäuchlings auf dem Boden, auf einem Handtuch, Kissen oder harten Bett. Üben Sie in einem Raum, in dem Sie ungestört sind.

2 Entspannen Sie sich. Knien oder setzen Sie sich neben den Partner. Legen Sie die nicht benutzte Hand locker auf den Schoß.

3 Mit der anderen Hand über den Rücken des Partners streichen, um Stellen aufzuspüren, die durch Chi-Überschuss heiß geworden sind. Kühle Stellen deuten auf Chi-Mangel hin. Die Hand über diese Stellen halten und Chi hineinatmen. Sobald die Handfläche warm wird, die Hand über dem Rücken des Partners heben und senken, um die Magnetkraft des Chi zu prüfen. Messen Sie die Stärke und den Umfang des Energiefeldes: Wie weit können Sie die Hand heben, ehe der Kontakt abbricht? Zum Schluss entfernen Sie die Hand.

4 Nun ist Ihr Partner an der Reihe. Spüren Sie die Lage seiner Hand und warme Stellen. Versuchen Sie auch zu spüren, wenn er die Hand entfernt.

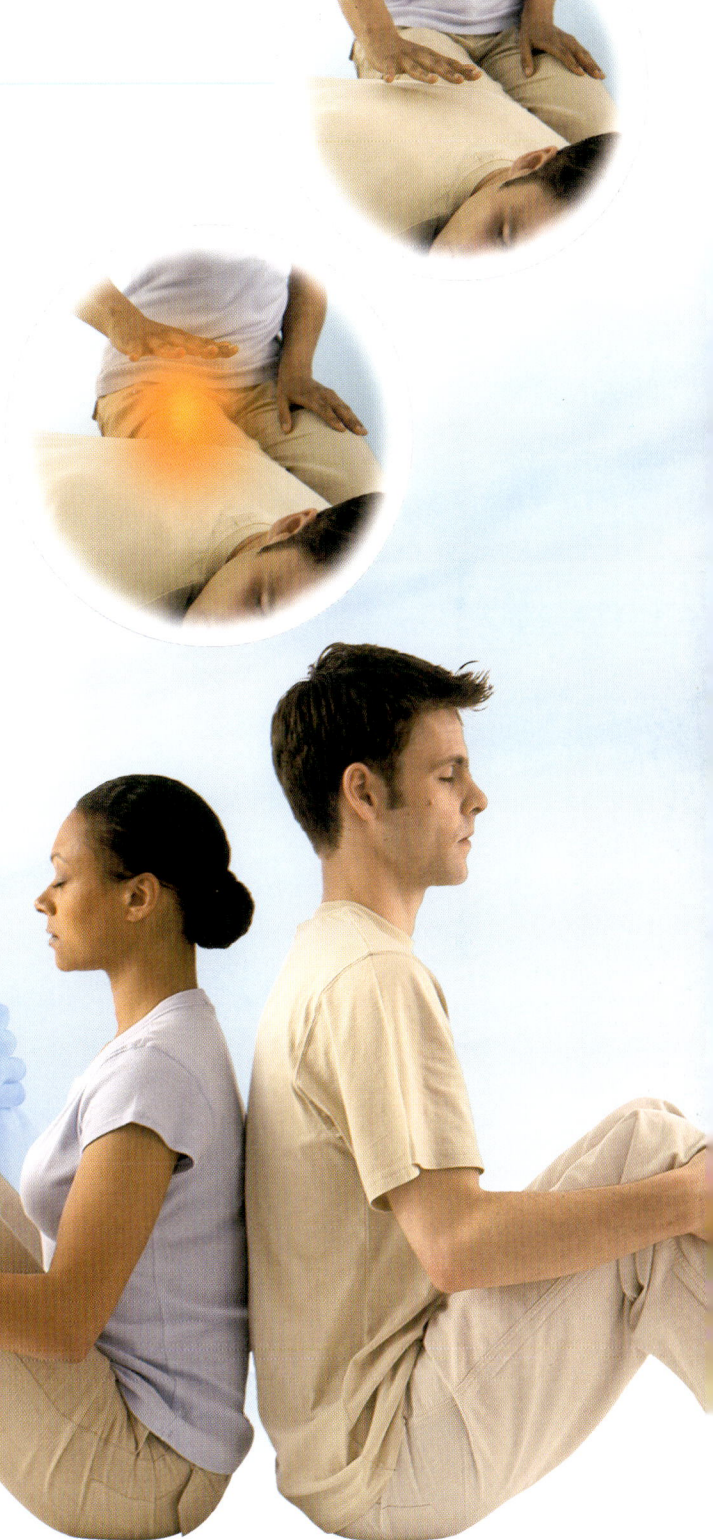

RÜCKEN AN RÜCKEN
Setzen Sie sich Rücken an Rücken, jedoch ohne sich anzulehnen. Prüfen Sie, ob einige Stellen des Rückens wärmer oder kühler sind. Stimmen Sie sich auf die Atmung des Partners und auf seinen Rücken ein.

DAS CHI
DER ERDE FÜHLEN

UMWELT

Die Erde rotiert und strahlt Chi aus. Diese Energie steigt aus dem Kern der Erde und strahlt in die Atmosphäre, ins Meer und in die Seen, in die Vegetation und in Bauwerke. Wir Menschen leben auf der Erdoberfläche und sind kleine »bewegliche Antennen« für das Chi, das den Planeten verlässt. Es ist wichtig, mit der Natur in Kontakt zu bleiben und unsere Verbindung mit der Erde zu erneuern. Die nächsten beiden Übungen machen Sie am besten barfuß auf dem Erdboden im Freien. Wenn Sie die Energie der Erde spüren, zapfen Sie eine große Chi-Quelle an.

MIT DEN HÄNDEN

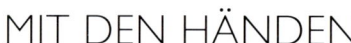

1 Zuerst die Übung auf den Seiten 32–33 machen. Die Füße schulterbreit nebeneinander stellen, die Zehen spreizen. Die Schultern entspannen und die Arme locker hängen lassen.

2 Die Knie leicht beugen und dabei die Unterarme heben, als würden die Handgelenke von unsichtbaren Fäden nach oben gezogen. Die Hände bleiben

locker. Nun die Hände anheben, die Knie ein wenig strecken und langsam einatmen. Spüren Sie das Chi zwischen den Händen und dem Boden als magnetische Kraft.

3 Ausatmen und dabei die Hände langsam seitlich senken und die Knie strecken. Während die Hände sinken, die Handgelenke drehen, sodass die Hände parallel zum Boden bleiben.

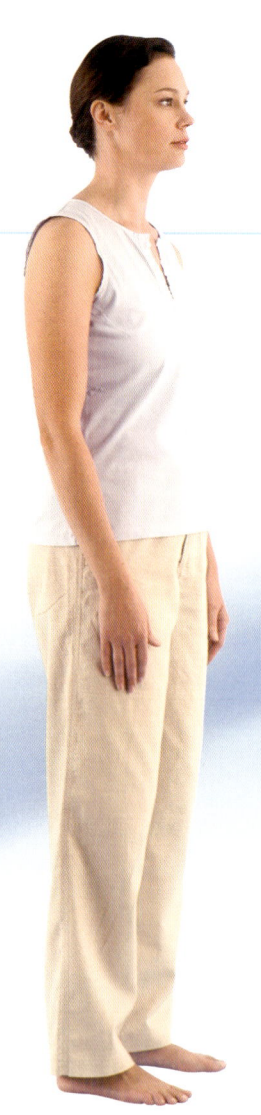

MIT DEN FÜSSEN

1 Der linke Fuß steht fest auf dem Boden. Den rechten langsam vorschieben und die Ferse senken, bis sie den Boden berührt. Auf die Fußsohlen konzentrieren. Wie war Ihr erster Kontakt mit der Erde – hart, weich, kalt, feucht, trocken, kantig, sandig, nass?

2 Den rechten Fuß langsam nach vorne drehen, bis die Zehenballen den Boden berühren. Das Gewicht ruht hauptsächlich auf dem linken Fuß. Sobald der rechte Fuß fest steht, verlagern Sie das Gewicht langsam auf diesen. Spüren Sie, wie Ihr Gewicht vom linken zum rechten Fuß wandert. Das Ganze wiederholen. Je langsamer Sie

gehen, desto schwieriger und nützlicher ist die Übung. Spüren Sie jede Einzelheit, wenn die Füße in Zeitlupe den Boden berühren. Falls das schwierig ist, halten Sie sich an einem anderen Menschen oder an der Wand fest.

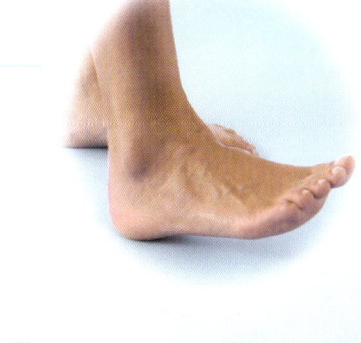

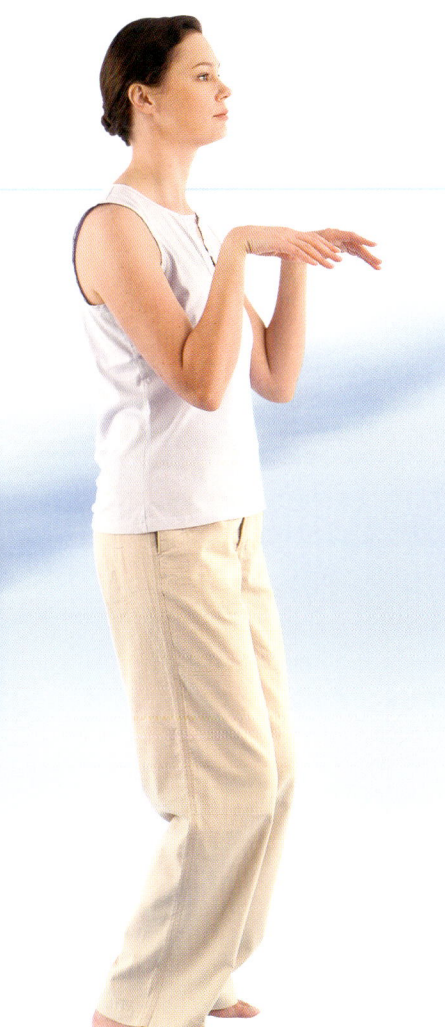

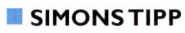

■ SIMONS TIPP

Bei dieser Übung müssen die Hände und Handgelenke entspannt bleiben. Mit der Zeit lernen Sie, die Bewegungen mit der Atmung zu koordinieren.

SHIATSU

Shiatsu ist eine uralte japanische Heilkunst. Berührungen und Druck halten den Körper gesund und geschmeidig, den Geist ruhig und entspannt. Während einer Shiatsu-Massage übt der Therapeut Druck mit den Daumen, Händen, Ellbogen,

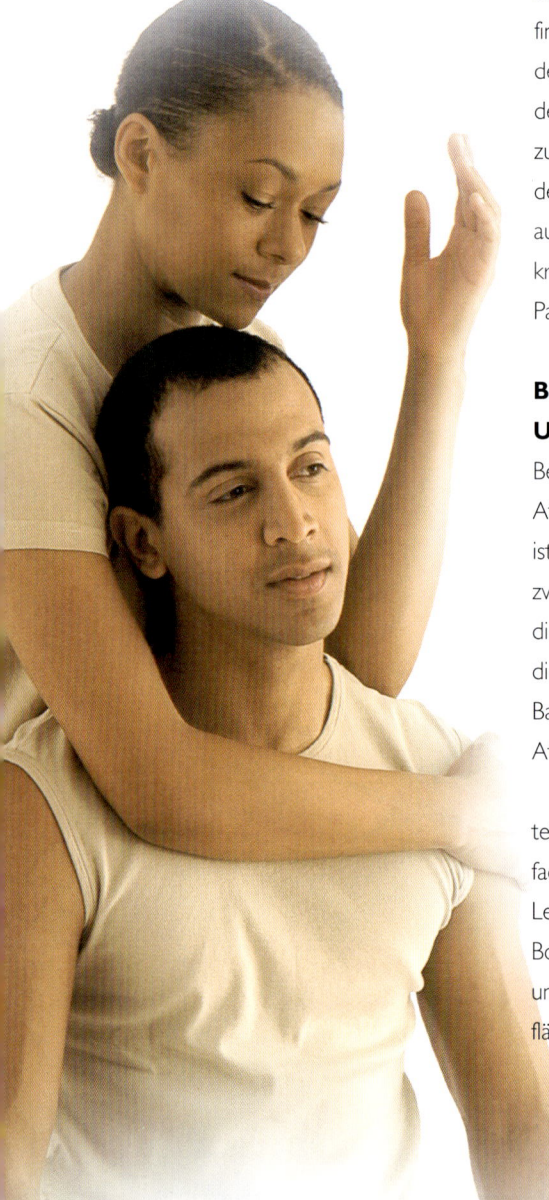

Knien und Füßen aus, um den Patienten tief zu entspannen. Die verwendeten Techniken sind teils dynamisch, teils statisch und schließen Druck, Klopfen, Dehnen, Manipulation und Kneten ein. Beim Shiatsu folgen Ihre Bewegungen denen des Therapeuten. Es ist daher wichtig, einen Rhythmus zu finden und jähe Gesten zu vermeiden. Bewegen Sie Ihr Gewicht über dem Partner rhythmisch vor und zurück, und üben Sie mit den Händen allmählich und langsam Druck aus. Atmen Sie gleichzeitig lange und kräftig aus, und leiten Sie Chi in den Partner.

BEWUSST DRÜCKEN UND ATMEN

Beim Shiatsu passen Sie sich dem Atemrhythmus des Partners an. Es ist eine Art Bewegungsmeditation zwischen Spender und Empfänger, die beiden nützt. Legen Sie zunächst die Hand auf den Rücken oder Bauch des Partners, um seinem Atemrhythmus zu folgen.

Sie können mit jedem Körperteil Druck ausüben, doch am einfachsten ist es mit den Handtellern. Legen Sie ein dickes Kissen auf den Boden. Beugen Sie sich kniend vor, und stützen Sie sich mit den Handflächen darauf. Atmen Sie ein. Dann

ausatmen und dabei das Gewicht auf die Hände verlagern, um Druck auszuüben. Währenddessen stellen Sie sich vor, Chi in den Partner zu atmen.

BESSERE DURCHBLUTUNG

Trommeln und Klopfen auf die Haut fördern die Durchblutung und aktivieren Chi. Die Handgelenke bleiben locker, sodass die Bewegung aus den Ellbogen kommt. Die Hände wippen also mit entspannten Gelenken auf und ab. Am behutsamsten ist das Klopfen mit den Fingerspitzen; zunehmend stärker wird es mit Handkanten, Handflächen, lockeren Fäusten und verschränkten Händen. Einige Körperteile, etwa den Schädel, müssen Sie behutsam klopfen, andere, zum Beispiel das Gesäß, vertragen mehr.

VERSPANNTE MUSKELN LOCKERN

Wenn Muskeln sich längere Zeit bewegen, bildet sich darin Milchsäure, die sich ansammelt und die Muskelfasern daran hindert, übereinander zu gleiten und ihre volle Länge zu erreichen. Dann bleiben die Muskeln kontrahiert, steif und verspannt. Um die Milchsäure loszuwerden und die Durchblutung zu verbessern, kneten Sie das Gewebe sanft. Finden Sie heraus, wie kräftig Ihr Partner massiert werden will. Sie können die Haut zwischen dem Daumen und den anderen Fingern oder behutsam zwischen den Fingern und den Handflächen kneten. Kneten Sie rhythmisch, damit das Chi stetig ins Muskelgewebe fließt.

Regelmäßiges Dehnen befreit das Chi in verspannten Muskeln, und Shiatsu ist zudem imstande, aufgestaute Gefühle zu lösen. Dehnen Sie die Muskeln langsam, und achten Sie darauf, dass der Partner sich immer wohl fühlt.

GELENKE MANIPULIEREN

Unter der Last des täglichen Lebens werden die Gelenke steif. Darum ist das Strecken der Gelenke ein wichtiger Teil jeder dynamischen Shiatsu-Massage. Experimentieren Sie zuerst selbst, um herauszufinden, welche Gelenke sich in welche Richtung bewegen. Erst danach manipulieren Sie die Gelenke des Partners. Vermeiden Sie zu starken Druck.

IHRE INSTRUMENTE

Lernen Sie Druck auszuüben und Chi in verschiedene Körperteile zu leiten.

1 **Hände**
Damit fällt der Anfang am leichtesten; sie massieren große Flächen gleichmäßig.

2 **Daumen**
Ideal für lokalen Druck auf bestimmte Akupressurpunkte.

3 **Ellbogen**
Nützlich, um starken Druck auf kleine Flächen auszuüben, zum Beispiel an den Schultern, auf dem Gesäß oder an den Oberschenkeln.

4 **Knie**
Verteilen starken Druck wirksam auf großen Flächen.

5 **Füße**
Ideal zum Massieren, da sie starken Druck auf große Flächen ausüben können, aber weich und geschmeidig sind. Damit ermüden Sie am wenigsten.

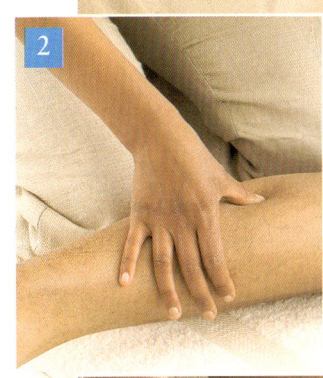

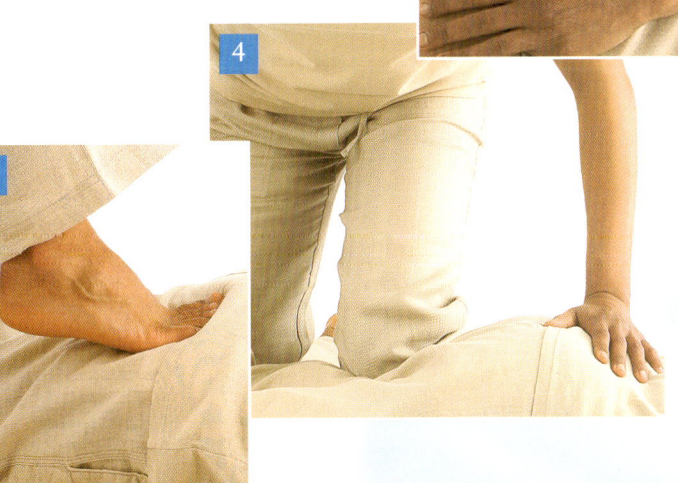

DIE SHIATSU-MASSAGE

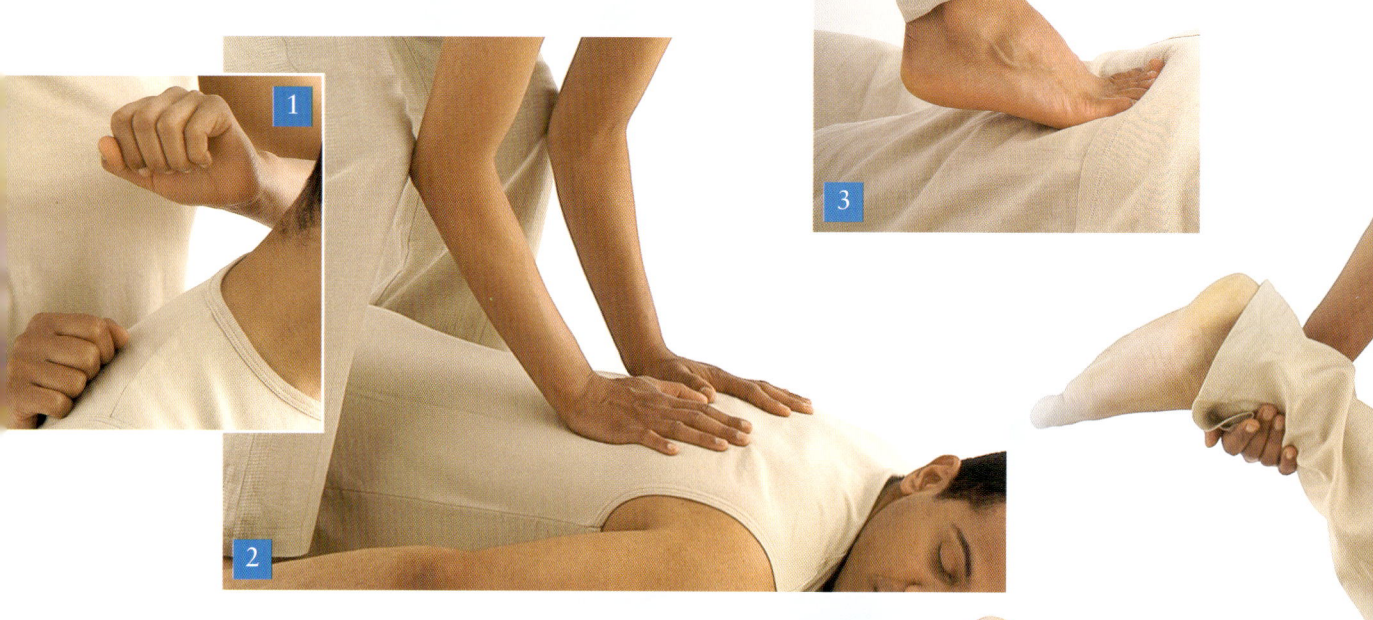

1 Der Partner sitzt auf einem Stuhl oder kniet auf dem Boden. Legen Sie ihm die Hände auf die Schultern, und folgen Sie seiner Atmung. Kneten Sie sanft und rhythmisch die Schultermuskeln mit den Händen. Legen Sie dann Finger, Ellbogen oder beide Hände (siehe Seite 39) auf den Muskel, der quer über die Schultern läuft. Beugen Sie sich vor, atmen Sie aus, und drücken Sie dabei auf den Muskel. Bearbeiten Sie ihn vom Hals bis zu den Schultern.

Mit lockeren Fäusten und entspannten Handgelenken auf die Schultern klopfen. Die Hände auf die Schultern des Partners legen, um festzustellen, ob seine Atmung sich geändert hat.

Der Partner liegt auf dem Bauch auf mehreren Handtüchern. Wenn sein Hals steif ist, legen Sie ein Kissen unter seine Brust. Fühlen Sie seine Atmung.

2 Neben dem Partner stehen oder knien und die Handflächen auf seinen Rücken legen. Einatmen. Dann ausatmen und dabei das Gewicht auf die Hände verlagern. Den Rücken von oben bis unten massieren, bei jedem Ausatmen drücken. Danach mit den Daumen neben der Wirbelsäule von oben bis unten massieren.

3 Nun fest und rhythmisch den Fußballen in die Hinterbacken des Partners drücken. Seinen Körper von einer Seite zur anderen drehen,

um die Rückengelenke zu lockern. 4 Dann neben den Oberschenkel des Partners knien, die Hand auf sein Kreuz legen und seinen Fuß anheben; dabei langsam mit dem Knie auf den Schenkel drücken. Nun von oben bis zur Kniescheibe massieren.

Den Fuß wieder auf den Boden legen und neben den Unterschenkel des Partners knien. 5 Mit dem Daumen in der Mitte der Wade nach unten massieren; in der Kniekehle beginnen. Am Ende des ersten Drittels liegt ein sehr wirksamer Akupressurpunkt. Die ganze Massage am anderen Bein wiederholen. Bis zu den Füßen massieren. Die Zehen müssen nach innen, die Fersen nach außen zeigen. **6** Auf den Zehen stehend die Fußsohlen des Partners massieren.

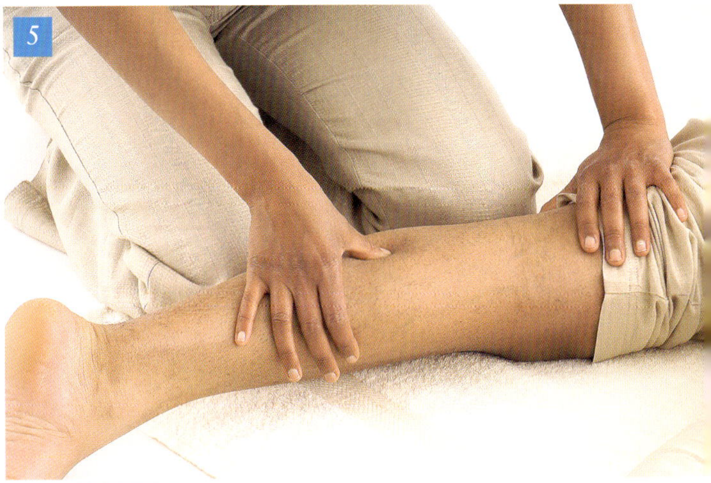

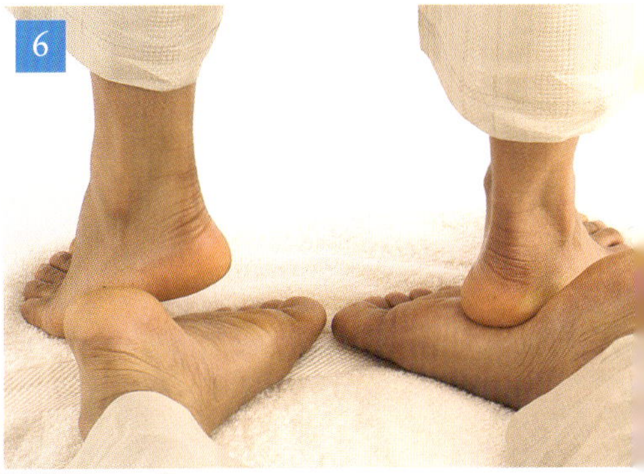

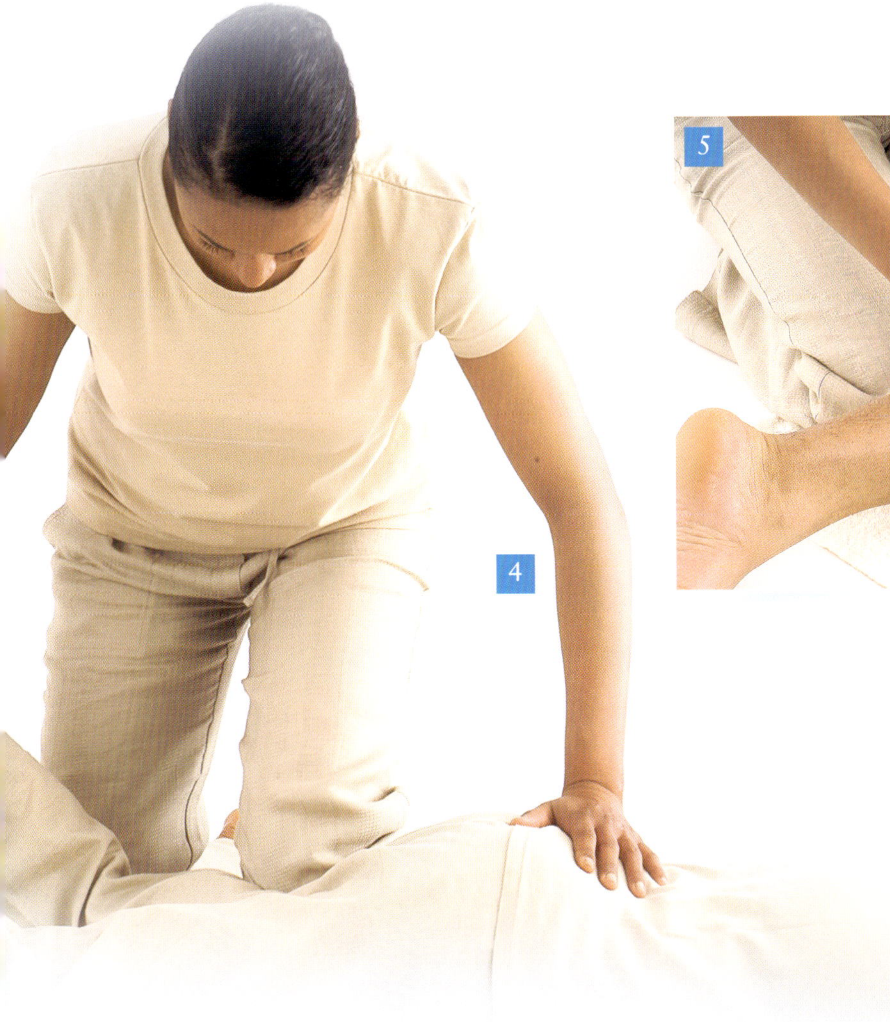

7 Die Knöchel halten und die Knie heben, um Oberschenkel und Bauch vorne zu strecken.

8 Die Knie wieder auf den Boden senken. Die Fußballen halten und die Füße sanft auf den Boden drücken, um die Knöchel hinten zu strecken. **9** Die Füße nach oben zum Gesäß drücken, um die Vorderseite der Beine zu strecken. Zum Schluss legen Sie die Hände auf den Rücken des Partners und stimmen sich wieder auf seinen Atemrhythmus ein.

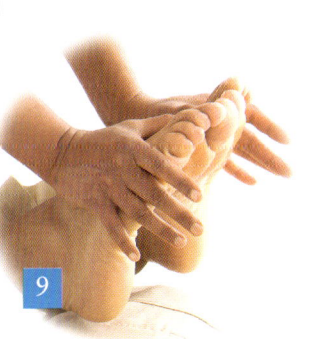

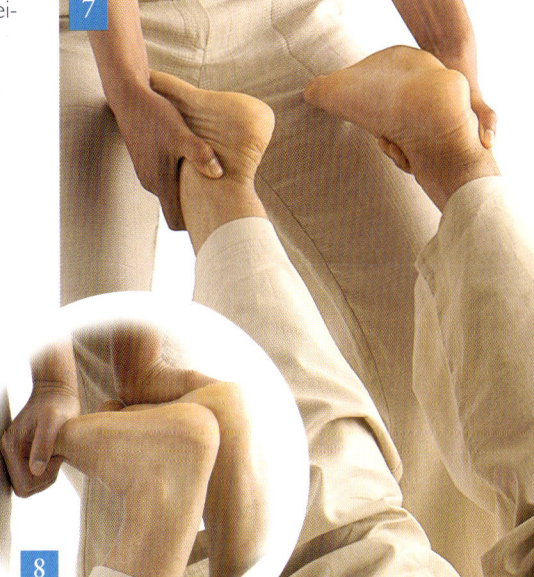

KINESIOLOGIE

Der menschliche Körper kann sich selbst heilen. Die Kinesiologie ist ein Feedback-Instrument, das auf diesem Prinzip beruht. Objekte und Gefühle, die nicht mit Ihrem Energiefeld harmonieren, lösen eine leichte, vorübergehende Muskelschwäche aus, die man messen kann. Ihr Chi ändert sich auch, wenn Sie an etwas Unangenehmes denken, und verringert dadurch Ihre Kraft.

MUSKELTEST
Ihr Partner ist entspannt, atmet tief und denkt über Ihre Frage nach. Ihre Hände liegen auf seinen Armen. Nun hebt er die Arme seitwärts, während Sie Widerstand leisten.

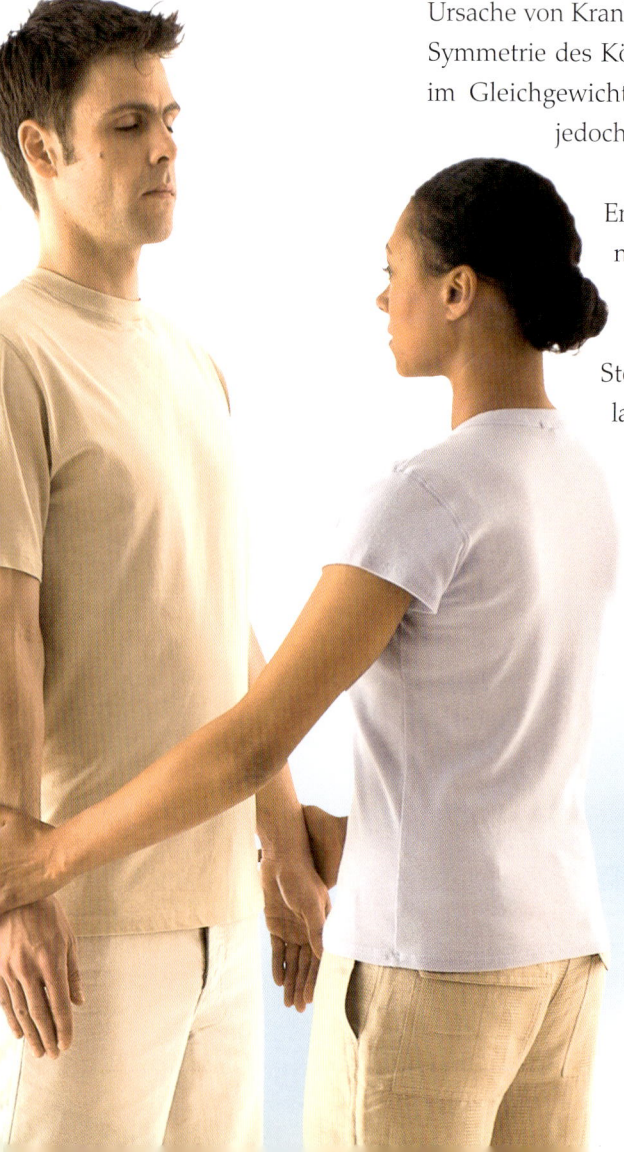

DER MANUELLE MUSKELTEST

Kinesiologen drücken kräftig auf die zum Boden gestreckten Arme des Patienten und bitten ihn, die Arme zu heben. Dann prüfen sie, wie viel Kraft er hat. Diese Sensibilität ist sehr nützlich für einen Experten, der die eigentliche Ursache von Krankheiten oder Beschwerden finden will. Wichtig ist auch die Symmetrie des Körpers. Wenn Sie entspannt sind, befindet der Körper sich im Gleichgewicht; plötzliche, drastische Änderungen des Energiestroms jedoch können ihn verzerren.

Um mit dem Muskeltest Antworten zu finden, muss der Empfänger entspannt und aufgeschlossen sein. Versuchen Sie nicht, Antworten vorwegzunehmen. Wenn Sie mit einem Partner arbeiten, machen Sie zuerst Tests unter idealen Bedingungen mit seinem Arm, um einen Maßstab zu haben. Stellen Sie Fragen, die sich mit »Ja« oder »Nein« beantworten lassen, und gehen Sie dabei vom Allgemeinen zum Speziellen. Angenommen, Sie wollen die Ursache eines Ausschlags finden; dann fragen Sie: »Verschlimmert dein Essen den Ausschlag?«, und testen den Arm. Ist die Reaktion schwach, fragen Sie nach der Wirkung von Milchprodukten, Weizen, Zucker, Obst und Nüssen. Bleibt die Reaktion schwach, fragen Sie nach einzelnen Nahrungsmitteln aus diesen Gruppen.

Wenn Sie keine Reaktion erhalten, untersuchen Sie andere Aspekte. Bei Ausschlag kommen zum Beispiel Kleidung, Stress, Kosmetika und Seifen als Ursachen in Betracht. Nachdem die mögliche Ursache entdeckt ist, sollte der Betroffene darauf verzichten und beobachten, ob sein Zustand sich bessert.

Meiner Erfahrung nach hängt die Zuverlässigkeit des Muskeltests von den richtigen Fragen ab. Mit etwas Übung gelingt es Ihnen, anderen Menschen durch die Kinesiologie neuen Mut einzuflößen.

DER TEST MIT DEN HANDGELENKEN

1 Ihr Partner liegt bäuchlings auf dem Boden; seine Beine befinden sich zwischen Ihren Füßen. Legen Sie seine Handgelenke in die Körpermitte (in eine Linie mit der Wirbelsäule), und ziehen Sie beide gleichmäßig zu den Füßen.

2 Wenn der Partner entspannt ist, liegen die Enden, Knöchel und Gelenke seiner Daumen genau nebeneinander. Wenn nicht, massieren Sie ihm die Schultern und den Rücken und versuchen es erneut. Nun stellen Sie Ihre Frage, und der Partner denkt darüber nach. Prüfen Sie die Hände erneut.

3 Jedes Mal, wenn Sie eine Frage gestellt haben, legen Sie die Hände des Partners wieder auf den Boden. Während er an etwas Angenehmes denkt, massieren Sie ihm den oberen Rücken und die Schultern und legen seine Hände wieder entspannt auf den Rücken. Stellen Sie dann die nächste Frage.

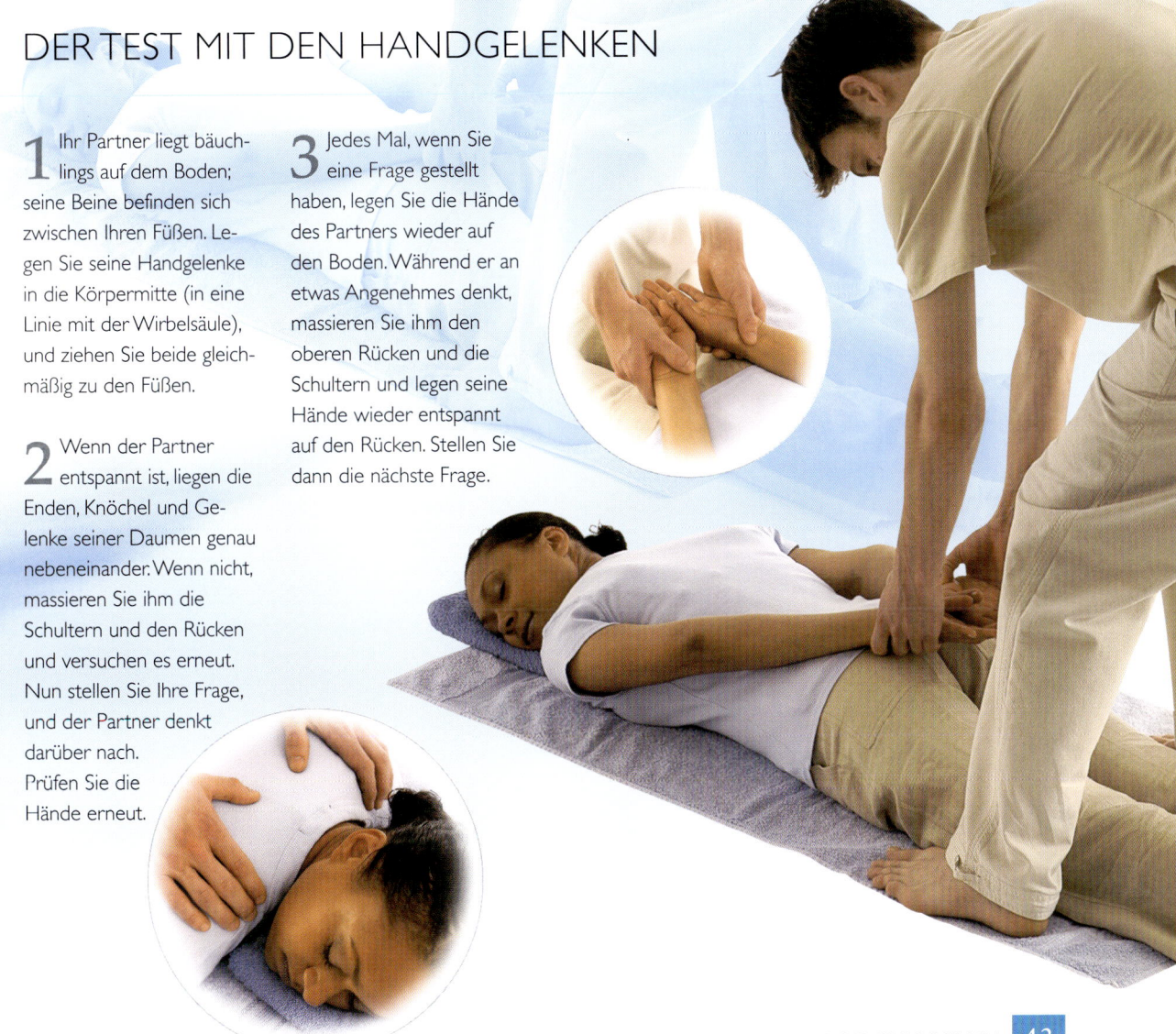

DIE CHAKRAS
MIT DEM PENDEL FINDEN

CHAKRAS Chakras sind starke Energiewirbel an bestimmten Punkten des Körpers. Sie werden von spiritueller und emotionaler Energie durchströmt. Für die folgenden Übungen ist es nützlich, wenn Sie die Chakras des Partners mit einem Pendel lokalisieren können, das auf Chi reagiert. Binden Sie einen Meter Baumwollzwirn an einen Metallring, und halten Sie den Ring so über die Körperteile des Partners, die Sie prüfen wollen, dass er sich frei bewegen kann. Beobachten Sie den Ring. Wenn Sie ein Chakra gefunden haben, beginnt er kreisförmig zu schwingen und zeigt durch seine Richtung, wie die Energie sich dreht. Wenn nichts geschieht, bewegen Sie den Ring langsam weiter.

ORTE UND EIGENSCHAFTEN

DAS KRONENCHAKRA (SAHASRARA)

Hierbei sitzt Ihr Partner auf einem Stuhl oder kniet auf dem Boden. Suchen Sie auf seinem Kopf eine wellige Haarspirale. Lassen Sie den Ring darüber hängen, und suchen Sie den Punkt, an dem er zu schwingen oder kreisen beginnt. Das Kronenchakra ist ein sehr wichtiges Tor, durch das Chi am leichtesten in den Körper und in den Hauptmeridian fließen kann, der alle sieben Chakras verbindet. Das Kronenchakra zeigt zum Himmel und fängt Energie aus der Umwelt ein. Es harmonisiert die innere und äußere Energie des Menschen. Deshalb können wir intuitiv und spirituell mit anderen verbunden sein.

DAS STIRNCHAKRA (AJNA)

Dieses Chakra liegt zwischen den Augenbrauen. Sie finden es, wenn Sie das Pendel über die Mitte der Stirn halten (der Partner liegt auf dem Rücken). Der Verstand und die Vernunft sind auf dieses Chakra angewiesen, das auch »drittes Auge« genannt wird und in dem Teil des Gehirns liegt, den wir zum Planen brauchen. Wenn das Stirnchakra sehr aktiv ist, löst es Geistesblitze und faszinierende Einsichten aus.

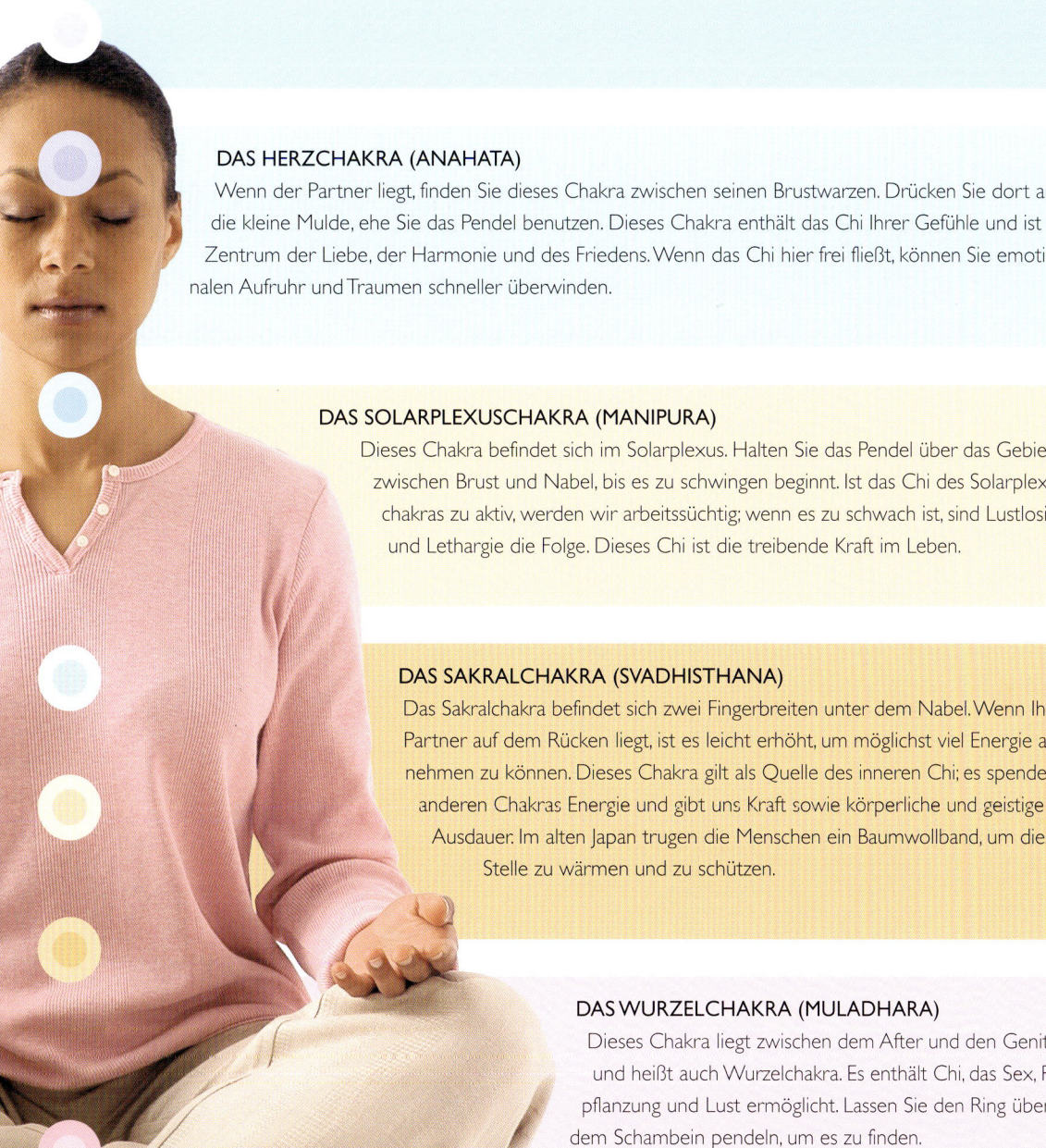

DAS KEHLCHAKRA (VISHUDDHA)

Bei Männern liegt dieses Chakra am Adamsapfel, bei Frauen in der Mitte der Kehle. Um es zu aktivieren, halten Sie den Ring über den Hals. Das Kehlchakra ermöglicht Kreativität und Kommunikation. Hier begegnen sich das Chi des Herzens und das Chi des Verstandes und bilden Worte. Dieses Chakra kann die emotionale und mentale Stabilität wiederherstellen. Man kann es auch durch Reden, Singen und Sprechgesang aktivieren, denn im Kehlchakra spüren wir Energie durch Schallwellen.

DAS HERZCHAKRA (ANAHATA)

Wenn der Partner liegt, finden Sie dieses Chakra zwischen seinen Brustwarzen. Drücken Sie dort auf die kleine Mulde, ehe Sie das Pendel benutzen. Dieses Chakra enthält das Chi Ihrer Gefühle und ist das Zentrum der Liebe, der Harmonie und des Friedens. Wenn das Chi hier frei fließt, können Sie emotionalen Aufruhr und Traumen schneller überwinden.

DAS SOLARPLEXUSCHAKRA (MANIPURA)

Dieses Chakra befindet sich im Solarplexus. Halten Sie das Pendel über das Gebiet zwischen Brust und Nabel, bis es zu schwingen beginnt. Ist das Chi des Solarplexus-chakras zu aktiv, werden wir arbeitssüchtig; wenn es zu schwach ist, sind Lustlosigkeit und Lethargie die Folge. Dieses Chi ist die treibende Kraft im Leben.

DAS SAKRALCHAKRA (SVADHISTHANA)

Das Sakralchakra befindet sich zwei Fingerbreiten unter dem Nabel. Wenn Ihr Partner auf dem Rücken liegt, ist es leicht erhöht, um möglichst viel Energie aufnehmen zu können. Dieses Chakra gilt als Quelle des inneren Chi; es spendet den anderen Chakras Energie und gibt uns Kraft sowie körperliche und geistige Ausdauer. Im alten Japan trugen die Menschen ein Baumwollband, um diese Stelle zu wärmen und zu schützen.

DAS WURZELCHAKRA (MULADHARA)

Dieses Chakra liegt zwischen dem After und den Genitalien und heißt auch Wurzelchakra. Es enthält Chi, das Sex, Fortpflanzung und Lust ermöglicht. Lassen Sie den Ring über dem Schambein pendeln, um es zu finden.

EINSTIMMUNG AUF GEDANKEN UND GEFÜHLE ANDERER

MEDITATION/ VISUALISATION

Wenn Sie lernen, Ihr Chi und das Chi anderer Menschen zu spüren, können Sie sich auf die Gedanken und Gefühle anderer einstimmen. Das eröffnet Ihnen eine ganz neue Welt: Sie haben mehr Verständnis für andere, und Ihre Intuition wird zuverlässiger. Fördern Sie diese Fähigkeit, damit sie andere Menschen und ihre Gefühle besser verstehen. Es ist, als könnten Sie im Herzen und im Kopf der anderen lesen.

GEDANKEN

Ihr Partner sitzt oder kniet, Sie knien hinter ihm. Beginnen Sie mit den Übungen auf den Seiten 32–33.

Nun konzentriert der Partner sich auf seine Atmung, während Ihre Hände sich seinem Kopf nähern und sich wieder entfernen, um warme oder stark magnetische Stellen zu finden. Zeichnen Sie einen Kopf, und markieren Sie die warmen Stellen. Wenn Ihr Partner kahl ist oder sehr kurze Haare hat, befestigen Sie selbstklebende Zettelchen an der Kopfhaut; wenn er lange Haare hat, markieren Sie deutlich wärmere Stellen mit bunten Fäden.

Nun denkt der Partner an ein zukünftiges Ereignis oder an einen Wunsch. Vergewissern Sie sich, dass er nicht an ein vergangenes Ereignis denkt. Am besten dreht er die Augen nach oben, als wolle er unter die Stirn blicken. Erfühlen Sie seinen Kopf, vor allem die Stirn. Bewegen Sie die Hände über seinem Kopf; fühlen und markieren Sie deutlich wärmere Stellen.

Nun schließt der Partner die Augen und denkt an ein vergangenes Ereignis in allen seinen Einzelheiten, während Ihre Hände sich über seinem Kopf bewegen und sich dabei auf den Hinterkopf konzentrieren. Markieren Sie warme oder magnetische Stellen.

Ruhen Sie sich ein paar Minuten aus. Der Partner klärt seine Gedanken, ehe er einen früheren Gedankengang wieder aufnimmt. Spüren Sie das Chi, das seinen Kopf umgibt. Merken Sie, ob Ihr Partner an etwas Neues oder an die Vergangenheit denkt?

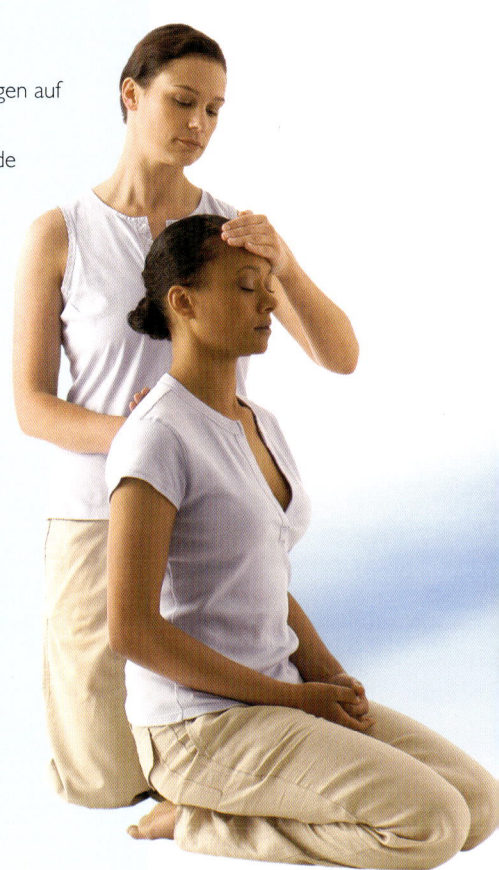

GEFÜHLE

Mit dieser Übung lernen Sie, verschiedene Gefühle zu unter
scheiden und mit dem Chi in der Nabelgegend zu verbinden.
Ihr Partner denkt dabei an ein Ereignis, das starke Gefühle
auslöst.

Das Chi unter dem Nabel hängt mit Furcht, das Chi
rechts vom Nabel mit Enttäuschung und Wut zusammen.
Genau über dem Nabel ist Hysterie die dominierende Emo-
tion; in seiner Mitte sind es Neid und Eifersucht, links von
ihm ist es Depression.

Ihr Partner liegt auf dem Rücken und konzentriert sich
auf die Atmung, bis sie regelmäßig wird. Tasten Sie mit den Fingerspitzen auf dem
Bauch des Partners sanft nach lokalem Chi. Merken Sie sich Stellen, die sich weich
oder entspannt anfühlen. Suchen Sie nach einem starken Puls an der Taille. Wie fühlt
er sich an?

Nun denkt der Partner an ein Ereignis, das mit starken Gefühlen verbunden
ist, während Sie mit der Hand behutsam über seinen Bauch streichen, um warme
oder magnetische Stellen aufzuspüren. Suchen Sie zuerst nach Stellen, die hart oder
verspannt sind, dann erneut nach dem Puls. Merken Sie sich jede Stelle, die sich
wärmer anfühlt.

Prüfen Sie, in welchem Bereich der Nabelgegend die warmen Stellen liegen,
und vergleichen Sie Ihre Befunde mit dem, was Ihr Partner fühlte.

Ruhen Sie sich einige Minuten aus. Nun denkt Ihr Partner an
etwas Angenehmes oder Gefühlsbeladenes. Merken Sie am
Zustand seines Bauches, woran er denkt?

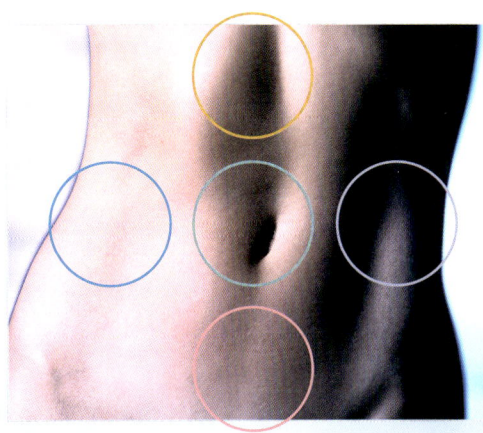

○ **HERZ-CHI**
Hysterie

○ **LUNGEN-CHI**
Depression

○ **MILZ-CHI**
Neid, Eifersucht

○ **LEBER-CHI**
Wut, Enttäuschung

○ **NIEREN-CHI**
Furcht, Sorgen

Chi-ENERGIE
UND DER GEIST

Wenn Sie Ihr mentales Chi lenken können, sind Sie imstande, den Tag mit positiven Gedanken zu beginnen, den Geist durch Meditation zu reinigen oder zu weiten und stagnierendes Chi in Akupressurpunkten zu befreien. Die Nahrung und die Tees, die Sie trinken, können das mentale Chi ebenfalls anregen. Verbessern Sie Ihr Wohnklima mit Feng Shui, damit Sie klar denken und gut schlafen können.

GEDANKEN BEEINFLUSSEN DAS CHI

ATMUNG

Sie können die Energie in Ihrer Umgebung durch Gedankenkraft verändern und dadurch körperliche Reaktionen auslösen, die Chi verbrauchen und produzieren. Das Gehirn kann nicht nur Ihr inneres Chi »färben«, sondern es auch in bestimmte Körperteile leiten, und Sie können lernen, sich besser zu konzentrieren. Das Gehirn hat eine unglaubliche Macht; es kann Chi bündeln, sodass Sie damit den inneren Energiestrom steuern und allmählich umlenken können. Lernen Sie, Chi nach unten, oben, außen oder innen zu schicken, je nach Ihren Bedürfnissen. Das fällt Ihnen leichter, wenn Sie Atemübungen machen. Die meisten Menschen nutzen im täglichen Leben nur etwa zehn Prozent ihres Gehirns, aber wenn Sie mit der Kraft Ihres Geistes Chi mobilisieren, haben Sie mehr von diesem erstaunlichen Organ. Machen Sie die nachfolgenden Übungen an einem ruhigen Platz.

DIE MENTALE STEUERUNG DES CHI

Zunächst sollten Sie das Chi mit einem vertrauten Gegenstand oder mit einer vertrauten Aktivität verknüpfen. Die Augen, die Ohren und der Tastsinn haben meist den stärksten Einfluss. Vielleicht können Sie sich am besten entspannen, wenn Sie einen Film anschauen, den Sonnenuntergang betrachten oder eine Kunstgalerie besuchen. Da es sich hier um visuelle Erfahrungen handelt, sollten Sie diese wachrufen, wenn Sie visualisieren oder meditieren. Oder können Sie am leichtesten abschalten, wenn Sie mit einem Freund reden, Musik hören oder ein Instrument spielen? Dann reagieren Sie hauptsächlich auf Laute und deren Schwingungen. Falls Sie von Natur aus stark auf Berührungen ansprechen, ist eine Massage, ein Saunabesuch oder Sport für Sie die beste Methode, Ihr Chi zu lenken.

Sobald Sie wissen, was Ihnen am meisten liegt, nutzen Sie es als mentalen Auslöser, um Ihr Chi zu steuern. Angenommen, Sie reagieren am besten auf visuelle Eindrücke; dann stellen Sie sich Ihr Chi als Farbe oder starkes Licht vor. Visualisieren Sie, wie Sie die Farbe einatmen und wie die einzelnen Körperteile sie beim Ausatmen absorbieren.

Falls Töne für Sie die stärksten Reize sind, stellen Sie sich vor, einen Ton einzuatmen, der in den Körper strömt und jeden Ort erreicht, an dem er gebraucht wird. Und wenn Sie intensiv auf Berührungen reagieren, atmen Sie

Wärme oder Hitze ein, die sich dann allmählich im Körper ausbreitet. Beim Ausatmen lenken Sie die Wärme in bestimmte Körperteile.

Sobald Sie mit diesen sensorischen Kanälen vertraut sind, knüpfen Sie interessante Verbindungen: Atmen Sie beispielsweise ein kühles Blau ein, während die Wellen laut an die Küste klatschen. Verwenden Sie Objekte und Situationen, die starke Auslöser sind, und merken Sie sich jene Bilder, Laute und Berührungen, die für Sie die größte Bedeutung haben.

KOPFSCHMERZEN LOSWERDEN

Lindern Sie rasende Kopfschmerzen mit folgenden Fragen:

Wo sitzen die Schmerzen?

Spürst du die Schmerzen an der Oberfläche oder tief im Kopf?

Wenn die Schmerzen eine Farbe hätten, welche wäre es?

Wenn die Schmerzen einen Ton erzeugen würden, welcher wäre es?

Kannst du die Form der Schmerzen beschreiben?

Wie stark sind die Schmerzen auf einer Skala von 1 bis 10?

Ermuntern Sie Ihren Partner, diese Fragen zu beantworten, und wiederholen Sie alle Fragen so oft, bis die Schmerzen abklingen. Bei hartnäckigen Schmerzen, zum Beispiel Migräne, bitten Sie Ihren Partner, die Farbe der Schmerzen in einen sanften Pastellton zu ändern, ihren Ton zu dämpfen oder seine Konturen aufzuweichen. Um die Entspannung zu fördern, müssen Sie herausfinden, was den Leidenden glücklich macht – am Strand liegen, im Meer schwimmen, inspirierende Musik hören, im Sommer durch einen Garten gehen oder einen atemberaubenden Sonnenuntergang bewundern. Ermuntern Sie ihn, sich wirklich dort zu »fühlen«. Sollten Sie einmal heftige Kopfschmerzen haben, kann Ihr Partner Sie durch diese Übung führen.

CHI NACH UNTEN LEITEN

Nützlich, um nüchtern zu denken und
praktisch zu handeln. Ideal, wenn die Gedanken
kreisen und Sie keine Ruhe finden.

*Setzen Sie sich auf einen Stuhl. Atmen Sie
sanft durch die Nase. Spüren Sie, wie Ihr Atem
in den Kopf strömt und sich oben am Gaumen
abkühlt. Mischen Sie die Luft mit Chi und mit Ihren
Gedanken, und atmen Sie die Mischung aus.*

*Atmen Sie die Luft vollständig aus den Lungen,
dann aus dem Bauch (ein kleiner Rest bleibt bis
zum Schluss im Bauch). Machen Sie weiter, solange
Sie sich dabei wohl fühlen. Wenn Sie beim Ausatmen
die Luft aus dem oberen Brustkorb entleeren
und in den Unterbauch leiten, atmen Sie Chi
durch die Beine in die Füße.*

*Stellen Sie sich vor, dass Sie Chi durch die Füße
atmen. Spüren Sie, wie diese etwas wärmer werden,
und versuchen Sie, immer tiefer in die Erde zu dringen.
Konzentrieren Sie sich entspannt auf die Füße. Spüren
Sie, wie Ihr Körper frische Energie aus der Erde zieht,
und leiten Sie dieses Chi in den Kopf. Wiederholen
Sie die Übung mehrere Male am Tag.*

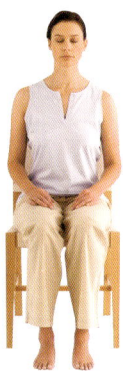

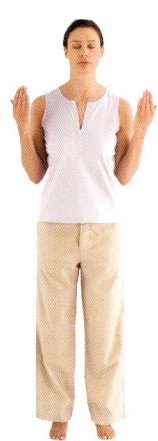

CHI NACH OBEN LEITEN

Ideal, wenn Sie neue Ideen und mehr
Energie im Kopf brauchen. Ermutigt Sie,
positiver, aktiver und offener zu werden.

*Lehnen Sie sich im Stehen vor, sodass Ihr Gewicht
auf den Zehenballen ruht. Die Füße stehen schulterbreit auseinander. Atmen Sie in den Bauch, dann in
die Brust ein. Dann ausatmen und den Bauch ganz
leeren, ehe Sie die Restluft aus dem oberen Brustkorb
entlassen. Spüren Sie, wie das Chi aus dem Bauch
in den Kopf steigt.*

*Sobald Sie mit Schritt 1 vertraut sind, lassen
Sie die Arme an den Seiten hängen. Die Handteller
zeigen nach außen. Nun ausatmen, die Arme langsam
bis neben den Brustkorb heben und gegen Ende des
Ausatmens auf die Zehen stehen.*

*Spüren Sie ein leises Summen, wenn die Energie
in den Kopf fließt. Konzentrieren Sie sich entspannt
darauf, Chi durch das Kronenchakra in den Kopf
zu ziehen. Lassen Sie die Energie langsam in
den Kopf und dann durch den Körper strömen.
So können Sie mehr Chi absorbieren.*

CHI NACH AUSSEN PROJIZIEREN

Damit können Sie einen guten ersten Eindruck machen, den Selbstausdruck fördern und negative Gefühle vertreiben. Verbinden Sie diese Übung mit Abreibungen und tiefem Ausatmen. Strahlen Sie aber nicht zu viel Chi aus, damit Sie Ihre innere Kraft nicht verlieren.

Gehen Sie in die Hocke, und verschränken Sie die Arme vor der Brust. Die Füße stehen schulterbreit auseinander. Dann einatmen. Stellen Sie sich vor, dass die Lungen sich mit viel Chi füllen, das in den ganzen Körper fließt und ihn stärkt.

Beim Ausatmen aufstehen und die Arme diagonal strecken. Visualisieren Sie, wie das Chi durch die Finger- und Zehenspitzen nach außen strömt. Spüren Sie, wie eine Energiekugel sich ausdehnt. Seufzen Sie »aaa«, während Sie ausatmen, um noch mehr Chi auszustrahlen.

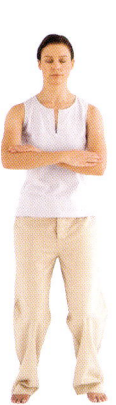

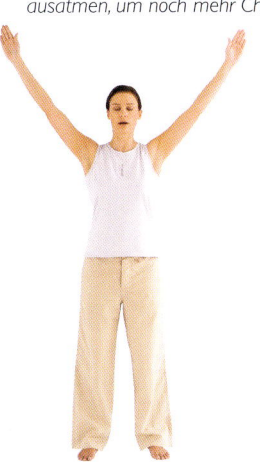

CHI NACH INNEN ZIEHEN

Das Chi in Ihrem Inneren gibt Ihnen Kraft, wenn Sie sich müde, kalt oder kränklich fühlen. Füllen Sie Ihre Energiequelle auch, wenn Sie tief sitzende Probleme lösen wollen. Speichern Sie aber nicht zu viel Chi, damit Sie nicht den Kontakt mit der äußeren Welt verlieren oder negative Gefühle aufbauen.

Atmen Sie im Sitzen oder Knien durch die Nase. Ziehen Sie Chi in den Bauch und hinauf zur Brust. Kontrahieren Sie den After und die Bauchmuskeln, und halten Sie den Atem an. Spüren Sie, wie Wärme in den Bauch fließt und Ihr Chi zusammendrückt. Nur langsam ausatmen, die Übung wiederholen und ansehen

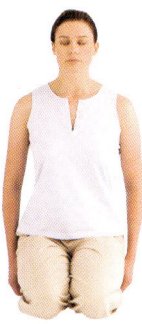

DER ERSTE GEDANKE DES TAGES

**MEDITATION/
VISUALISATION**

Nach dem Aufwachen sind Sie meist ausgeruht und ziemlich frei von Gedanken. Dieser Freiraum entsteht, weil Sie geträumt und dabei Gefühle verarbeitet haben. Darum ist der Augenblick, in dem Sie die Augen öffnen, ein idealer Zeitpunkt, um den Tag mit einem wichtigen Gedanken zu beginnen. Starten Sie mit einer Meditation in den Tag, um stärkendes Chi zu erzeugen und zu speichern – Sie werden es im Laufe des Tages brauchen. Da Sie unweigerlich mit unterschiedlichen Energiearten in Kontakt kommen werden, sollten Sie mit viel positiver Energie den Tag beginnen.

Wenn Sie regelmäßig üben, fällt es Ihnen leichter, den gewünschten Gemütszustand zu bewahren. Streben Sie zunächst kleine Erfolge an, um Selbstvertrauen aufzubauen; beobachten Sie die Wirkungen, und setzen Sie sich dann ehrgeizigere Ziele. Denken Sie noch einmal über Ihren Tag nach, wenn Sie zu Bett gehen. Fühlten Sie, was Sie fühlen wollten, als Sie das Chi ausgesucht hatten, um jede Zelle Ihres Körpers damit zu füllen?

GEDANKEN STEUERN

Steigen Sie aus dem Bett, sobald Sie aufwachen, und strecken Sie sich lange und ausgiebig. Wenn Ihre Glieder müde oder verkrampft sind, kann eine Meridian-Dehnung helfen (siehe Seite 130). Falls das Aufstehen Ihnen schwer fällt, sind Dehnungsübungen im Bett hilfreich.

Nach dem Strecken wenden Sie sich im Sitzen oder Knien der aufgehenden Sonne zu. Die Hände liegen auf den Beinen, die Handflächen zeigen nach oben, damit das Chi aufsteigt. In dieser Stellung absorbieren Sie mehr Chi von der Sonne, und Ihre Bereitschaft, sich dem neuen Tag zu stellen, nimmt zu. Sitzen Sie mit geradem Rücken, ziehen Sie den Kiefer etwas zurück, und heben Sie den Hinterkopf an, damit das Kronenchakra nach oben zeigt. Stellen Sie sich vor, das Chakra hänge an einem Faden, der durch den Hals in die Wirbelsäule reicht.

Konzentrieren Sie sich auf die Atmung, um die Gedanken zu stillen. Spüren Sie, wie die Luft in den Körper strömt und ihn verlässt. Atmen Sie zunächst in den Bauch, dann in die Brust. Entspannen Sie beim Ausatmen zuerst die Brust, dann den Bauch. Atmen Sie frei und leicht. Sobald Sie einen klaren Kopf haben und auf die Atmung eingestimmt sind, konzentrieren Sie sich darauf, wie Sie sich am Ende des Tages fühlen wollen – beispielsweise zufrieden, ruhig, geliebt, sicher, unabhängig, begeistert oder in Harmonie mit anderen.

WÜNSCHE BÜNDELN

Sobald Sie wissen, wie Sie sich fühlen wollen, müssen Sie dieses Gefühl »werden«. Hüllen Sie sich in das Gefühl ein, bevor Sie zu Bett gehen. Was müssen Sie tun, um sich so zu fühlen? Denken Sie an die Hindernisse, denen Sie am nächsten Tag möglicherweise begegnen werden. Konzentrieren Sie sich auf die Eigenschaften, die Sie haben wollen, und lassen Sie Gedanken durch den Kopf fluten, um inspiriert zu werden. Entspannen Sie sich, und notieren Sie Ihre Ideen. Meditieren Sie darüber, welche Stärken Ihnen helfen, Ihr Ziel zu erreichen. Sollten Sie geduldiger, streitlustiger, ehrlicher, konzentrierter, rücksichtsvoller, disziplinierter, verantwortungsbewusster oder lockerer sein? Machen Sie sich mit dem Gefühl, seinen Wirkungen und seinen Grenzen vertraut, und rufen Sie es tagsüber immer wieder wach, um sich mit seiner Energie zu laden.

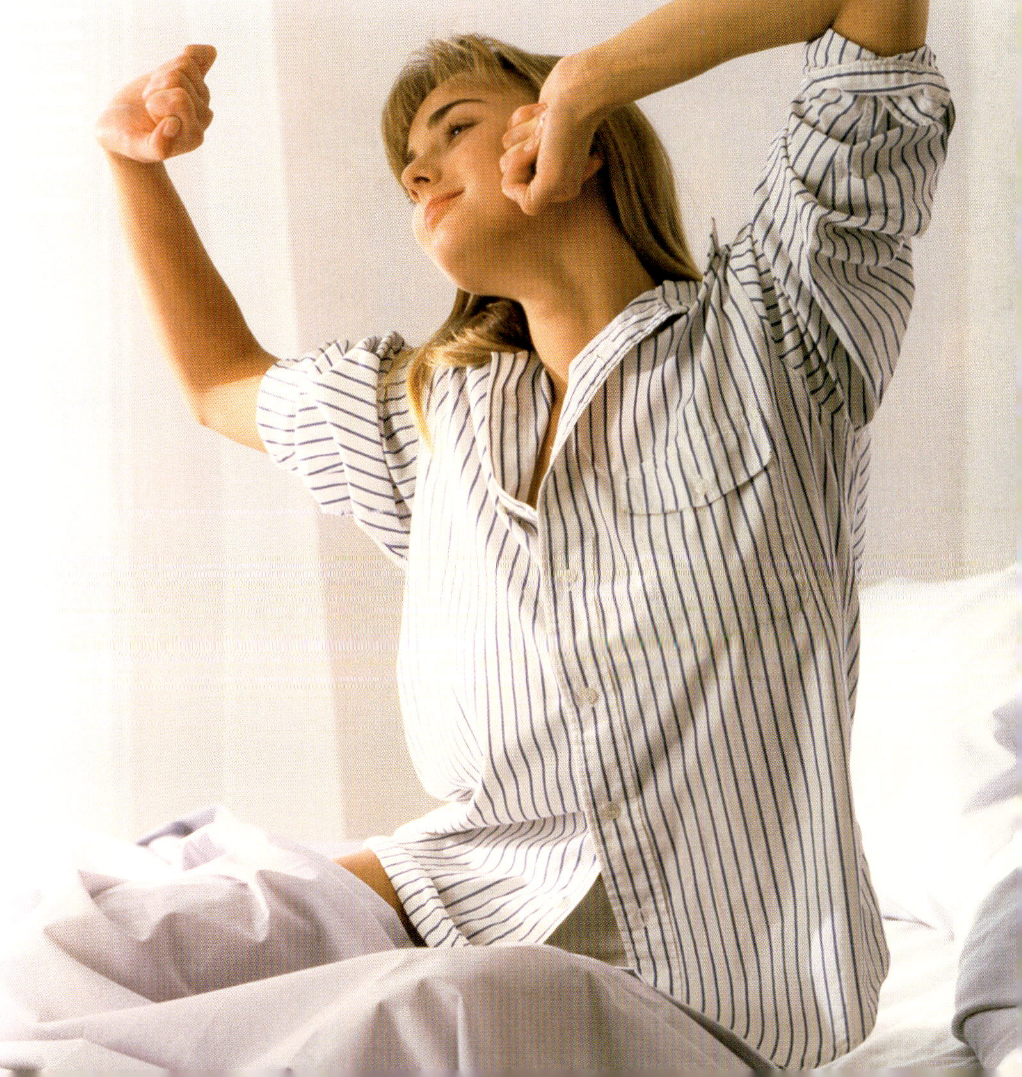

DEHNUNGSÜBUNG
AM MORGEN
Steigen Sie gleich nach dem
Aufwachen aus dem Bett,
und strecken Sie sich lange
und ausgiebig, denn während
des Schlafs können die
Muskeln sich verkrampfen
Körper und Seele profitieren
davon, wenn Sie sich einige
Minuten am Tag strecken
und entspannen.

RICHTIG ESSEN, KLAR DENKEN

Wir alle nehmen in der heutigen hektischen und verschmutzten Welt Gifte zu uns. Eine Möglichkeit, die Gesundheit zu schützen, ist der Verzehr von Algen – zum Beispiel japanische Kombu, Wakame, Nori oder irische Dulse –, um die Ausscheidung von Giften zu fördern. Auf den folgenden Seiten empfehle ich Ihnen eine gesunde Kost, die Ihren Körper entschlackt.

Ob wir uns wohl fühlen, hängt auch vom Essen ab. Die richtige Ernährung hat einen unglaublichen Einfluss auf die Gesundheit und das Gefühlsleben.

Wenn Sie kauen, massieren die Muskeln, die sich vom Kiefer bis zu den Schläfen erstrecken, die Seiten des Kopfes und tragen dazu bei, Chi im Gehirn hin und her zu bewegen. Versuchen Sie, jeden Bissen mindestens dreißigmal zu kauen, damit sein Chi länger im Mund bleibt, bevor Sie ihn schlucken. Speicheln Sie das Essen gut ein, sodass die Enzyme den chemischen Prozess einleiten können, der eine besserer Verdauung und Resorption ermöglicht.

Alles, was Sie essen, beeinflusst letztlich das Gehirn. Die Konzentration, das Gedächtnis und das seelische Gleichgewicht hängen unmittelbar von der Ernährung ab. Das ist nicht nur den Nährstoffen zu verdanken, sondern auch dem Chi des Essens. Denken Sie positiv, und essen Sie eine ausgewogene Kost, die reichlich Mineralien und lebendiges Chi enthält. Das erfrischt den Geist und fördert das klare Denken, da alle Gehirnzellen mit dynamischer Energie durchflutet werden. Nährstoffe werden hauptsächlich im Dünndarm resorbiert, zur Leber geleitet und dann ans Blut abgegeben. Wenn sie sich im Kreislauf befinden, verändern sie die Zusammensetzung des Blutes und gelangen auch ins Gehirn. Mineralien, Zucker und Fettsäuren (siehe Kasten) können den seelischen Zustand stark beeinflussen.

ALGENWUNDER
Essen Sie regelmäßig Algen, zum Beispiel Wakame, das dem Kombu gleicht, aber viel weicher ist.

POSITIVE UND NEGATIVE NÄHRSTOFFE

Mineralien gelten als Gehirnnahrung. Raffinierter Zucker und gesättigtes Fett sind dagegen ungesund. Fabrikzucker aktiviert und beschleunigt das innere Chi so stark, dass Sie hyperaktiv oder gar manisch werden. Gesättigtes Fett kann die Struktur und die Funktion des Gehirns schädigen und Sie lethargisch machen.

MINERALIEN

Mineralien sind für das Wachstum und die Reparatur der Zellen, für die Steuerung aller Körperprozesse sowie für ein gutes Gedächtnis und das Konzentrationsvermögen unentbehrlich. Essen Sie reichlich Fisch, Samenkerne, Gemüse und Algen, um den Mineralstoffbedarf zu decken, besonders wenn Sie viel Zucker zu sich nehmen.

ZUCKER

Raffinierter Zucker gelangt schon im Mund und im Magen ins Blut. Deshalb steigt der Blutzuckerspiegel, auch im Gehirn, rasch an. Um dem entgegenzuwirken, schüttet die Bauchspeicheldruse so viel Insulin aus, dass der Blutzuckerspiegel zu stark fällt. Die Folge sind Depression, Unsicherheit und Lethargie. Wenn Sie regelmäßig Fabrikzucker essen, wird das innere Chi immer wieder gestört und Sie sind mangels Energie innerlich unausgewogen.

GESÄTTIGTES FETT

Da gesättigtes Fett das Blut verdickt, kann es die feinen Kapillaren verstopfen. Es verlangsamt oder stoppt den Chi-Strom im Gehirn und verursacht dadurch Benommenheit, Angst vor Veränderungen und neuen Entwicklungen sowie Mangel an Flexibilität.

AUSGEWOGENE ERNÄHRUNG

Um mit der Nahrung das Chi aufzunehmen, das Sie brauchen, müssen Sie berücksichtigen, wie sie wächst. Petersilie, Lauch und Frühlingszwiebeln wachsen zum Beispiel durch den Boden und enthalten starkes, nach oben strebendes Chi. Essen Sie also mehr von diesem Gemüse, wenn Sie »Auftrieb« brauchen. Wurzelgemüse wächst dagegen in die Erde und ist zu empfehlen, wenn Sie mehr Stabilität benötigen. Manche Gemüsearten, etwa Kürbisse, wachsen auf dem Boden. Sie ziehen Chi in die Mitte und helfen Ihnen, zufriedener zu werden.

Wichtig ist auch, an welchem Punkt seines Wachstumszyklus sich ein Nahrungsmittel befindet. Samenkörner, Getreide und Hülsenfrüchte sind sehr »jung« – bereit, ausgesät zu werden und zu einer neuen Pflanze heranzuwachsen. Im Vergleich zum Gemüse, Fisch oder Fleisch – den »reiferen« Nahrungsmitteln – enthalten sie frischere Energie. Fermentierte Speisen

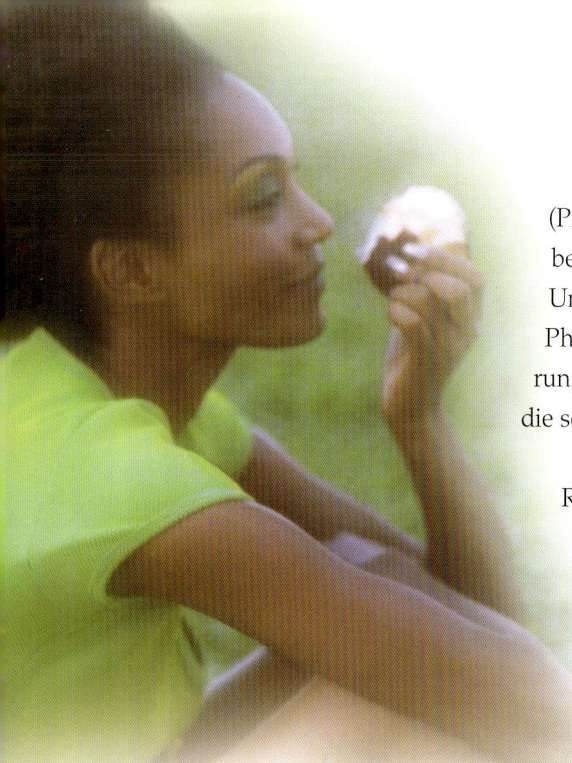

(Pickles, Wein, Miso usw.) sind sozusagen »vorverdaut« und haben ihren Zyklus vollendet. Ihr Chi fördert Weisheit und kluges Urteilen. Aber sie symbolisieren zugleich den Beginn einer neuen Phase, da sie urtümliche Bakterien enthalten. Mit diesen Nahrungsmitteln regen Sie das primitivste Chi im Körper an, also auch die sexuelle Potenz und den Selbsterhaltungstrieb.

Ganze, »lebendige« Nahrungsmittel, zum Beispiel brauner Reis, ganzer Hafer, Gerste, Gemüse, Obst, Nüsse, Samenkörner und Hülsenfrüchte, spenden viel mehr Chi. Denken Sie beim Kauf von Fleisch und Fisch an den Charakter der Tiere, denn er entscheidet über das Chi, das Sie absorbieren. Je aggressiver ein Tier war, desto mehr aggressive Energie nehmen Sie mit dem Fleisch zu sich.

Wenn Sie körperlich und seelisch gesund bleiben wollen, sollten Sie reichlich komplexe Kohlenhydrate essen. Diese langen Ketten aus Zuckermolekülen werden langsam abgebaut und halten den Blutzuckerspiegel stabil. Jähe Gefühls- und Stimmungsschwankungen werden dadurch verhindert.

Die Vielfalt der Nahrung ist ebenfalls wichtig für die Gesundheit. Wenn Sie verschiedene Nahrungsmittel essen und unterschiedlich zubereiten, ist die Gefahr eines Nährstoffmangels gering. Die meisten Probleme sind auf einseitige Kost zurückzuführen, selbst wenn sie an sich gesund ist.

Der Körper besitzt die natürliche Fähigkeit, in uns ein Verlangen nach jenen Nahrungsmitteln zu wecken, die er braucht; aber das gelingt ihm nur, wenn er eine große Auswahl hat. Dann kann er Zusammenhänge zwischen Aromen, Nährstoffen und Energien herstellen. Verwechseln Sie solche biologischen Signale jedoch nicht mit dem Appetit auf einzelne Speisen, der entsteht, weil Sie mit ihnen bestimmte Gefühle verbinden. Gefährlich sind insofern vor allem süße, fette »Tröster« wie Schokolade und Eiscreme.

Essen Sie sooft wie möglich Bioprodukte, um weniger Pestizide, Farbstoffe und andere Zusätze aufzunehmen. Das gilt vor allem für Milchprodukte, Fleisch und Fisch, denn Tiere werden oft mit Hormonen, Antibiotika und Farbstoffen gefüttert, die letztlich in Ihrem Körper landen. Merken Sie sich eine allgemeine Regel: Je natürlicher ein Produkt ist, desto kürzer ist die Liste der Zutaten.

CHI-NAHRUNG

NAHRUNGSMITTEL	WIRKUNG	BEISPIELE
Anregend	Stimuliert und inspiriert, fördert das Denkvermögen sowie neue, kreative Ideen.	Lauch, Schalotte, Sellerie, grünes Blattgemüse, Petersilie, Grünkohl, Chinakohl, Brunnenkresse, Schnittlauch, Bok Choy
Erdend	Gibt Stabilität und Sicherheit, stärkt die innere Kraft und verbessert die Konzentration erheblich.	Möhre, Pastinake, Klette, Japanrettich
Ausgleichend	Macht zufrieden und ruhig, bewahrt inneres Chi.	Kürbis, Kartoffel, Steckrübe, Kohl, Blumenkohl, Brokkoli, Melone
Weit reichend	Wächst über dem Boden, stärkt die Spiritualität.	Apfel, Birne, Orange, Tomate, Weintraube, Aprikose
Enthält junges Chi	Bewahrt die körperliche und geistige Spannkraft, revitalisiert.	brauner Reis, Haferflocken, Gerste, Sesamsamen, Kürbiskerne, Sonnenblumenkerne, Linsen, Reisbohnen, Kichererbsen
Enthält reifes Chi	Stabilisiert Gefühle, gibt Sicherheit und Zufriedenheit.	Fisch, Fleisch, Gemüse, Obst, Algen, Kartoffeln
Fördert den Chi-Fluss	Hilft, mit dem Strom zu schwimmen und entspannter zu werden.	Tintenfisch, Krabbe, Muscheln, Flunder
Macht mutig	Ermutigt Sie, für Ihre Rechte zu kämpfen.	wilder Lachs, Aal, Makrele, Thunfisch, Hai
Weisheit/Triebe	Hilft, klug zu handeln, stärkt den Geschlechts- und den Lebenserhaltungstrieb.	Miso (Würzpaste aus Sojabohnen), Pickles, Joghurt, Wein, Bier, Shoju (Sojasauce)

MENÜS, DIE DAS CHI VERBESSERN

Die beste »Gehirnnahrung« besteht aus Fisch, Meeresfrüchten, Algen, Getreide, Gemüse, Obst, Nüssen und Samenkernen. Probieren Sie einmal die folgenden Menüs aus, mindestens zehn Tage lang, um festzustellen, wie sie den Körper und den Geist beeinflussen. Meiden Sie während dieser Zeit Zuckerzusätze. Lesen Sie die Zutatenliste auf den Packungen genau.

FRÜHSTÜCK

- Pfefferminz-, Ingwer- oder Zitronentee. Diese stärkenden Tees machen munter und wach und sorgen für einen dynamischen Start in den Tag.

- Porridge aus Vollkornhaferflocken mit Sonnenblumenkernen und Rosinen. Jetzt sind Sie den ganzen Tag lang mit Energie versorgt, die langsam abgebaut wird.

- Sahnige Polenta mit Ahornsirup und gerösteten Sesamsamen. Dieses Gericht ist zwar nicht naturbelassen und enthält weniger lebendiges Chi, aber es ist glatt, tröstend und leicht verdaulich – ideal, um sanfter in den Tag zu starten.

- Gedünstetes Brot mit Tahinipaste und Räucherlachs (wild oder aus biologischer Haltung) sowie einem Spritzer Zitronensaft und Schnittlauch zum Garnieren. Dieses Gericht macht Mut im Alltag. Gedünstetes Brot ist leichter verdaulich. Der Zitronensaft gibt zusätzlichen Pep, der Schnittlauch liefert dynamische Energie.

MITTAGESSEN

- Sushi oder Maguro Maki (Thunfischbrötchen) und Salat. Zusammen mit Salat ist dieses japanische kalte Gericht eine gute Mischung aus Algen, Fisch, Reis und Wasabi (das ähnlich wie Meerrettich schmeckt). Eine vollständige Mahlzeit mit allen Nährstoffen, die Sie für einen produktiven Nachmittag brauchen.

- Hummus-Sandwich mit Pickles und Zitrone, nach Belieben mit würzigen Paprikaschoten gemischt. Dieses Essen macht emotional stabil, auch bei Stress.

- Maiskolben mit geschälten Möhren, Brokkoli und Grünzeug, gewürzt mit natürlichem Essig. Diese Mahlzeit enthält viel lebendiges Chi und eine Menge Energie, die nach oben, in die Mitte und nach unten fließt. Sie ist leicht und frisch, und der Essig schärft den Verstand.

ZWISCHENMAHLZEIT AM VORMITTAG

- Geröstete Nüsse mit Fruchtsaft, Wasser oder Grüntee. Nüsse enthalten reichlich Mineralien, Eiweiß und Öl. Fruchtsaft regt den Geist an, gutes Wasser fügt eine Spur Reinheit hinzu, und Grüntee wirkt entschlackend und beruhigend.

ZWISCHENMAHLZEIT AM NACHMITTAG

- Geröstete Samenkerne, Rosinen oder ein Stück Obst mit Früchtetee oder Wasser. Nüsse und Rosinen enthalten reichlich Mineralien und Eiweiß. Obst ist reich an Vitaminen und Mineralien. Wasser, Fruchtsaft und Tee entschlacken.

ABENDESSEN

- Misosuppe mit Wakame, Grüngemüse und einem Spritzer Ingwersaft; oder dicke Suppe mit Linsen und Wurzelgemüse, garniert mit Petersilie und einer Zitronenscheibe. Diese Suppe enthält viele Mineralien, und das Gemüse ist reich an Chi, das nach oben fließt und den Geist anregt. Ingwer verstärkt diese Wirkung, während Linsen und Wurzelgemüse die geistigen Kräfte stärken. Zitrone und Petersilie spenden zusätzliche Energie.

- Gebratener brauner Reis mit Knoblauch, Ingwer und Petersilie; oder Nudeln in Gemüsebrühe; oder gebratene Fadennudeln und Gemüse. Brauner Reis liefert Chi, das lange stabil bleibt, Ingwer und Knoblauch regen den Geist an, fein gehackte Petersilie lenkt Chi in den Kopf. Nudeln in Gemüsebrühe heben die Körpertemperatur rasch an und helfen, überschüssiges Chi loszuwerden. Gebratene Nudeln und Gemüse geben zusätzliche dynamische Energie. Dieses Gericht ist gut verdaulich und spendet dem Gehirn sofort Energie.

- Gedünstetes, blanchiertes, gepresstes Gemüse. Am besten essen Sie Gemüse zu allen Mahlzeiten. Dünsten ist die beste Garmethode, wenn Sie sich längere Zeit konzentrieren müssen. Blanchieren hilft Ihnen, neue Ideen zu entwickeln, und das Pressen macht den Geist für die neuen Ideen empfänglich.

- Fisch. Essen Sie jede Woche 2 bis 3 Arten Fisch. Sie können auch Fisch in eine Misosuppe, Garnelen in eine Gemüsebrühe oder getrocknete Fischflocken in eine Nudelbrühe mischen.

- Rohes oder gekochtes Obst. Wenn Sie Obst kochen oder dünsten, bleibt mehr Chi in der Körpermitte, und es ist leichter, emotional stabil zu bleiben.
  Rohes Obst erweitert den Geist.

- Kamillentee. Dieser Tee beruhigt und fördert den Schlaf.

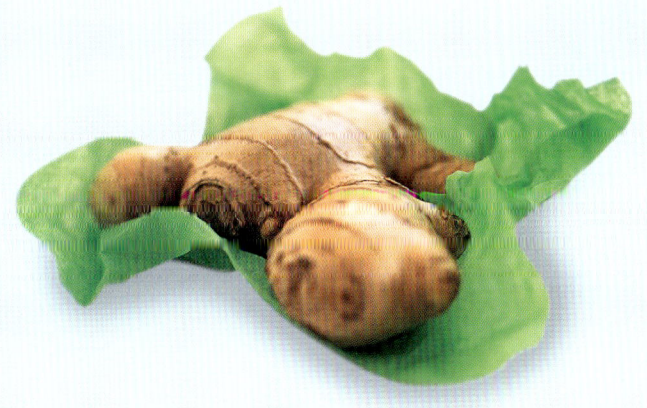

Ingwer ein Wurzelgemüse ist frisch
getrocknet und gemahlen erhältlich und hat
einen typischen Geschmack.

REZEPTE, DIE DAS CHI ANKURBELN

JEWEILS FÜR 4 PERSONEN

1 Tasse entspricht 250 ml

Einige der Zutaten wie Wakame,
Nori, Hunza-Aprikosen oder Shoju
(Sojasauce) sind in Asia-Läden,
in gut sortierten Supermärkten oder
über das Internet erhältlich.

HAFERBREI AUS GANZEN KÖRNERN MIT ROSINEN UND SONNENBLUMENKERNEN

- 1 Tasse Haferkörner (Nackthafer)
- ¼ Tasse Rosinen
- 4 EL geröstete Sonnenblumenkerne
- 1 EL geröstete Sesamsamen

*Die Körner mit Wasser bedeckt in einem
Topf aufkochen. Die Hitze reduzieren und
unbedeckt 1 Stunde köcheln lassen. Die
Rosinen zugeben und alles etwa 5 Minuten
köcheln lassen, dabei gelegentlich umrühren,
damit die Rosinen nicht verklumpen. Die
Hitze abschalten und das Ganze über
Nacht stehen lassen. Am nächsten Tag
behutsam aufwärmen, in 4 Portionen teilen
und mit Sesamsamen servieren.*

POLENTA MIT SIRUP

- 1 Tasse organische Polenta
- 4 EL Sesamsamen
- Ahornsirup, nach Belieben

*Die Polenta und 4 Tassen Wasser in
einen Topf geben. Aufkochen lassen und
dann die Hitze reduzieren. Unbedeckt
10 bis 15 Minuten unter gelegentlichem
Rühren köcheln lassen. Die Samenkerne
zugeben. Die Hitze abschalten und die
Polenta in 4 Portionen teilen. Den Sirup
nach Belieben hinzufügen.*

MISOSUPPE

- 1 Wakame (Alge), in Streifen (7,5 cm)
- 1 EL Misopaste (am besten Gerste)
- 1 Hand voll Brunnenkresse und
  2 Blätter Chinakohl, fein gehackt
- 2 Scheiben Nori-Algen, in feinen
  Streifen
- ½ TL geriebener Ingwer
- 8 Würfel Kabeljau (2,5 cm), nach
  Belieben

*Die Wakame 2 Minuten in Wasser ein-
weichen. 4 Tassen Wasser in einem Topf
zum Kochen bringen, die Hitze reduzieren
und köcheln lassen. Die Wakame zugeben*

*und die Hitze abschalten. Die Misopaste in
eine Tasse geben und mit 2 Esslöffeln kaltem Wasser verrühren. Die Wakame erneut
erhitzen, die Misomischung unterrühren und
alles etwa 3 Minuten sanft köcheln lassen.
Die Brunnenkresse und Kohlblätter zugeben und die Hitze abschalten. Mit einer
Prise Ingwer würzen und mit fein geschnit-
tener Nori servieren. Gegebenenfalls die
Fischwürfel mit der Wakame vermengen.*

LINSENSUPPE

- 1 Tasse grüne Linsen
- 2 Selleriestangen, in Würfeln
- 1 mittelgroße Möhre, in Würfeln
- 2 Lorbeerblätter
- 1 TL Meersalz
- 2 EL Sonnenblumenöl
- ½ TL Kurkuma
- ½ TL Kreuzkümmel
- 5 frische Shiitake-Pilze, in Würfeln
- 3 kleine Schalotten, fein gehackt
- 4 Zitronenscheiben, zum Garnieren

*Die Linsen waschen und mit 3 Tassen
warmem Wasser über Nacht einweichen.
Am nächsten Tag im gleichen Wasser etwa
10 Minuten kochen lassen, dann die Hitze
abschalten. Sellerie, Möhre und Linsen in
einem gusseisernen Topf mischen und Lorbeerblätter hinzufügen. Etwa 1 Liter Wasser
hineingießen und das Ganze aufkochen
lassen. Dann die Hitze reduzieren und alles
bei mittlerer Hitze 15 bis 20 Minuten
kochen lassen. Nach Hälfte der Garzeit das
Salz hinzufügen. Öl, Kurkuma und Kümmel
in einer Pfanne erhitzen und 1 bis 2 Minuten braten. Die Pilze und Schalotten zugeben und alles etwa 1 Minute dünsten. Die
Mischung in die Suppe gießen, etwa 2 Minuten köcheln lassen und dann mit einer
Zitronenscheibe servieren.*

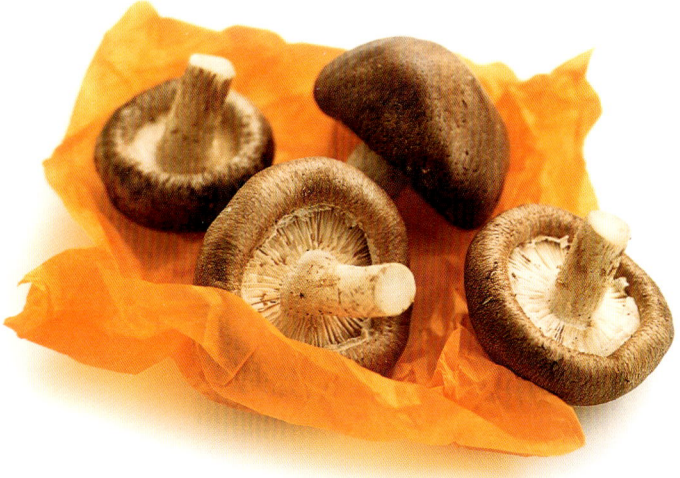

*Shiitake-Pilze kann
man getrocknet
oder frisch kaufen.*

SOBA-GEWÜRZ

- 1 Packung gekochte Fadennudeln
- 1 EL Sesamöl (im Winter geröstetes Sesamöl)
- 1 kleine Zwiebel, in Ringen
- 1 große Möhre, in Stiften
- 2 Stangen Sellerie
- 4 Blätter Chinakohl, geschnitten
- 4 EL Shoju (Sojasauce)
- 2 EL geriebener Ingwer

Die Nudeln kochen, das Wasser abgießen und gut abspülen. Das Öl in einem großen Wok oder in einer Pfanne erhitzen. Die Zwiebel dazu geben und etwa 1 Minute rührbraten. Dann die Möhre und Sellerie zugeben. Das Ganze etwa 2 Minuten rührbraten. Die Nudeln hineingeben und mit dem Gemüse gut vermengen. Die Kohlblätter hinzufügen. Das Ganze mit Shoju würzen, vom Herd nehmen und mit Ingwer bestreuen.

NUDELN

- 1 Packung gekochte Udon- oder Sobanudeln
- 3 Stücke Kombu (2,5 cm)
- 4 kleine Shiitake-Pilze
- ¼ TL Meersalz
- 1 Tasse Bonitoflocken, nach Belieben
- 1 kleine Zwiebel, in Halbmondscheiben
- 1 kleine Möhre, in Stiften
- ¼ Tasse Shoju (Sojasauce)
- 1 EL Mirin oder Sake
- 1 kleine Schalotte, in feinen diagonalen Ringen
- 2 Scheiben Nori, fein geschnitten
- Shichimi Togarashi, nach Belieben

Die Nudeln kochen, das Wasser abgießen, gut abspülen und beiseite stellen. Kombu, Shiitake, Salz und 4 Tassen Wasser in einen Topf geben. Bei mittlerer Hitze aufkochen lassen. Die Flocken mit einem Sieb in den Topf geben und mit Wasser bedecken. Alles etwa 5 Minuten köcheln lassen. Kombu und Shiitake mit einem Schaumlöffel ent-

nehmen. Die Stiele entfernen, die Pilze in Scheiben schneiden und wieder in den Topf geben. Die Zwiebel zugeben und alles etwa 5 Minuten kochen lassen. Die Möhre zugeben. Die Flocken entfernen und wegwerfen. Alles weitere 2 Minuten kochen lassen und dann mit Shoju und Mirin oder Sake würzen. Kurz köcheln lassen. Die Hitze abschalten. Die Nudeln vor dem Servieren in heißes Wasser tauchen. Die Brühe hinzugießen. Mit Schalotte und Nori garnieren und Shichimi hinzufügen.

GURKE, CHINAKOHL UND RETTICHSALAT

- 1 kleine Gurke, halbiert und in dünnen Scheiben
- 8 Blätter Chinakohl, fein gehackt
- 4 Rettiche, in dünnen Scheiben
- ½ TL Meersalz
- 1 EL Sonnenblumenkerne

Alle Zutaten außer den Sonnenblumenkernen in einen tiefen Teller geben. Mit Salz bestreuen und mit der Hand behutsam etwa 1 Minute vermengen. Mit einem flachen Teller bedecken und diesen mit einem Krug mit 4 Liter Wasser beschweren. Das Ganze 10 bis 15 Minuten stehen lassen. Den Krug entfernen, den Teller belassen. Beide Teller fest aneinander drücken und das Wasser abgießen. Den Salat in eine Schüssel geben. Die Sonnenblumenkerne in einer Pfanne mit Öl bestreichen und dann rösten. Die Kerne über den Salat streuen und servieren.

BLANCHIERTER SALAT MIT ESSIG

- 1 Tasse Kohl, in Quadraten (2 cm)
- 1 Möhre, gewaschen, diagonal in Stücken (½ cm)
- 1 Tasse Blumenkohl, in Röschen
- 1 Tasse Brokkoli, in Röschen
- 1 Tasse Grünkohl, in Streifen (1,2 cm)
- 1 EL brauner Reis oder Umeboshi
- Essig, nach Belieben

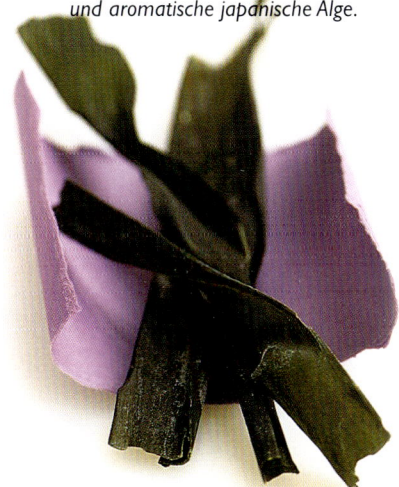

Kombu ist eine sehr nahrhafte und aromatische japanische Alge.

4 Tassen kaltes Wasser in einen großen Topf gießen, bedecken und bei mittlerer Hitze zum Kochen bringen. Dann unbedeckt die Hitze erhöhen. Den Kohl dazu geben und etwa 1 Minute blanchieren. Vom Herd nehmen und mit einem Schaumlöffel auf einen Teller geben. Möhren, Blumenkohl, Brokkoli und Grünkohl ebenso blanchieren. Das Gemüse abkühlen lassen, mit Essig beträufeln und servieren.

GEMÜSEBRÜHE

- 1 geschälte Zwiebel, in Vierteln
- 1 Tasse Kürbis, geschält und in großen Stücken
- 1 große Möhre, gesäubert, in Stücken
- 1 Tasse weißer Rettich (Daikon), in Stücken
- Kombu (5 cm), in Streifen
- ½ TL Meersalz
- 1 TL Shoju (Sojasauce), nach Belieben

Das Gemüse und den Kombu in einen schweren Topf geben, das Wasser hinzu gießen und das Salz zugeben. Bedeckt aufkochen lassen. Bei mittlerer Hitze 20 bis 30 Minuten kochen lassen und das Wasser auf ½ Tasse reduzieren. Mit Shoju würzen. Bedeckt etwa 1 Minute köcheln lassen und dann servieren.

MIT TEE DEN GEIST BEEINFLUSSEN

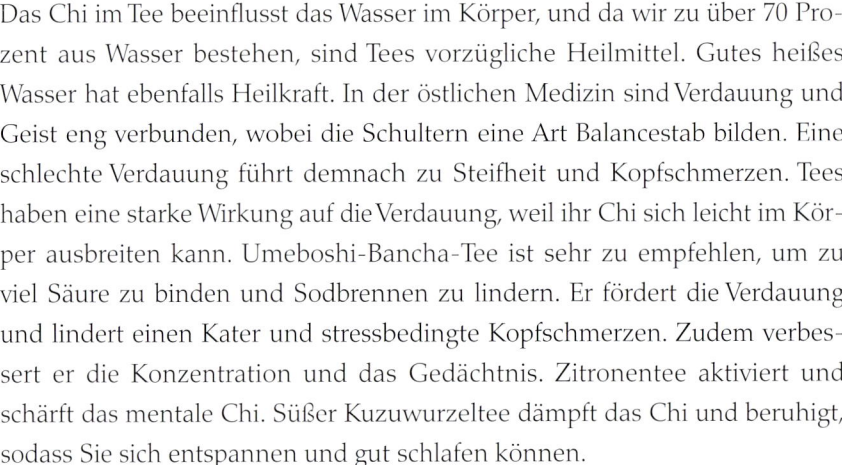

TEES

Das Chi im Tee beeinflusst das Wasser im Körper, und da wir zu über 70 Prozent aus Wasser bestehen, sind Tees vorzügliche Heilmittel. Gutes heißes Wasser hat ebenfalls Heilkraft. In der östlichen Medizin sind Verdauung und Geist eng verbunden, wobei die Schultern eine Art Balancestab bilden. Eine schlechte Verdauung führt demnach zu Steifheit und Kopfschmerzen. Tees haben eine starke Wirkung auf die Verdauung, weil ihr Chi sich leicht im Körper ausbreiten kann. Umeboshi-Bancha-Tee ist sehr zu empfehlen, um zu viel Säure zu binden und Sodbrennen zu lindern. Er fördert die Verdauung und lindert einen Kater und stressbedingte Kopfschmerzen. Zudem verbessert er die Konzentration und das Gedächtnis. Zitronentee aktiviert und schärft das mentale Chi. Süßer Kuzuwurzeltee dämpft das Chi und beruhigt, sodass Sie sich entspannen und gut schlafen können.

Der richtige Tee kann genau das Chi absorbieren, das Sie brauchen, um ein bestimmtes Problem zu lösen. Betrachten Sie zum Beispiel die klaren Umrisse eines Petersilienzweiges: Er enthält Chi, das nach oben und außen fließt und daher den Geist anregt und befreit. Das Aussehen spiegelt also die Wirkung dieses Tees wider. Wenn Sie Chi aus dem Kopf ableiten, mehr Seelenfrieden finden oder den Geist beruhigen wollen, ist Kuzuwurzeltee ideal. Er enthält starke, nach unten fließende Energie, die Chi aus dem Kopf zieht und den Schlaf fördert. Trinken Sie Tee aus Shiitake und getrocknetem Japanrettich, um negative Gefühle und Gedanken loszuwerden.

Heiße Getränke liefern aktives, frei fließendes Chi, das sich leicht im Körper ausbreitet. Warme Getränke helfen dem Körper, sich zu entspannen und Nährstoffe zu resorbieren. Kalte Getränke können Verspannungen auslösen; dann ist es schwieriger, Chi aufzunehmen.

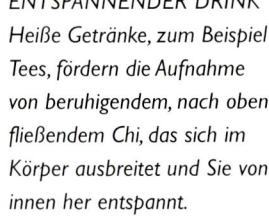

ENTSPANNENDER DRINK
Heiße Getränke, zum Beispiel Tees, fördern die Aufnahme von beruhigendem, nach oben fließendem Chi, das sich im Körper ausbreitet und Sie von innen her entspannt.

HEILTEES

Trinken Sie diese Tees nur bei Bedarf. Zu oft getrunken, sind sie weniger wirksam – vielleicht gerade dann, wenn man sie braucht.

PETERSILIENTEE

- ½ Tasse Petersilie, fein gehackt

Die Petersilie mit 1 Tasse Wasser in einen kleinen Topf geben, kurz aufkochen und dann etwa 10 Minuten köcheln lassen. Den Tee abgießen und servieren. Das nach oben fließende Chi der Petersilie steigt in den Kopf und regt an. Einen Monat lang morgens eine Tasse trinken.

SÜSSER KUZUWURZELTEE

- 2 EL Kuzupulver
- 1 EL Sirup aus braunem Reis oder Gerstenmalz

1 Tasse Wasser in einem kleinen Topf zum Kochen bringen. Das Pulver in einer Tasse in etwas kaltem Wasser lösen und unter kräftigem Rühren ins kochende Wasser geben, bis das Kuzu zu glasieren beginnt. Den Sirup in eine separate Tasse gießen und den heißen Kuzutee darüber gießen. Umrühren und warm trinken. Eine Woche lang jeden Abend 1 Tasse trinken.

ZITRONENTEE

- 1 EL Zitronensaft
- 1 TL geriebener Ingwer

Den Saft in eine Tasse geben und mit kochendem Wasser übergießen. Ingwer macht den Tee noch anregender. Umrühren und warm trinken.

UMEBOSHI-BANCHA-TEE

- 3–4 TL Kukicha-/Banchazweige
- ¼-½ Umeboshipflaume (je nach Größe)
- ½ TL Shoju (Sojasauce)

Die Banchazweige etwa 5 Minuten in kochendem Wasser ziehen lassen. Umeboshi und Shoju in eine Tasse geben und den heißen Banchatee hinzugießen. Warm trinken. Einen oder zwei Tage 1 bis 2 Tassen täglich trinken.

SHIITAKE-JAPANRETTICH-TEE

- 1 mittelgroßer Shiitakepilz, getrocknet
- ½ Tasse Japanrettich, getrocknet
- 3–4 Tropfen Shoju (Sojasauce)

Den Pilz 10 bis 15 Minuten in 3 Tassen Wasser einweichen, bis er weich ist. Den Stiel entfernen, den Pilz in Scheiben schneiden, mit 1 Tasse Wasser (einschließlich Einweichwasser) und dem Rettich in einen Topf geben. Alles aufkochen und etwa 10 Minuten köcheln lassen. Shoju hinzugeben, die Hitze abschalten und alles etwa 2 Minuten ziehen lassen. Den Tee abgießen und servieren. 4 Tage lang nicht mehr als 1 Tasse täglich trinken.

JUSTIERUNG

Stress kann den Körper verzerren. Vielleicht ist eine Schulter höher als die andere, oder ein Bein sieht kürzer aus, wenn Sie liegen. Die Ursache sind Muskeln, Sehnen oder Bänder, die versuchen, die Normalität wiederherzustellen. Sie stören auch das Chi und das Wohlbefinden. Eine Justierung lockert verspannte Muskeln, Sehnen und Bänder und verbessert ihre Funktion. Das wieder gefundene Gleichgewicht wirkt sich auch auf die Gefühle aus.

DIE BEHANDLUNG

Ungleichgewichte sind leicht aufzuspüren und zu behandeln. Ihr Partner legt sich auf den Bauch,

seine Stirn ruht auf den Handrücken. Achten Sie darauf, dass er bequem liegt und leicht atmen kann. Wenn er einen steifen Hals hat, schieben Sie ein Kissen unter die Brust. Knien oder stehen Sie neben den Füßen des Partners. Nehmen Sie seine Füße in die Hände. Die Beine müssen parallel zur Wirbelsäule liegen. In Abb. 1 sind die innen vorstehenden Knochen nicht auf gleicher Höhe. Das »kürzere« Bein ist ein Zeichen für Verspannungen an dieser Seite. Sitzen oder knien Sie an dieser Seite neben dem Kopf des Partners und suchen Sie die Ursache der Verspannung: Hüften, Rücken oder Hals.

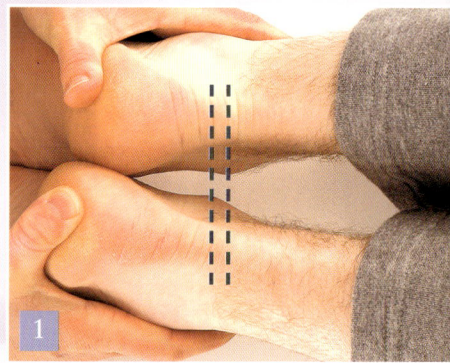

Tasten Sie mit den Fingerspitzen nach der Schädelbasiskante, und folgen Sie ihr von der Mitte bis hinter die Ohren, wo sich eine Mulde befindet (siehe »Tipp«). Legen Sie den Daumen darauf, und drehen Sie ihn bei minimalem Druck um 90 Grad und zurück.

▪ SIMONS TIPP

Bei diesen Übungen stellen Sie durch Druck eine klare energetische Verbindung her. Weiches Gewebe darf aber nicht schmerzen. Entspannen Sie eine Hand und berühren Sie mit dem Daumen der anderen Hand den fleischigen Hügel zwischen Daumen und Handgelenk. Der Daumen liegt sanft darauf, sodass Sie ihn ohne Reibung und ohne Verzerrung der Haut an Ihrer Hand drehen können. Wiederholen Sie dies mit dem anderen Daumen.

Üben Sie auch das Auffinden des erhöhten unteren Schädelrandes, zuerst bei sich selbst, dann bei anderen. Legen Sie die Daumen an den Hinterkopf, und lassen Sie sie nach unten zu den Knochen an der Schädelbasis gleiten, dann nach außen die Kante entlang bis zu einer Mulde knapp außerhalb der zwei Muskeln, die am Hinterkopf hinauflaufen. Wenn Ihnen das schwer fällt, senken und heben Sie den Kopf, damit die Muskeln angespannt und besser tastbar sind.

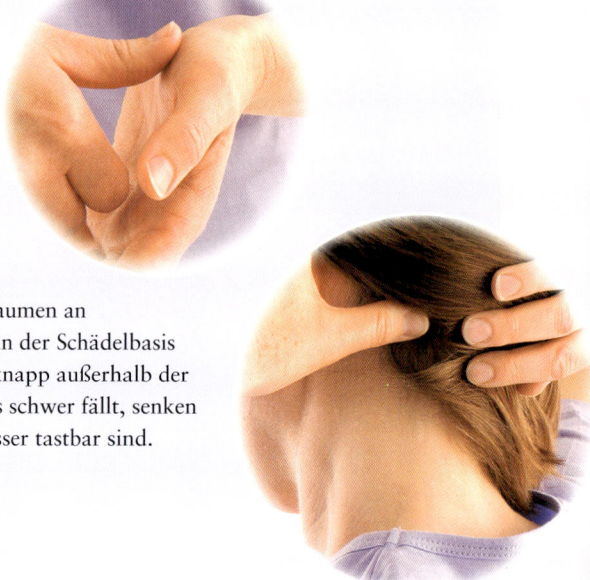

2

Tasten Sie nach einer Mulde in der Mitte der Hinterbacke. Legen Sie den Daumen darauf und drehen Sie ihn um 90 Grad (Abb. **2**). Sind die Knöchel nun auf gleicher Höhe (Abb. **3**)? Wenn ja, bearbeiten Sie denselben Punkt weiter. Wenn nicht, bearbeiten Sie beide Punkte nacheinander. Beobachten Sie dabei die Atmung des Partners, und atmen Sie

vielleicht seine Stellung oder er seufzt oder gähnt. Behalten Sie den Kontakt mit dem Punkt bei, bis Ihr Partner sich entspannt hat. Prüfen Sie die Knöchel erneut. Beide Beine sollten nun gleich lang und die Atmung gleichmäßig sein.

Jetzt legt sich der Partner auf den Rücken mit dem Hinterkopf auf Ihren Handballen. Suchen Sie die Kante an der Schädelbasis (Abb. **4**). Drücken Sie leicht auf die Haut. Stellen Sie sich vor, die Haut zu durchdringen. Koordinieren Sie Ihre Atmung mit der des Partners, leiten Sie dann eine Minute lang Chi durch die Finger in ihn, und ziehen Sie die Hände weg. Der Partner sollte im Lendenwirbelbereich ein leichtes Pulsieren spüren.

Wenn die Position der Knöchel jetzt natürlicher ist, arbeiten Sie weiter unter leichtem Druck auf dem Punkt am Hinterkopf und atmen Chi in den Partner. Wenn sich nichts gebessert hat, setzen oder knien Sie sich am »kürzeren« Bein neben das Gesäß des Partners.

3

nach 30–60 Sekunden tiefer. Atmet der Partner jetzt freier? Während Sie auf den Punkt drücken, ändert der Partner

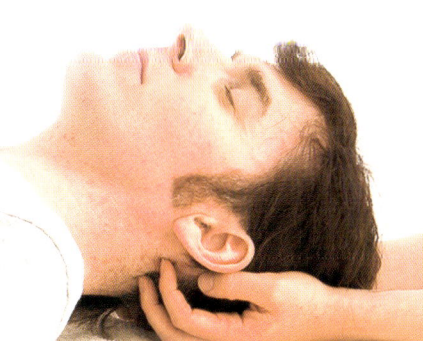

4

DAS CHI DES GEISTES BEFREIEN

AKUPRESSUR

Ein gesunder Geist braucht einen gesunden Körper. Wenn Chi sich staut, setzt es körperliche Veränderungen in Gang, die den Geist und die Stimmung beeinflussen. Zwölf Meridiane leiten das Chi unserer Gefühle in verschiedene Körperteile. Auf jedem Meridian liegen besondere Akupressurpunkte oder Tsubos; dort können sie die Energie eines Meridians ändern oder freisetzen. Manipulationen des Kopfes befreien blockiertes Chi in anderen Teilen des Körpers.

Befreien Sie das blockierte Chi durch Druck auf bestimmte Punkte. Wenn Sie das regelmäßig tun, verhindern Sie, dass das Chi stellenweise langsamer fließt und Kopfschmerzen oder andere Beschwerden auslöst. Massieren Sie

AKUPRESSURPUNKTE AM KOPF STIMULIEREN

1 Mit den Fingern an der Kuppe knapp über den Augenbrauen entlang drücken (E), dann weiter bis zu den Schläfen (G).

2 Mit den Fingern die Mulden in den Schläfen ertasten und darauf drücken (G). Dann weitermachen bis zur Außenkante des Wangenknochens (H). Chi durch die Finger in den Kopf atmen, damit die Energie sich ständig bewegt.

3 Von den Schläfen wandern die Finger zur unteren Augenhöhle (A).

4 Dann geht es zurück zur Nase. Drücken Sie dort, wo sie in den Wangenknochen übergeht, dann abwärts bis zu den Nasenlöchern (D). In die Mulden drücken, um blockiertes Chi zu befreien.

5 Von den Nasenlöchern wandern die Finger waagrecht bis unter die Augenhöhle. Dort in die Mulde drücken (B).

6 Dann einen Bogen machen, bis die Finger vor den Ohren liegen (H).

7 Die Kiefer zusammenpressen und die Mulde ertasten, an der das Kinn in den Schädel übergeht. Dort hineindrücken (F). Dann am Kiefer und am Hals entlang weitermachen (C).

8 Nun die Hände an den Hinterkopf legen – die Daumen an die Schädelbasis (I), die Finger oben an den Kopf – und die Schädelbasis bearbeiten, bis Sie die hintere Seite des Kiefers erreichen.

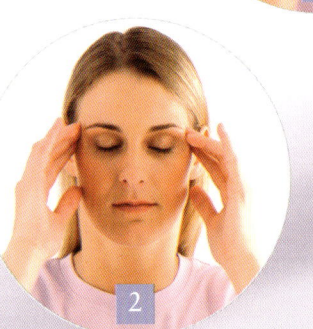

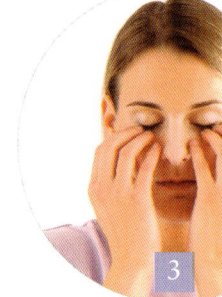

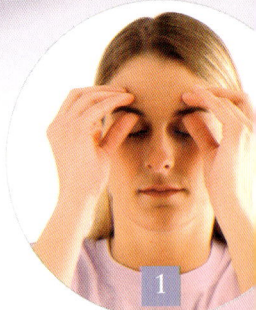

das blockierte Chi mit den Fingern. Dadurch werden Sie mit den Mulden und Spalten vertraut, die beim Suchen der Tsubos helfen. Der Geist wird dadurch leichter, freier und klarer.

Die Abbildungen zeigen Ihnen, wie Sie Ihr Chi durch die Tsubos am Kopf ändern können. Drücken Sie beim Ausatmen sechsmal auf jeden Punkt, um Chi in die betroffene Stelle zu lenken, und atmen Sie Chi in die Punkte hinein. Bearbeiten Sie die Tsubos an der rechten und linken Seite des Körpers; das heißt, drücken Sie zum Beispiel nicht nur auf einen Punkt an der linken Hand, sondern auch auf den gleichen Punkt an der rechten.

WICHTIGE
AKUPRESSURPUNKTE
A Magen 1
B Magen 3
C Magen 9
D Dickdarm 20
E Blase 2
F Gallenblase 2
G Gallenblase 3
H Dünndarm 19
I Gallenblase 20

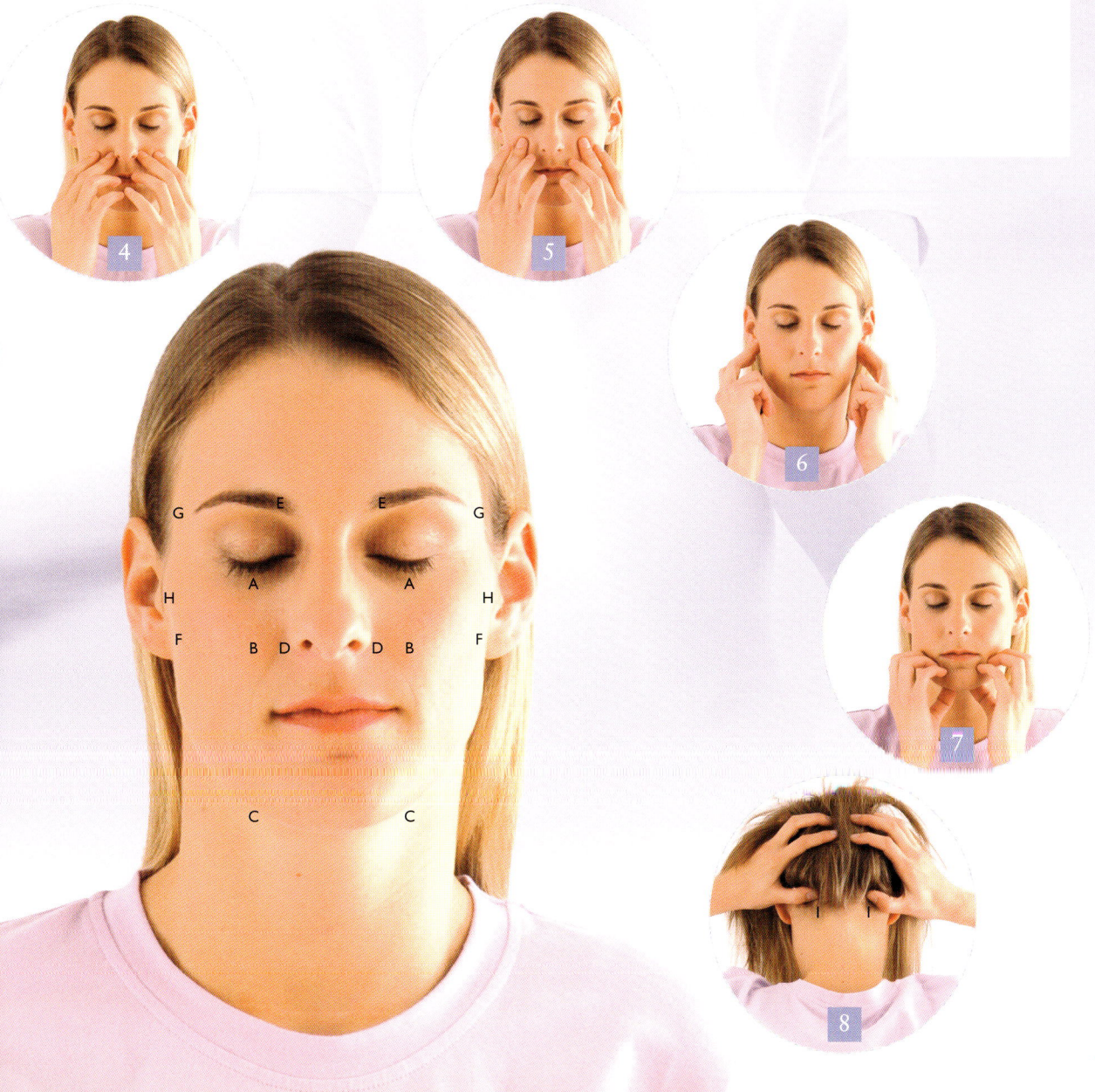

TSUBO-THERAPIE

AKUPRESSUR

Aktivieren Sie das Chi im ganzen Körper, um den Geist zu befreien. Konzentrieren Sie sich dabei auf die folgenden wichtigen Tsubos. Drücken Sie mit den Daumen oder Fingerspitzen darauf, um sie zu stimulieren.

DICKDARM 4: »Der große Ausscheider«

(Bei Kopfschmerzen und Zahnschmerzen, um negative Gedanken loszuwerden)

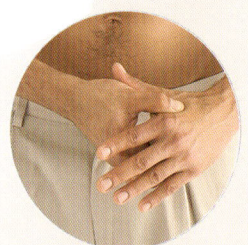

Auf den fleischigen Hügel zwischen Daumen und Zeigefinger drücken und den Knochen massieren, der vom Zeigefinger zur Mulde führt, die auf halbem Weg zwischen dem Gelenk und dem Knöchel liegt. Den Daumen auf das Fleisch daneben pressen und die anderen Finger so krümmen, dass Sie dagegen drücken können. Ein tiefer Schmerz identifiziert die Lage des Tsubos. Diesen Punkt in kleinen Kreisen reiben, um Endorphin (ein natürliches Schmerzmittel) freizusetzen. Um negative Gedanken loszuwerden, einatmen und dann auf diesen Punkt drücken.

DICKDARM 11: »Der See der Energie an der Ecke«

(Bei Kopfschmerzen und Fieber)

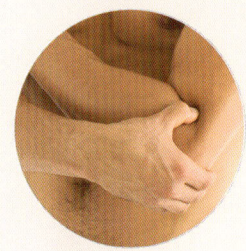

Den Ellbogen 90 Grad beugen und die letzte Falte ertasten. Um diesen Tsubo zu stimulieren, fest ins Gelenk drücken und Chi hineinatmen.

HERZREGENT 6: »Innerhalb des Tores« (Bei Panikattacken)

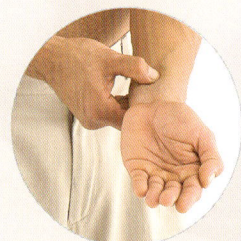

Den Daumen auf die Mitte des Handgelenks legen und drei Fingerbreiten zwischen die zwei Sehnen schieben, die am Unterarm entlang laufen. Fest drücken und den Daumen abwechselnd vom Handgelenk weg und zurück bewegen, bis zu einem Punkt, der einen scharfen Schmerz auslöst. Langsam atmen. Während des Ausatmens den Daumen auf diesen Tsubo drücken.

HERZREGENT 8: »Palast der Erschöpfung«

(Bei Stress und geistiger Erschöpfung)

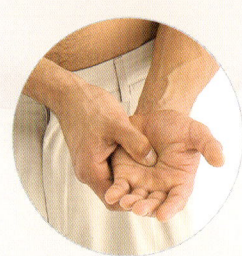

Mit dem Daumen auf die Mitte der anderen Handfläche drücken. Die anderen Finger stützen ab. Diese Stelle drücken und umkreisen, um den Punkt zu finden, der einen dumpfen Schmerz auslöst. Diesen Punkt während des Ausatmens tief eindrücken.

HERZMERIDIAN 7: »Tor des Herzens« (Bei Hysterie)

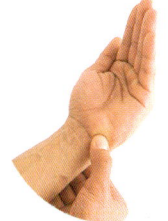

Die Hand zum Körper beugen. Mit dem Daumen an der Hauptfalte des Gelenks entlang gleiten und ihn allmählich seitwärts bis an die Seite des kleinen Fingers führen. Dort die Innenkante eines kleinen Hügels ertasten. Bei entspanntem Gelenk fest auf diesen Tsubo drücken.

DICKDARM 20: »Willkommener Duft«
(Bei verstopfter Nase und verspanntem Gesicht)

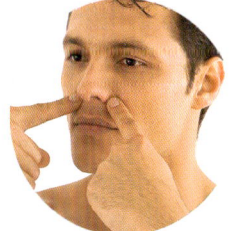

Die Zeigefinger an die Seiten der Nasenlöcher legen, auf die Wangenknochen drücken und bis zu einer Mulde gleiten. Darauf drücken. Bei verstopfter Nase die Finger am Wangen-knochen entlang zu den Ohren führen.

MAGEN 3: »Leerer Raum im Knochen« (Bei verstopften Nebenhöhlen)

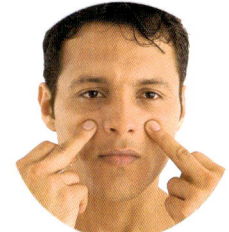

Die Mittelfinger von der Augenhöhle zur Basis der Wangenknochen gleiten lassen. Neben den Nasenlöchern befinden sich Mulden. Diese umkreisen, bis Sie die Tsubos finden, in die Sie Chi atmen.

GALLENBLASE 20: »Teich des Windes«
(Bei Schmerzen im Hinterkopf und Augenbeschwerden)

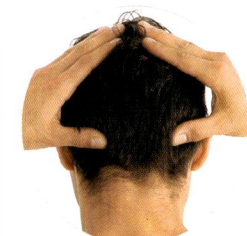

Mit den Daumen die Furche an der Schädelbasis ertasten. Die Handflächen bleiben offen, die Finger fast am obersten Punkt des Kopfes, während die Daumen an den Sehnen unter der Furche entlang nach außen gleiten. Den Kopf senken und heben. Sanft mit den Finger-spitzen auf die zwei Mulden an der Außenkante der Sehnen drücken, um die Tsubos zu stimulieren.

LEBER 3: »Großes Ausgießen«
(Bei Kopfschmerzen an den Schläfen und bei Benommenheit)

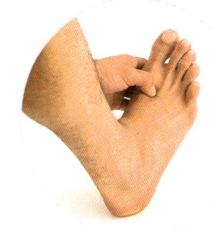

Die Mulde zwischen den Knochen ertasten, die zur großen und zur zweiten Zehe führen. Mit dem Daumen vom »Schwimmhäutchen« zwischen den Zehen rückwärts zum Rand der Mulde gleiten, die den Tsubo markiert. Diesen in kleinen Kreisen reiben und dadurch Chi verteilen.

BLASE 57: »Im Berg« (bei Schmerzen im Hinterkopf)

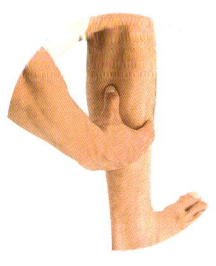

Den Daumen an der Wade nach unten bis zu einer Mulde in ihrer Mitte gleiten lassen. Dies ist der dickste Teil des Muskels, ein Drittel des Weges zum unteren Ende der Wade. Diesen Tsubo kräftig drücken, um lokales Chi zu stimulieren.

PLATZ FÜR KLARE GEDANKEN SCHAFFEN

UMWELT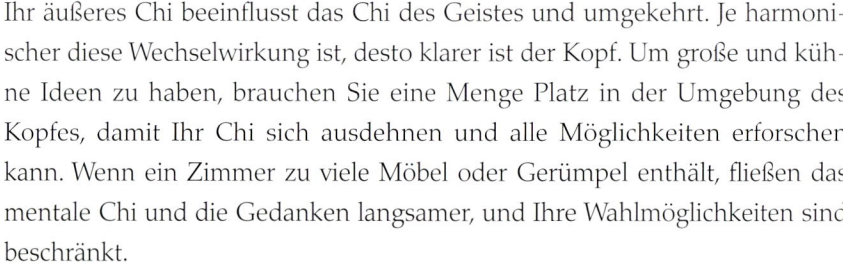

Ihr äußeres Chi beeinflusst das Chi des Geistes und umgekehrt. Je harmonischer diese Wechselwirkung ist, desto klarer ist der Kopf. Um große und kühne Ideen zu haben, brauchen Sie eine Menge Platz in der Umgebung des Kopfes, damit Ihr Chi sich ausdehnen und alle Möglichkeiten erforschen kann. Wenn ein Zimmer zu viele Möbel oder Gerümpel enthält, fließen das mentale Chi und die Gedanken langsamer, und Ihre Wahlmöglichkeiten sind beschränkt.

Sorgen Sie also für die ideale Atmosphäre, damit Sie bessere Ideen haben, kreativer werden und sich besser konzentrieren können. Gehen Sie in ein großes Zimmer ohne Gerümpel, damit Ihre Gedanken Form annehmen können. Ich bevorzuge einen Platz mit neuem, frei fließendem Chi, natürlichem Licht und sauberer, frischer Luft. Wenn das Chi stagniert, hemmt es den Denkprozess, und es fällt Ihnen schwer, klar, positiv und entschlossen zu denken. Ist das Chi in Ihrer Umgebung blockiert und alt, fehlt ihm die dynamische Energie, die Sie für gute Einfälle brauchen.

Auch an öffentlichen Orten können Sie kreativ denken. Machen Sie das Beste aus Ihrer Umgebung: Schauen Sie sich um, und suchen Sie Plätze auf, deren Atmosphäre die Kreativität fördert. Es kann eine Kirche, eine Bibliothek, ein Museum, eine Hotelhalle oder ein belebtes Café sein.

ES WERDE LICHT
Plätze mit frischer Luft und Sonnenlicht, etwa eine Veranda oder ein Wintergarten, strahlen erfrischendes Chi aus. Im Gegensatz zu Kellern und dunklen Räumen fördern solche Orte das klare, konstruktive Denken und die Konzentration, sodass wir wichtige Antworten finden.

FRÜHJAHRSPUTZ

Wie stärken Sie Ihr mentales Chi am schnellsten? Indem Sie die Energie Ihrer Wohnung auffrischen! Putzen Sie die Zimmer, räumen Sie auf, verhindern Sie einmal im Jahr mit einem Frühjahrsputz, dass sich Gerümpel und stagnierendes Chi ansammelt. Der Frühling ist die beste Zeit dafür, weil er sonnig ist und seine frische Energie nach oben strebt.

Staubige Orte verlangsamen oder blockieren das Chi. Rücken Sie alle Gegenstände von ihrem Platz weg, und reinigen Sie alle dunklen Ecken gründlich mit einem Lappen, um stagnierendes Chi aufzuwühlen. Beseitigen Sie jedes Staubkorn und jeden Schmutz. Putzen Sie an einem trockenen, sonnigen Tag, wenn die Luft erfrischend und belebend ist. Öffnen Sie sämtliche Fenster, damit frisches Chi durch die Wohnung strömt. Werfen Sie Gerümpel weg, denn es ist eine der Hauptursachen für stagnierendes Chi.

Eine unordentliche Umgebung erzeugt wirre, mutlose, uninspirierte Gedanken. Ein Frühjahrsputz säubert zugleich den Geist – düstere Gedanken werden fortgeschafft, sodass Sie Antworten finden, die Sie suchen. Wenn Sie einen Garten oder eine Terrasse besitzen, sollten Sie möglichst viele Dinge in die Sonne stellen und den Elementen aussetzen. Das gilt vor allem für weiche Gegenstände wie Vorhänge, Teppiche, Tischtücher, Bettzeug und Kissen, auf denen sich besonders leicht Staub und altes Chi ansammeln.

Nachdem Sie alle Möbel und sonstigen Dinge zum Lüften ins Freie getragen haben, reinigen Sie die Teppiche mit Schaum, denn dort sammelt sich am meisten Staub und altes Chi an. Es lohnt sich auch, die Wände mit einem Schwamm oder feuchten Tuch zu reinigen.

GERÜMPEL ENTFERNEN

Gerümpel im Zimmer hemmt den Chi-Fluss und hält das Chi lange Zeit gefangen. Dadurch wird die Luft stickig, und es fällt Ihnen schwer, nutzlose Gedanken aufzugeben. Werfen Sie alles weg, was negatives Denken begünstigt.

Sobald Sie mit dem Frühjahrsputz fertig sind, sollten Sie darüber nachdenken, welche Dinge Sie wirklich behalten müssen. Erst dann stellen Sie alles an seinen Platz zurück.

Wie werden Sie unerwünschtes Gerümpel los? Trennen Sie Dinge, die Sie wirklich brauchen, von solchen, die Ihnen nur im Weg stehen. Manche Dinge haben einen starken Gefühlswert und stellen eine wichtige Verbindung mit der Vergangenheit her, die auch Ihre Enkel interessieren könnte.

Wenn Sie unsicher sind, ob Sie einen Gegenstand wegwerfen sollen, bewahren Sie ihn in einer Kiste oder Schublade auf. Wenn Sie bald danach merken, dass Sie ihn brauchen, holen Sie ihn heraus. Alles andere behalten Sie nur, wenn es einen langfristigen Wert besitzt.

Kaufen Sie nichts aus einer Laune heraus, wenn Sie es nicht brauchen. Es ist besser, wenige Dinge zu besitzen, die Ihnen etwas bedeuten, als zwischen vielen nutzlosen Dingen zu wohnen.

REINIGUNGSRITUALE

Nachdem Sie Ihre Wohnung gesäubert und aufgeräumt haben, müssen Sie die Zimmer noch mit neuer Energie füllen. Strahlen Sie positive Gedanken aus, um die Atmosphäre zu verbessern. Konzentrieren Sie sich darauf, und meditieren Sie darüber, was Sie erreichen wollen. Stellen Sie sich beim Ausatmen vor, dass Ihre positiven Gedanken alle Oberflächen im Zimmer überziehen.

Eine Glocke oder ein Gong helfen Ihnen, Chi in die Umwelt zu projizieren. Wenn die Schallwellen die Luft kräuseln, tragen sie Chi mit sich und wirbeln es sogar in entlegenen Winkeln auf. Ist die Energie in Ihrem Zimmer schal? Dann schütteln Sie eine Handglocke in jeder Ecke und überall dort, wo sich leicht Staub ansammelt. Stellen

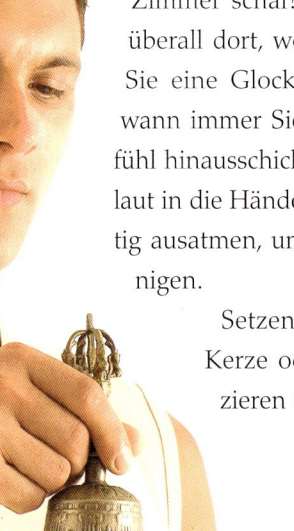

Sie eine Glocke bereit, und klingeln Sie damit, wann immer Sie einen Gedanken oder ein Gefühl hinausschicken wollen. Oder klatschen Sie laut in die Hände, während Sie rasch und kräftig ausatmen, um den Chi-Fluss zu beschleunigen.

Setzen Sie sich vor eine brennende Kerze oder knien Sie davor, und projizieren Sie alles, was Sie erreichen möchten, in die Flamme. Leiten Sie Ihr Chi bei jedem Ausatmen in die Wurzel der Flamme, damit die strahlende Energie des Feuers Ihr mentales Chi im Raum verbreitet. Die Projektion positiver Gefühle in einem Raum verbessert die Atmosphäre. Negative, unproduktive Gedanken lösen dagegen Depressionen aus. Vermeiden Sie hitzige Diskussionen in Räumen, die Ihnen wichtig sind. Wenn ein Streit im Anflug ist, gehen Sie am besten mit dem Partner ins Freie, um rasch Energie aufzunehmen, die Sie beide beruhigt.

Reinigen Sie das Chi Ihrer Wohnung ab und zu, indem Sie vor dem Schlafengehen Meersalz auf den Boden streuen. Salz absorbiert negative Energie, sodass frisches Chi einfließen kann. Morgens entfernen Sie das Salz samt der negativen Energie mit dem Staubsauger. Wiederholen Sie diese Prozedur mehrmals, bis die Atmosphäre völlig rein ist. Dann können Sie klar denken und handeln. Die Wirkung ist noch stärker, wenn Sie auch meditieren, mit einer Glocke klingeln oder in die Hände klatschen.

Wenn Sie Probleme haben und alles schief geht, können Sie Ihre Wohnung vor negativen Gefühlen schützen, indem Sie regelmäßig spazieren gehen. Nehmen Sie verschiedene Arten von Chi auf, solange Sie im Freien sind, und kehren Sie mit neuer Energie und neuem Mut nach Hause zurück.

DEN ARBEITSPLATZ REINIGEN

Wenn Sie zu Hause arbeiten, ist es sehr wichtig, Ihren Arbeitsplatz gut zu nutzen und kreativ und konstruktiv zu denken. Stellen oder legen Sie alles, was Sie für die Arbeit brauchen, so zurecht, dass es sichtbar und in Reichweite ist. Bewahren Sie Dinge, die Sie nur gelegentlich brauchen, in gut beschrifteten Kisten oder Schachteln auf, die sich abends bequem verstauen lassen.

Wichtige Gegenstände müssen ständig verfügbar, Lagerräume, Regale usw. leicht zu reinigen sein. Bevor Sie Regale oder Schränke kaufen oder bauen, sollten Sie erst aufschreiben, was Sie für die einzelnen Objekte brauchen. Wie oft werden sie benutzt, und wie viel Platz haben Sie in Ihren Räumen?

DEN GEIST WEITEN

MEDITATION/ VISUALITSATION

Konzentration ist die Fähigkeit, an ein Thema zu denken, ohne abzuschweifen, ohne sich zu langweilen und ohne in Tagträume zu fliehen. Dafür brauchen wir Chi, das uns im Augenblick und in der Gegenwart verankert.

Stimmen Sie sich auf das Chi Ihrer Umgebung ein, damit Sie sich mit der Welt eng verbunden fühlen. Wenn Sie sich angewöhnen, »im Heute zu leben«, können Sie sich besser konzentrieren und lassen sich nicht von Gedanken an die Zukunft oder Vergangenheit ablenken. Um im Hier und Jetzt zu leben, müssen Sie die einfachsten Dinge außergewöhnlich finden. Üben Sie sich darin, die kleinen Details des Lebens ebenso zu beobachten wie seine sonderbaren Seiten. Nehmen Sie sich Zeit, um wirklich zu schauen, zu beobachten und zu untersuchen, was immer wieder Ihre Aufmerksamkeit fesselt. Vielen Menschen fällt die Konzentration leichter, wenn sie mit anderen wetteifern oder wenn eine Tätigkeit sie herausfordert. Ruhig, beherrscht und dennoch konzentriert zu sein, ist schwieriger.

Neben dem Tai-Chi-Gehen (Seiten 36–37) gibt es weitere Möglichkeiten, sich intensiv zu konzentrieren. Zuerst sollten Sie sich enger mit dem Augenblick verbinden, indem Sie Fragen zu Ihrem Problem stellen. Nutzen Sie dann alle fünf Sinne, um das Thema oder Objekt, soweit möglich, zu sehen, zu fühlen, zu riechen, zu hören und zu schmecken.

PRAKTISCHE MEDITATIONSTIPPS

Sitzen, knien oder stehen Sie bequem und mit geradem Rücken, damit alle Chakras unter dem Kronenchakra eine vertikale Linie bilden. In dieser Haltung ist es leichter, alle sieben Energiezentren mit neuem Chi zu füllen. Tragen Sie lockere Baumwollkleider, oder meditieren Sie nackt, damit der Körper in unmittelbaren Kontakt mit dem Chi der Umgebung kommt.

Legen Sie die Hände auf die Beine. Egal, wie Sie sitzen, die Handflächen sollten immer offen sein und nach oben zeigen, weil diese Haltung den Chi-Fluss fördert. Der Rücken ist gerade und dennoch entspannt.

Konzentrieren Sie sich nun auf die Atmung, und versinken Sie allmählich in tiefe Meditation. Das ist eine sanfte, aber wirksame Methode, den Geist zu schulen, damit er stark, klar und einsichtig wird. Entspannen Sie sich immer mehr, bis Sie den Atem kaum noch spüren.

FOKUSSIEREN

Beruhigen Sie einen erregten Geist, indem Sie den Blick fest auf ein Objekt richten, zum Beispiel auf eine Kerze. Mit der Zeit hilft Ihnen diese einfache Übung, unerwünschte Gedanken zum Stillstand zu bringen.

KERZENMEDITATION

Diese tiefe Meditation hilft Ihnen, sich auf ein Objekt zu konzentrieren, etwa auf eine Kerze. Die Kerzenmeditation ist ein guter Anfang, wenn Sie sich auf längere Meditationen vorbereiten wollen. Üben Sie in einem Raum, in dem die Augen nicht von Bewegungen abgelenkt werden. Nur die Flamme soll flackern. Zünden Sie den Docht an, und stellen Sie die Kerze in Augenhöhe. Schauen Sie dabei nach Norden, wenn Sie beruhigendes Chi aufnehmen oder nach der Meditation sanft einschlafen wollen.

Atmen Sie langsam und tief. Spüren Sie, wie die Luft durch die Nase, die Kehle und die Lungen in den Körper strömt und ihn verlässt. Die einfließende Luft ist kühl, die ausströmende ist warm.

Blicken Sie auf die Kerze, und betrachten Sie die flackernde Flamme. Achten Sie auf ihre Form, ihre Ränder und ihre Bewegungen sowie auf die Farbwechsel von der Wurzel bis zum Kern und zur äußeren Schicht. Sinken Sie tiefer in die Meditation, aber bleiben Sie an der Kerze interessiert und konzentrieren Sie sich nur auf sie.

Sobald die Konzentration nachlässt, atmen Sie aus und wenden den Blick von der Kerze ab. Lassen Sie dann beim Einatmen wieder Gedanken in den Geist strömen. Stellen Sie sich Fragen über Probleme, die Sie haben. Entspannen Sie sich, meditieren Sie wieder mit der Flamme, und beobachten Sie, ob Ihnen eine Antwort einfällt. Achten Sie auf alle Gedanken, die Ihnen an diesem Punkt kommen. Wenn Sie bereit sind, verlassen Sie den meditativen Zustand.

Wählen Sie ein Objekt im Raum aus, das Sie leicht fixieren können und das Ihre Aufmerksamkeit fesselt. Betrachten Sie es. Sobald Ihre Konzentration zunimmt, blinzeln Sie seltener.

Anfangs dauert eine Sitzung vielleicht nur einige Sekunden, doch wenn Sie den Geist durch die Meditation geschult haben, halten Sie mehrere Minuten ohne Pause durch.

DIE AURA SEHEN UND DEUTEN

Was für die Kerzenmeditation gilt, das gilt auch für die Fähigkeit, Ihre eigene Aura oder die Aura anderer Menschen zu sehen. Machen Sie die folgende Übung mit einem Partner, der vor einem weißen Hintergrund steht.

Entspannen Sie sich zuerst mit der Kerzenmeditation (Seite 77). Schauen Sie dann Ihren Partner an. Verlagern Sie den Blick zum Rand seines Schädels, und fixieren Sie den Punkt, an dem der Schädelrand auf den weißen Hintergrund trifft, bis Sie ihn nur noch verschwommen sehen.

Folgen Sie mit dem Blick dem Schädelrand, der das Kronenchakra umgibt. Konzentrieren Sie sich dann auf einen Punkt in der Mitte zwischen dem Kopf des Partners und dem weißen Hintergrund. Entspannen Sie sich und konzentrieren Sie sich erneut auf den Rand des Kopfes. Irgendwann sollte es Ihnen gelingen, einen feinen Schleier zu sehen, der den Kopf umgibt.

Wenn Sie diese Übung mehrere Male wiederholen oder wenn Sie sehr geschickt sind, sehen Sie bald auch die Formen und Farben in der Aura des Partners und können mit ihrer Hilfe seinen Energiepegel einschätzen. Ein goldgelber Farbton deutet zum Beispiel auf Gesundheit hin. Orange oder Rot zeigen, dass das innere Chi zu aktiv ist, und Blau oder Grün lassen auf träges Chi im Körper schließen.

Achten Sie darauf, ob das Chi Ihres Partners gleichmäßig verteilt ist oder sich an einigen Stellen weiter ausdehnt. Dort, wo die Aura am Kopf am weitesten ausstrahlt, ist das Chi stark. Der Grund kann Überaktivität, ein kürzlich erfolgter Energieausbruch oder unfreiwilliger Energieverlust sein.

Schmutzige oder blasse Farben und schwache Ausstrahlung sind ein Zeichen für Inaktivität. Entweder hält Ihr Partner seine Energie zurück, oder das Chi ist schwach. Das kommt oft vor, wenn ein Mensch deprimiert oder mutlos ist.

Sie müssen das Aurasehen lange üben, bevor Sie beurteilen können, was typisch ist und was eine Störung sein könnte. Die Farbe der Aura am Kopf ändert sich rasch; darum muss man sie vor einem endgültigen Urteil mehrere Male beobachten.

DEN GEIST REINIGEN

Diese Übung reinigt den Geist mit einem Schwall frischer Energie. Zuerst konzentriert sich das Chi in der Mitte des Kopfes, dann strahlt es nach außen. Die freigesetzte Energie nimmt unterwegs noch mehr Chi auf und wird schließlich kraftvoll durch die Haut entfernt.

Konzentrieren Sie sich auf das Solarplexuschakra. Sehen Sie das Chakra als mentales Bild, und halten Sie das Bild einige Sekunden fest. Visualisieren Sie dann eine brennende Kerze, deren Flamme Licht und Wärme verbreitet.

Sehen Sie dieses Licht vor dem geistigen Auge, und spüren Sie seine Wärme. Jede Zelle Ihres Körpers färbt sich in diesem Licht golden. Nehmen Sie sich Zeit für diesen Schritt, und bleiben Sie konzentriert.

Sobald das Licht die Kopfhaut erreicht hat, visualisieren Sie Lichtblitze, die aus dem Kopf in die Außenwelt zucken. Wiederholen Sie diesen Schritt, bis Sie alles stagnierende Chi losgeworden sind. Nehmen Sie sich Zeit, denn Sie können unruhig werden, wenn Ihre Energie zu stark aufgeladen wird.

DAS CHI IM KOPF BERUHIGEN

Die folgende Übung beruhigt das mentale Chi, weil sie das Kehlchakra öffnet, sodass das Chi aus dem Kopf in die unteren Chakras fließen kann. Stellen Sie sich vor, dass Sie die Hände auf den Kopf legen. Spüren Sie ihren sanften Druck. Visualisieren Sie, wie die Hände durch den Schädel in den Kopf eindringen und die Finger das Gehirn streicheln. Neigen Sie den Kopf leicht nach hinten, bleiben Sie entspannt, und öffnen Sie Mund und Kehle. Atmen Sie durch den Mund ein, und spüren Sie, wie die Luft durchs Kehlchakra strömt. Das Chi fließt langsam durch den Hals nach unten in den Brustkorb und in den Bauch. Es ist warmes Licht. Wiederholen Sie diesen Schritt mehrmals, bis die gewünschte Ruhe sich einstellt. Diese Übung fördert die Entspannung, den Schlaf und die Zufriedenheit.

FENG SHUI

Feng Shui teilt die Energie nach den vier Himmelsrichtungen ein: Norden, Süden, Osten und Westen. Die Richtungen dazwischen – Nordosten, Nordwesten, Südosten, Südwesten – kommen hinzu. Jede Art Chi ist zudem mit der Tages- und Jahreszeit verbunden. Das System wird verständlich, wenn wir den Stand der Sonne betrachten. Sie geht im Osten auf und bringt Chi, das nach oben fließt; sie geht im Westen unter und strahlt dann mehr gebündeltes Chi aus. Überlegen Sie also, welche Art Chi Sie derzeit brauchen. Jedes Mal, wenn Sie sich einer Himmels-

richtung zuwenden, stehen Sie unter dem Einfluss ihrer Energie, und wenn Sie diesem Chi lange genug ausgesetzt sind, nehmen Sie auch seine Eigenschaften auf.

Das Kronenchakra zeigt nach oben, und von dort absorbieren Sie das Chi am besten. Daher können Sie Ihrem Chi im Schlaf auf natürliche Weise eine neue Richtung geben. Die zweitbeste Methode besteht darin, sich im Sitzen einer bestimmten Richtung zuzuwenden. Allerdings können Sie in verschiedenen Lebensphasen von unterschiedlichen Energiearten profitieren.

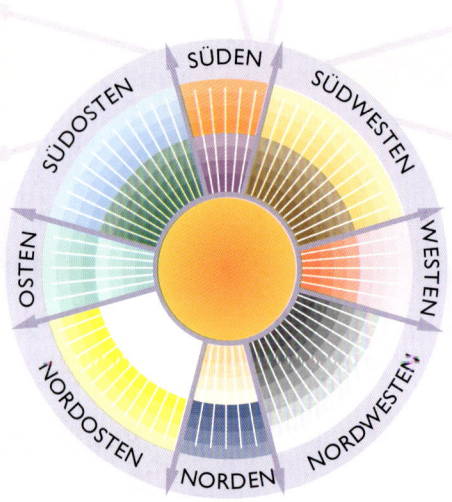

Typisch für den orientalischen Stil wird Norden an der Unterseite des Rades angezeigt. Dennoch ist dieser Norden identisch mit dem Norden bei einem Kompass oder einer Landkarte.

SÜDOSTEN

Zeit: Mitte des Morgens, wenn die Sonne am Himmel aufsteigt.

Jahreszeit: Spätfrühling und Übergang zum Sommer

Nutzen: Fördert Fantasie, Kreativität, Aufgeschlossenheit, Sensitivität und Harmonie im Umgang mit anderen.

Risiken bei Übermaß: Ungeduld, Reizbarkeit

OSTEN

Zeit: Früher Morgen bei Sonnenaufgang

Jahreszeit: Frühling.

Nutzen: Ermutigt Sie, Neues zu beginnen. Fördert Wachheit, Sinn für Details, Analyse, Präzision.

Risiken bei Übermaß: Kann Wut und Enttäuschung verstärken.

NORDOSTEN

Zeit: Frühe Morgendämmerung

Jahreszeit: Spätwinter und Übergang in den Vorfrühling

Nutzen: Fördert Motivation, Antrieb und Kontaktfreude, die Sie brauchen, um Chancen zu nutzen, zu siegen, im Wettbewerb mitzuhalten und risikofreudig zu sein.

Risiken bei Übermaß: Macht womöglich gierig, sodass Sie andere manipulieren.

SÜDEN

Zeit: Mittag, wenn die Sonne ihren höchsten Punkt erreicht.

Jahreszeit: Sommermitte

Nutzen: Steigert Leidenschaft, Aufregung, Extravaganz, Stolz, Großzügigkeit.

Risiken bei Übermaß: Kann Egoismus, Stress und Hysterie begünstigen.

SÜDWESTEN

Zeit: Spätnachmittag, wenn die Sonne sinkt.

Jahreszeit: Spätsommer und Übergang zum Frühherbst

Nutzen: Fördert innere Stabilität und Sicherheit. Macht fürsorglicher, geduldiger, mitfühlender.

Risiken bei Übermaß: Kann abhängig und eifersüchtig machen.

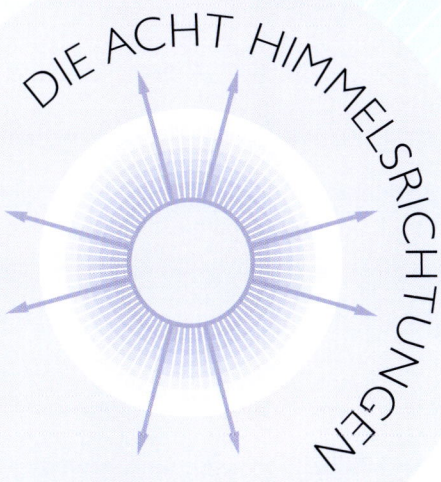

DIE ACHT HIMMELSRICHTUNGEN

WESTEN

Zeit: Früher Abend bei Sonnenuntergang

Jahreszeit: Herbst

Nutzen: Fördert Verspieltheit, Romantik, Zufriedenheit; hilft, die Finanzen in den Griff zu bekommen und Projekte zu vollenden.

Risiken bei Übermaß: Kann pessimistisch und depressiv machen.

NORDEN

Zeit: Dunkelste Nacht

Jahreszeit: Wintermitte

Nutzen: Steigert Sexualtrieb, Spiritualität, Unabhängigkeit. Verbessert die Chancen für eine Empfängnis. Fördert Gesundheit, Selbstheilung, Vitalität.

Risiken bei Übermaß: Kann hochmütig und daher einsam machen.

NORDWESTEN

Zeit: Später Abend in der Dämmerung.

Jahreszeit: Spätherbst und Übergang zum Winter

Nutzen: Fördert Autorität mit Würde und Verantwortung.

Risiken bei Übermaß: Kann arrogant machen.

IN DER »RICHTIGEN« HIMMELSRICHTUNG SCHLAFEN

Prüfen Sie mit einem Kompass, in welche Richtung Ihr Kopf zeigt, wenn Sie schlafen. Lesen Sie dann auf dieser Seite nach, welche Himmelsrichtung für Sie optimal ist.

NORDEN (345°–15°)

Wenn der Kopf nach Norden zeigt, schlafen Sie besser. Sie empfinden Frieden und sind der spirituellen Ebene näher. Sie fühlen Intimität, Zuneigung und Sexualität intensiver. Aber die Energie ist meist zu ruhig für einen jungen, aktiven Menschen.

SÜDEN (165°–195°)

Wenn Sie Schlafstörungen haben, leicht gestresst oder zu emotional sind, oder wenn Sie Beziehungs-probleme haben, sollten Sie nicht mit dem Kopf in Richtung Süden schlafen. Der Süden ist ideal, wenn Sie Single sind, sich nach Leidenschaft sehnen und beachtet werden wollen. Das Chi ist mittags und in der Sommermitte am aktivsten; dann ist die Sonne hoch, stark und heiß.

OSTEN (75°–105°)

Wenn der Kopf im Schlaf nach Osten zeigt, werden Sie ehrgeiziger. Diese Energie ist aktiv und gebündelt – die Energie des Anfangs. Beim Aufwachen freuen Sie sich auf den Tag und kommen leichter aus dem Bett. Sie können Ihr Leben aufbauen und neue Projekte anpacken.

WESTEN (255°–285°)

Zeigt der Kopf beim Schlafen nach Westen, profitieren die Beziehungen und der Sex davon, denn dieses Chi macht verspielt und vital, es verbindet guten Schlaf mit Zufriedenheit. Diese romantische, entspannende Energie ist bei Sonnenuntergang und im Herbst am aktivsten.

NORDOSTEN (15°–75°)

Es ist riskant, in Richtung Nordosten zu schlafen, da dieses harsche, durch-dringende Chi den Schlaf stören, nervös machen und Albträume verursachen kann. Ideal ist diese Energie, wenn Ihnen die Richtung im Leben fehlt, denn es macht Sie ent-schlossen, konzentriert und ehrgeizig.

NORDWESTEN (285°–345°)

Mit dem Kopf in Richtung Nord-westen schlafen Sie lange und tief. Diese reife Energie kann aber einengen, wenn Sie jung und sorglos sind; sie eignet sich besser für ältere, gesetzte Menschen. Dieses Chi ist aktiv in der Abenddämmerung, im Spätherbst und im Winter, und es fördert Führungsqualitäten und Verantwortung.

SÜDOSTEN (105°–165°)

Wenn der Kopf im Schlaf nach Süd-osten zeigt, kann eine müde Beziehung aufleben. Diese Energie der aufstei-genden Sonne und des Spätfrühlings befreit blockierte Kreativität, fördert das Wachstum und hilft, langfristige Ziele zu erreichen.

SÜDWESTEN (195°–255°)

Schlafen Sie mit dem Kopf nach Süd-westen, wenn Sie harmonischer leben, Kontakte knüpfen und Ihr Leben zu Hause und am Arbeitsplatz verbessern wollen. Dieses Chi ist langsam und ruhig, aber am Nachmittag und im Spätsommer aktiver. Mit ihm können Sie anderen helfen und praktischer werden.

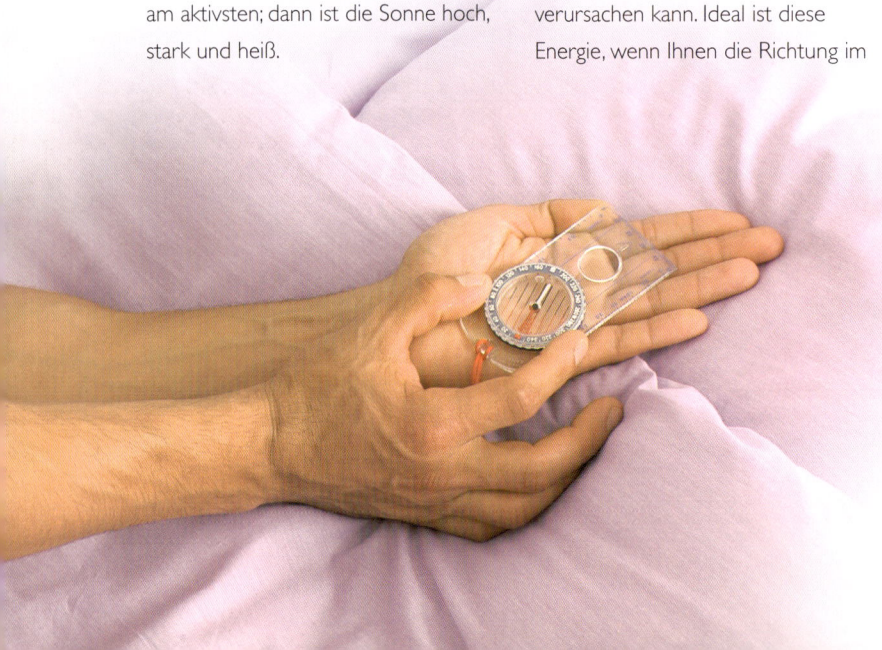

IN DER »RICHTIGEN« HIMMELSRICHTUNG SITZEN

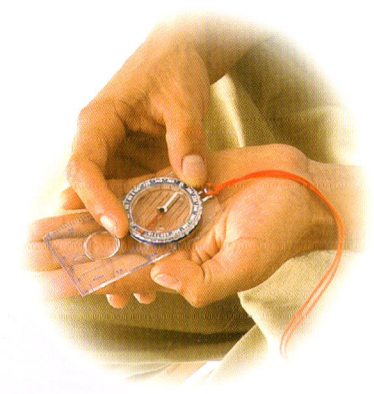

Wenn Sie sitzen, sollte der Platz vor Ihnen frei sein, damit Ihr Chi sich ausdehnen kann. Schützen Sie den Rücken mit einer Wand, einem großen Möbelstück oder einer Topfpflanze. Bestimmen Sie Ihre Blickrichtung wieder mit dem Kompass, und stellen Sie anhand der folgenden Beschreibungen fest, welches Chi Sie derzeit aufnehmen und welches für Sie nützlicher wäre.

NORDEN (345°–15°)

Schauen Sie im Sitzen nach Norden, wenn Sie sich ausruhen und entspannen wollen oder allein arbeiten möchten. Dieses Chi fördert den inneren Frieden durch Meditation und andere spirituelle Methoden. Es macht originell, unabhängig und objektiv. Das ist ideal, wenn Sie Ihren Blickwinkel ändern wollen.

SÜDEN (165°–195°)

Wenden Sie sich nach Süden, um kontaktfreudiger zu werden. Das heiße Chi des Mittags fördert den Selbstausdruck und die Extraversion; die Energie ist dynamisch und anregend, sodass Sie sich auszeichnen und Ihr Ansehen verbessern können.

OSTEN (75°–105°)

Dies ist die ideale Richtung, wenn Sie positiv denken, sich konzentrieren und zuversichtlicher sein möchten. Östliches Chi stärkt die Selbstachtung und fördert die Karriere, den Ehrgeiz und die Begeisterung.

WESTEN (255°–285°)

Blicken Sie nach Westen, um Ihre Finanzen in den Griff zu bekommen. Ein Zuviel kann verschwenderisch machen. Der Westen ist die beste Richtung bei einem Rendezvous, denn er macht romantisch. Meiden Sie dieses Chi, wenn Sie niedergeschlagen oder zurückhaltend sind. Diese Energie des Herbstes und des Sonnenuntergangs fördert die Energieaufnahme und bewirkt, dass Sie konzentriert und dennoch locker sind.

NORDOSTEN (15°–75°)

Wählen Sie diese Richtung, wenn Sie mentale Klarheit brauchen, um aufgeschobene Entscheidungen zu treffen. Dieses Chi hilft bei strategischen Spielen und macht Sie härter, sodass Sie neue Chancen ergreifen und Rivalen ausstechen.

NORDWESTEN (285°–345°)

Wenn Sie zu ernst oder zu beherrscht sind, dürfen Sie beim Sitzen nicht nach Nordosten schauen. Dieses Chi des Abends und des Jahresendes ist ideal, um Ihr bisheriges Leben unter die Lupe zu nehmen und über die Zukunft nachzudenken. Es entspannt, fördert die Intuition, sodass Sie sich gut vorbereitet und sicher fühlen, und trägt dazu bei, dass andere Sie für zuverlässig und integer halten.

SÜDOSTEN (105°–165°)

Drehen Sie den Stuhl nach Südosten, wenn Sie Tagträume mögen. Eine lebhafte Fantasie ist nützlich, um über Optionen nachzudenken, schwierige und heikle Entscheidungen zu treffen oder Herausforderungen zu bewältigen. Dieses Chi fördert die Kreativität und neue Ideen.

SÜDWESTEN (195°–255°)

Setzen Sie sich mit dem Gesicht nach Südwesten, wenn die Gedanken jagen und Sie überschüssiges, zu aktives Chi abbauen müssen. Diese erdende, Sicherheit einflößende Energie des Nachmittags ist sehr hilfreich, wenn Sie praktischer werden und komplexe Aufgaben systematisch lösen wollen.

BESSER UND NATÜRLICHER SCHLAFEN

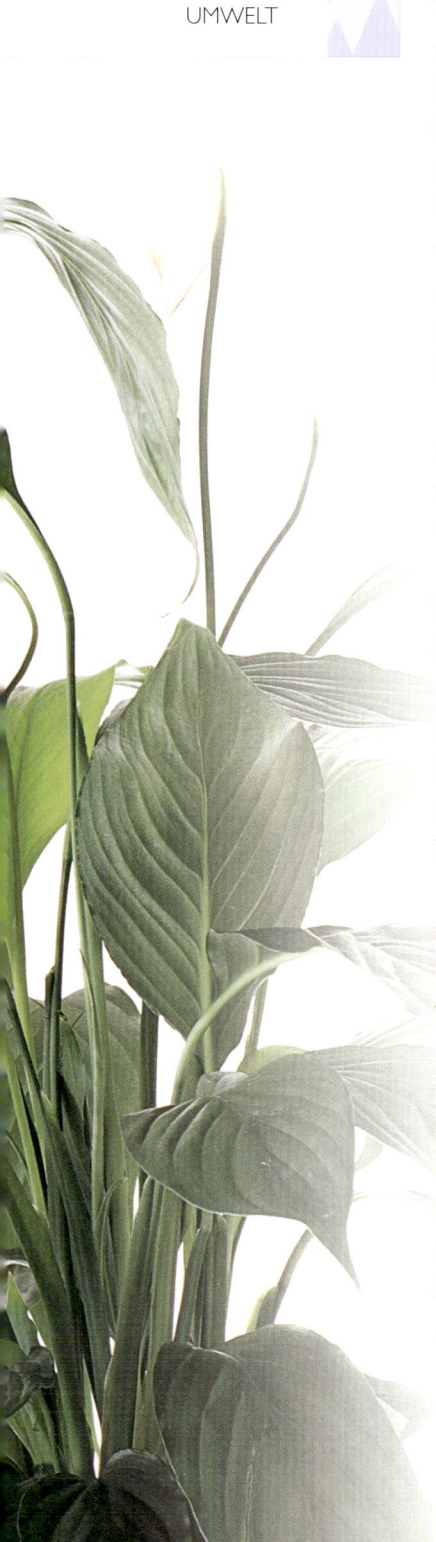

UMWELT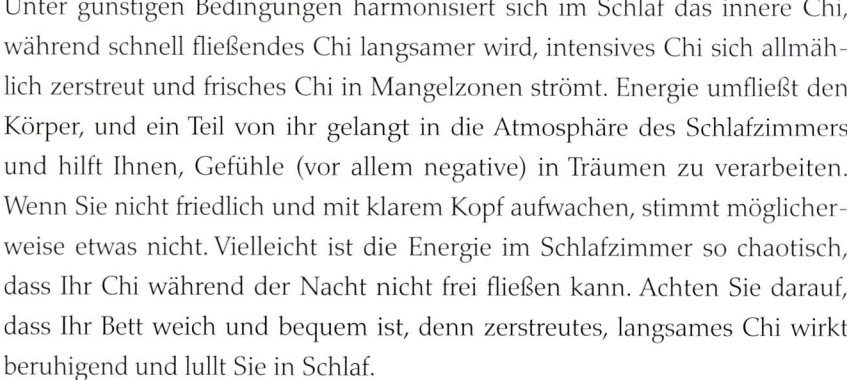

Unter günstigen Bedingungen harmonisiert sich im Schlaf das innere Chi, während schnell fließendes Chi langsamer wird, intensives Chi sich allmählich zerstreut und frisches Chi in Mangelzonen strömt. Energie umfließt den Körper, und ein Teil von ihr gelangt in die Atmosphäre des Schlafzimmers und hilft Ihnen, Gefühle (vor allem negative) in Träumen zu verarbeiten. Wenn Sie nicht friedlich und mit klarem Kopf aufwachen, stimmt möglicherweise etwas nicht. Vielleicht ist die Energie im Schlafzimmer so chaotisch, dass Ihr Chi während der Nacht nicht frei fließen kann. Achten Sie darauf, dass Ihr Bett weich und bequem ist, denn zerstreutes, langsames Chi wirkt beruhigend und lullt Sie in Schlaf.

Manche Merkmale des Zimmers tragen zu einer ungesunden Atmosphäre bei. Nachfolgend diskutiere ich einige häufige Probleme, die einen negativen Einfluss auf die Energie im Schlafzimmer haben, und zeige Ihnen, wie Feng Shui Ihnen bei der Lösung helfen kann.

NIEDRIGE UND SCHRÄGE DECKEN

Eine niedrige Decke komprimiert und konzentriert das Chi im Raum und stört den Schlaf. Am besten schlafen Sie hier in einem niedrigen Bett oder auf einer Baumwollmatratze, damit zwischen Kopf und Decke viel Platz ist. Blattpflanzen verteilen das dichte Chi dank ihrer großen Oberfläche. Tisch- und Fußbodenlampen machen die Atmosphäre noch drückender. Besser sind Wandlampen und Scheinwerfer, deren Licht die Decke reflektiert.

Eine schräge Decke lenkt Chi zu Ihnen und erzeugt einen Halo aus dichtem, langsamem Chi um den Kopf herum. Textilien bremsen diesen Vorgang. Hängen Sie einen Baldachin über das Bett, oder drapieren Sie die Wände mit weichem Stoff.

SCHARFE KANTEN

Möbel und andere Gegenstände mit scharfen, vortretenden Kanten beschleunigen Energiewirbel. Wenn eine solche Kante auf Ihr Bett zeigt, lenkt sie Chi-Spiralen zu Ihnen, die den Schlaf stören. Schließen Sie alle Schranktüren, und entschärfen Sie spitze Ecken mit Pflanzen, Stoffen, Bändern oder Perlen. Runden Sie scharfe Kanten ab, wenn Sie Ihre Wohnung renovieren oder planen.

STOFFE, FARBEN UND DIE RICHTUNG

Schaum und Plastik sind zwei Beispiele für synthetische Stoffe, die statische Elektrizität speichern und dadurch den Chi Fluss im Raum stören. Besser sind Matratzen, die mit Baumwolle, Rosshaar oder Stroh gefüllt sind. Das Bettzeug sollte ebenfalls aus natürlichem Material bestehen, zum Beispiel Seide, Baumwolle, Wolle oder Leinen.

Fördern Sie Ihren Schlaf mit sanften, beruhigenden Pastellfarben, die das Chi entschärfen. Indirektes, diffuses Licht, das von der Decke oder den Wänden reflektiert wird, sorgt ebenfalls für eine gute Atmosphäre. Um Chi nach unten zu leiten, benutzen Sie niedrige Tische, Bodenlampen oder Kerzen.

Wenn Sie gestresst sind und nicht schlafen können, drehen Sie Ihr Bett mit dem Kopfende nach Norden. Dann nehmen Sie mehr ruhiges nächtliches Winter-Chi auf, das Sie beruhigt und in den Schlaf lullt. Wenn das nicht hilft, drehen Sie das Bett nach Westen oder Nordwesten, um die lindernde Energie des Sonnenuntergangs und Abends zu absorbieren.

SPIEGEL UND SPIEGELNDE FLÄCHEN

Wahrscheinlich schlafen Sie nicht sehr gut, wenn sich Spiegel oder spiegelnde Oberflächen im Schlafzimmer befinden. Sie reflektieren das Chi im Raum und beschleunigen es, und das macht Sie nervös und hält Sie wach. Entfernen Sie den Spiegel, oder decken Sie ihn abends ab. Spiegel an der Innenseite eines Schrankes sind kein Problem.

ELEKTROMAGNETISCHE FELDER

Fernseher, Computer und CD- oder DVD-Player strahlen elektromagnetische Felder aus, die das Energiefeld im Zimmer, aber auch das Energiefeld der Erde stören. Gehen Sie mit einem Kompass um Ihr Bett herum – wenn die Nadel ausschlägt, ist das Energiefeld gestört. Halten Sie Kabel und Drähte vom Bett fern, und ziehen Sie die Stecker aller Elektrogeräte, die Sie nicht brauchen.

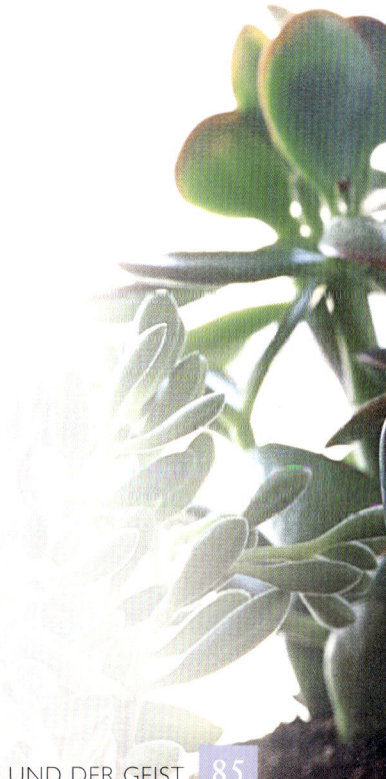

ORGANISCHE ENERGIE
Pflanzen bremsen das Chi im Zimmer, wenn man sie unter einer schrägen Decke aufstellt, die Energie kanalisiert und beschleunigt. Das Chi der Pflanzen reflektiert das negative Chi und gleicht den Energiepegel so aus, dass eine gesunde Umwelt entsteht, die Ihnen erfrischendes Chi liefert.

RITUALE VOR DEM SCHLAFENGEHEN

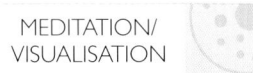

MEDITATION/
VISUALISATION

Um erholsam zu schlafen, müssen Sie überschüssiges Chi aus dem Kopf in den Körper leiten. Das beruhigt die Gedanken, sodass Sie leichter einschlafen. Wenn Sie sich am Abend emotional entspannen, schlafen Sie ebenfalls friedlicher und ohne Albträume. Machen Sie diesen Reinigungsprozess am Ende eines Tages zur Gewohnheit, um den Geist auf den nächsten Morgen vorzubereiten.

In diesem Kapitel stelle ich Ihnen einige Methoden vor, die Ihnen helfen, tief zu schlafen und den vergangenen Tag zu analysieren, ohne Gedanken, Schuldgefühle oder quälenden Zweifel mit in den Schlaf zu nehmen. Dank dieser Rituale werden Sie tagsüber leistungsfähiger sein.

DENKEN SIE ÜBER DEN TAG NACH

Stellen Sie sich ein paar einfache Aufgaben, die Sie während des Tages lösen. Dann können Sie abends leichter über den Tag nachdenken. Wenn es ungelöste Probleme gibt, betrachten Sie diese aus verschiedenen Blickwinkeln. Versuchen Sie, keine Probleme in den nächsten Morgen mitzunehmen.

Gehen Sie den ganzen Tag im Kopf noch einmal durch. Was hat Sie beunruhigt oder geärgert? Loben Sie sich für alles, was Sie gut gemacht haben. Über welche Menschen, Ereignisse oder Entscheidungen sind Sie unglücklich? Was hätten Sie anders machen sollen? Überlegen Sie, was Sie aus Fehlern lernen können. Diese geistige Übung hilft Ihnen, den Tag vor dem Einschlafen abzuschließen. Seien Sie so objektiv wie möglich.

FUSSBAD

- I EL Meersalz
- I große Schüssel oder I Eimer

Wenn Sie nachts häufig die Toilette aufsuchen müssen, sollten Sie mehr Chi durch den Blasenmeridian in die Füße leiten. Gießen Sie heißes Wasser in eine Schüssel, streuen Sie das Salz hinein, und prüfen Sie die Temperatur, bevor Sie die Füße darin 10 Minuten baden. Das Wasser sollte möglichst heiß sein. Reiben Sie die Füße beim Abtrocknen kräftig ab, und gehen Sie dann zu Bett.

GETRÄNKE
FÜR DEN ABEND

Mit dem richtigen Getränk vor dem Schlafengehen
können Sie Chi aus dem Kopf nach unten leiten. Das
entspannt, beruhigt den Geist und fördert den Schlaf.

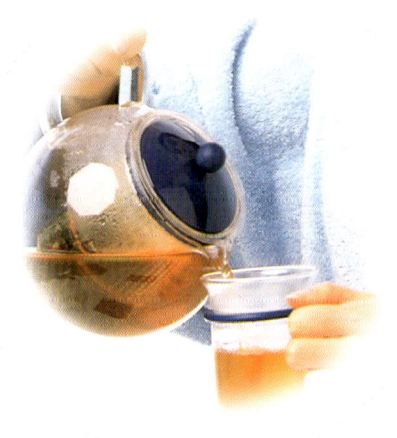

KAMILLENTEE

Trinken Sie Kamillentee, um schläfrig zu werden. Er
beruhigt die Nerven. Am besten sind Kräuter aus biolo-
gischem Anbau, aber Teebeutel sind ebenfalls geeignet.
Gießen Sie kochendes Wasser über das Kraut, und lassen
Sie es einige Minuten ziehen. Trinken Sie den abgekühlten
Tee.

HEISSER FRUCHTSAFT

Heißer Fruchtsaft, zum Beispiel Apfel- oder Birnensaft,
befreit und entspannt das Chi im Bauch, sodass das Chi
vom Kopf in den Unterleib strömen kann. Wenn die
Bauchmuskeln verspannt sind, bleibt das Chi im Kopf.
Füllen Sie eine Tasse zur Hälfte mit Fruchtsaft, und gießen
Sie Wasser bis zum Rand nach. Die Mischung gießen Sie
in einen Topf und erhitzen sie, bis sie leicht siedet. Trinken
Sie den Saft warm.

APFELKUZU

- ½ Tasse Apfelsaft
- 2 EL Kuzupulver

*Den Saft in einem kleinen Topf erhitzen. Das Pulver in
½ Tasse kaltem Wasser lösen, Wasser hinzugießen und
ständig rühren, damit sich keine Klumpen bilden. In den
Saft gießen und warm trinken. Das starke, nach unten
fließende Chi des Kuzus und das entspannende, nach
oben fließende Chi des Apfelsaftes öffnen den Bauch
und leiten Chi in den Magen.*

Denken Sie daran, dass Sie morgen alles besser machen können. Viele
Erfindungen waren erst nach einer Reihe Fehlschlägen erfolgreich – man
kann also aus Niederlagen viel lernen. Werden Sie durch Erfahrung klug, und
bemühen Sie sich, das nächste Mal richtig zu handeln. Wenn Sie aus Fehlern
lernen, bereiten Sie sich optimal auf künftige Herausforderungen vor.

Machen Sie unbedingt die Übungen auf den Seiten 55–56 (»Der erste
Gedanke des Tages«). Überprüfen Sie jeden Abend, ob es Ihnen gelungen ist,
sich so zu fühlen, wie Sie es sich morgens vorgenommen haben. Wenn nicht,
analysieren Sie, was Sie ändern müssen, um Ihr Ziel zu erreichen. Dieses
einfache tägliche Ritual stärkt Sie von innen her, denn es programmiert Ihr
Unterbewusstsein.

MEDITATION VOR DEM SCHLAFENGEHEN

Eine gute, feste Matratze ist die Grundlage eines guten Schlafes. Wenn die Matratze zu weich ist oder durchhängt, kann sie den Körper nicht ausreichend stützen. Eine Baumwollmatratze auf einem Brett besteht aus natürlichem Material und ist fest genug.

Nehmen Sie eine günstige Schlafposition ein. Vielleicht brauchen Sie Kissen oder zusammengerollte Handtücher, um das Kreuz, den Nacken oder die Knie abzustützen. Ein zusammengerolltes Handtuch ist eine große Hilfe, denn man kann es locker wickeln, damit es weich ist, oder straff zusammenrollen, damit es fester wird. Legen Sie ein Handtuch unter den Nacken, und probieren Sie aus, wie dick es sein muss, damit der Kopf bequem liegt und der Hals gerade und gestreckt bleibt. Schieben Sie ein kleines Kissen unters Kreuz, und achten Sie darauf, dass der Hals und die untere Wirbelsäule eine Linie bilden. Kissen unter den Knien stellen die Hüfte leicht schräg.

DAS CHI VOR DEM SCHLAFENGEHEN STABILISIEREN

1 Sie liegen rücklings auf dem Boden, ziehen die Füße an und beugen die Knie. Arme, Hals und Schultern sind entspannt. Nun den Po beim Einatmen leicht anheben und beim Ausatmen sanft senken.

2 Den Po anfangs nur ganz wenig anheben und die Höhe allmählich steigern. Diese Übung vor dem Schlafengehen meh-rere Male wiederholen. Wenn Sie wollen, können Sie danach meditieren.

■ **SIMONS TIPP**

Diese Übung löst stagnierendes Chi im Lendenwirbelbereich und bewirkt, dass gestautes Chi sich verteilt und vom Kopf durch die Wirbelsäule nach unten fließt.

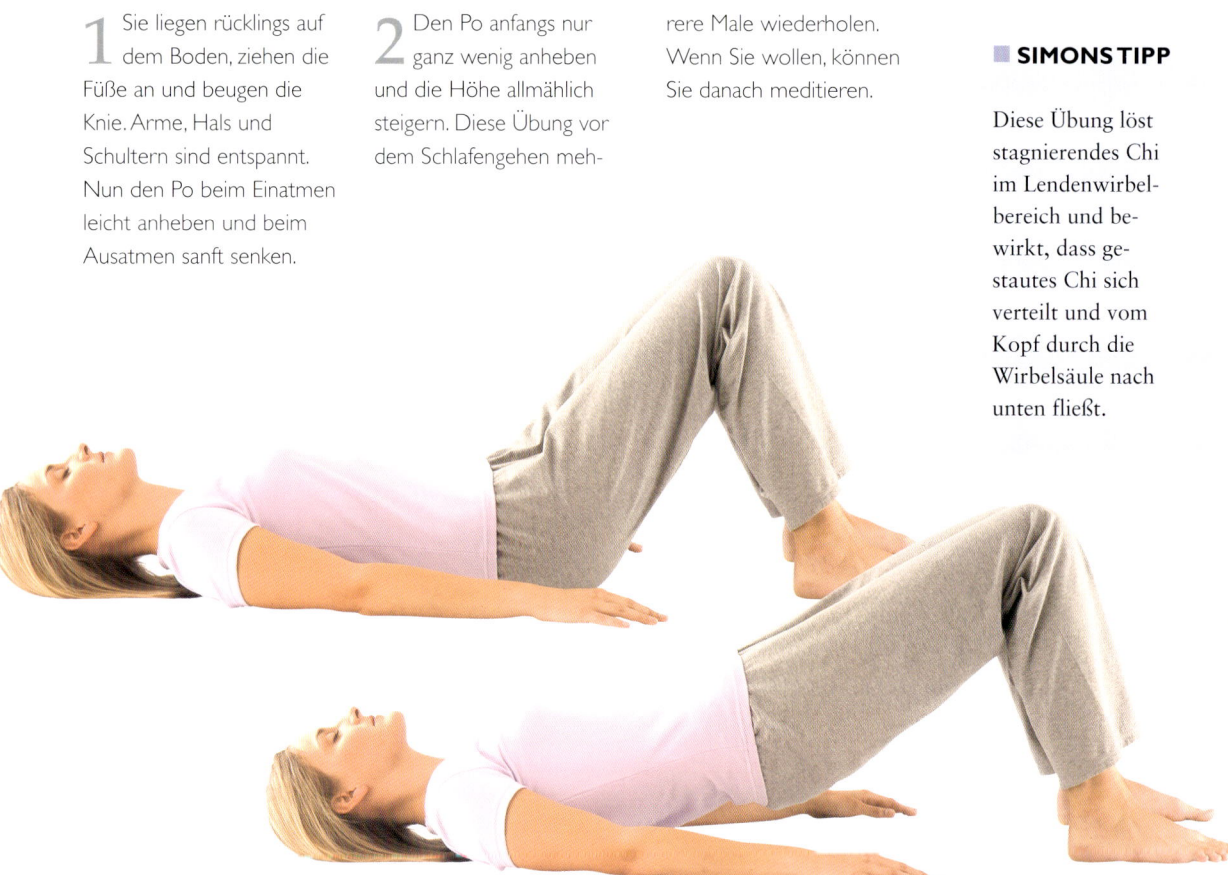

Sobald Sie völlig entspannt sind, atmen Sie langsam durch den Bauch ein. Konzentrieren Sie sich auf die Atmung, damit der Geist sich beruhigt. Schließen Sie dann die Augen, und konzentrieren Sie sich auf das Kronenchakra. Spüren Sie die Kopfhaut. Stellen Sie sich bei jedem Ausatmen vor, dass das Chi von dort wegfließt. Drehen Sie die Augäpfel, sodass sie nach unten blicken. Entspannen Sie den Kiefer, ohne den Mund zu öffnen. Strecken Sie den Hals, und visualisieren Sie, wie alles Chi aus den Gelenken ins Schlafzimmer strömt. Heben Sie ein wenig die Schultern, und lassen Sie sie aufs Bett fallen. Sehen Sie das Chi wie Staub beim Teppichklopfen fortwehen. Wiederholen Sie das Ganze mehrere Male, bis Sie völlig locker sind. Strecken Sie die Arme leicht, und lassen Sie das mentale Chi in die Hände fließen. Öffnen und schließen Sie die Hände, als wollten Sie Chi aus den Fingerspitzen ins Zimmer schütteln. Wiederholen Sie das mehrmals, um das alte Chi des Tages loszuwerden. Heben und senken Sie die Schultern und die Hüften so, dass eine Welle an der Wirbelsäule hinabfließt. Stellen Sie sich vor, Sie seien eine Schlange. Wenn die Muskeln übereinander gleiten, sickert Chi heraus und fällt durch die Matratze auf den Boden. Drehen Sie das Kreuzbein, indem Sie die Hüften nach oben und unten ziehen und überflüssiges Chi aus den Gelenken fließen lassen. Strecken Sie die Beine, und visualisieren Sie dabei, wie das Chi in die Füße strömt. Wackeln Sie mit den Zehen, und drehen Sie die Knöchel, damit das Chi aus den Füßen nach außen fließt. Verlangsamen Sie Ihre Bewegungen, bis Sie völlig entspannt sind.

VISUALISATION VOR DEM SCHLAFENGEHEN

Legen Sie sich hin, und sehen Sie vor dem geistigen Auge eine tiefrote Sonne. Rosa Wolken treiben an ihr vorbei. Allmählich wird die Sonnenscheibe kleiner und versinkt hinter dem Horizont. Konzentrieren Sie sich auf das schrumpfende rote Glühen. Spüren Sie, wie alles überflüssige Chi in die Sonne fließt. Auch Enttäuschungen und unerfreuliche Erlebnisse werden fortgetragen.

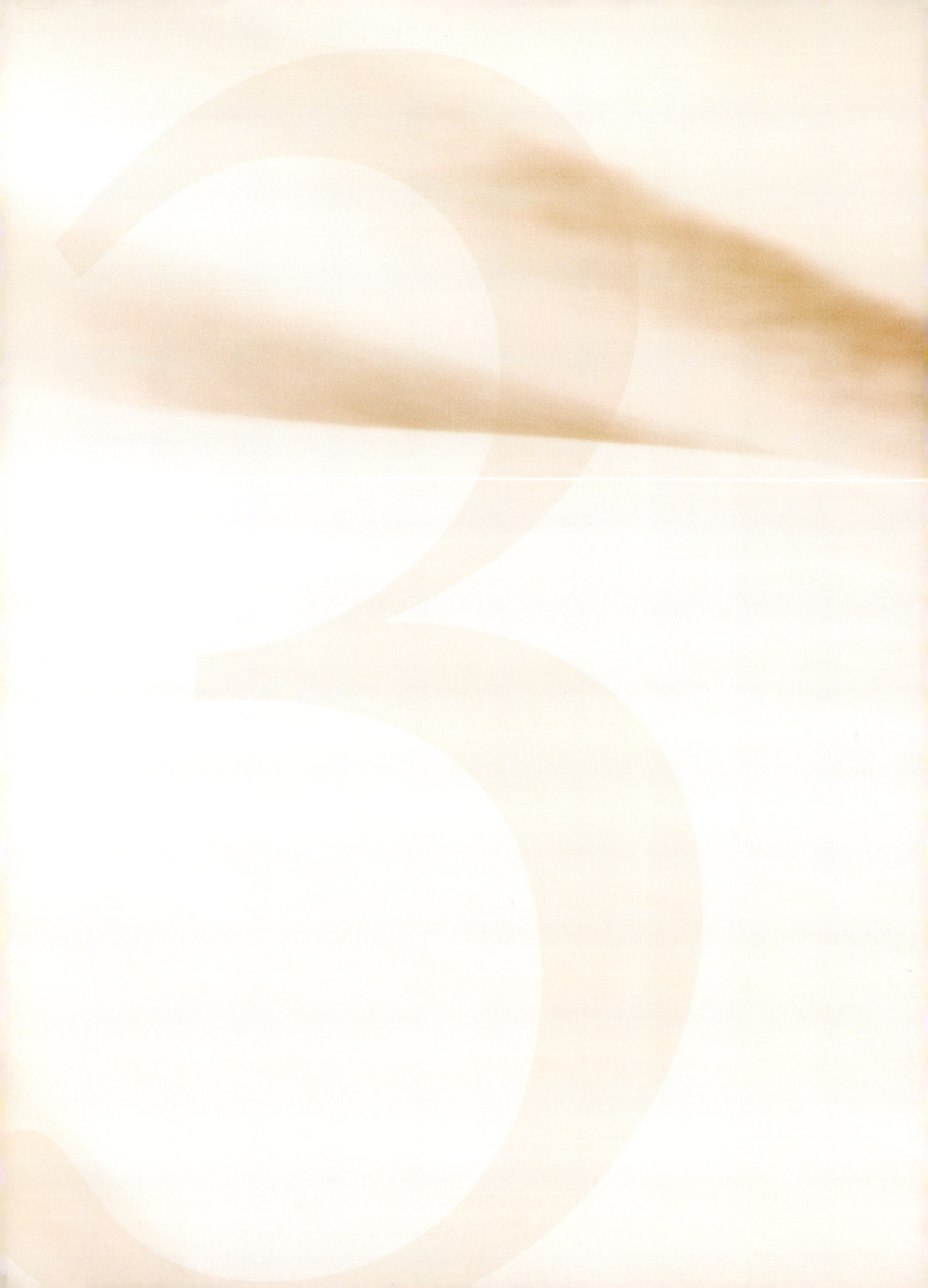

Chi-ENERGIE
UND DER KÖRPER

Positive geistige Bilder sind eine wirksame Methode, um nützliches Chi in Körperteile zu leiten, die zu Verspannungen neigen, zum Beispiel Kopf, Hals, Herz, Magen und Wirbelsäule. Moxibustion und Abreibungen befreien stagnierendes Chi; Tai-Chi und Qigong halten den Chi-Fluss in Gang. Auch Ihre Kleider und die Farben, von denen Sie umgeben sind, beeinflussen das innere und äußere Chi. Außerdem gibt es viele Rezepte, die das Chi stärken und für einen schönen, gesunden Körper sorgen.

MIT GEDANKENKRAFT CHI DURCH DEN KÖRPER LEITEN

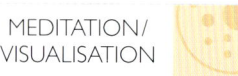

MEDITATION/
VISUALISATION

Wenn Sie positive mentale Bilder projizieren können, sind Sie auch imstande, den Zellen Ihres Körpers hilfreiches Chi zu schicken. Setzen Sie sich an einem ruhigen Platz bequem hin, und spüren Sie die gute, natürliche Energie der Umgebung, die Sie aufnehmen werden. Pflanzen, Erde, frische Luft und viel Sonnenlicht helfen Ihnen dabei. Setzen Sie sich also bei schönem Wetter ins Freie. Die folgenden Übungen sind nur Beispiele für den Anfang. Sobald Sie mehr Erfahrung haben, können Sie Ihre eigenen Übungen zusammenstellen, um Ihr inneres Chi zu regulieren und anzuregen.

VORBEREITUNG AUF DIE REISE IN DEN KÖRPER

Legen Sie sich bequem auf den Rücken. Schieben Sie, wenn nötig, Kissen oder zusammengerollte Handtücher unter den Hals, das Kreuz und die Knie. Atmen Sie langsam und tief in den Bauch. Legen Sie eine Hand auf den Nabel, um zu spüren, wie der Bauch sich im Rhythmus der Atmung hebt und senkt. Stellen Sie sich vor, dass Sie Energie absorbieren und im Bauch speichern.

Machen Sie sich nun mit Ihrem Körper vertraut. Stellen Sie sich Fragen über einzelne Körperteile, zum Beispiel wie sie aussehen und sich anfühlen. Sind diese Stellen locker, verspannt, energiegeladen, müde, heiß, kalt, hart, weich, schwer oder leicht? Besuchen Sie im Geist verschiedene Körperteile, und vertiefen Sie sich der Reihe nach in jeden. Je konzentrierter Sie bei dieser Selbstentdeckung sind, desto stärkeres Chi fließt in die Zellen.

Visualisieren Sie ein Paar Hände, die in den Körper eindringen, ihn massieren und in ihm Chi bewegen können. Erzeugen Sie auch einen Vorrat an warmen, beruhigenden Farben wie Gold, Orange oder Gelb. Lassen Sie die Zellen während Ihrer mentalen Reise durch den Körper diese Farben aufsaugen.

Verbinden Sie Ihre Visualisation immer mit Lauten, die mit ihren Schwingungen Chi aufwirbeln und dem Körper dadurch eine tiefe innere Massage verabreichen.

CHI DURCH DEN KOPF LEITEN

Konzentrieren Sie sich auf das Kronenchakra. Stellen Sie sich vor, dass Sie es wie ein Ventil öffnen, sodass überschüssiges Chi abfließt, wie ein Springbrunnen Wasser speit.

Konzentrieren Sie sich auf Ihre Schädelknochen. Verteilen Sie Chi über diese und über die Stirn. Halten Sie die Augäpfel in den imaginären Händen. Drücken Sie sie sanft, und atmen Sie Chi hinein, während Sie einen hohen Summton von sich geben. Knapp unter den Augen sollten Sie jetzt eine leichte Schwingung spüren.

Verlangsamen Sie Ihre Gedanken, indem Sie in den einzelnen Kammern des Gehirns das Licht ausschalten, damit sie sich im Dunkeln ausruhen können. Lassen Sie unnötige Gedanken in die Atmosphäre treiben.

Streichen Sie nun mit den imaginären Händen durch die Nasenhöhlen. Öffnen und säubern Sie sie, sodass Sie freier atmen können. Visualisieren Sie Wind, der durch die Gänge pustet. Entspannen Sie den Kiefer, und streicheln Sie mit den imaginären Fingern die Gelenke, um blockiertes Chi zu befreien. Wenn Sie dabei einen hohen Summton von sich geben, sollten Sie spüren, wie er durch die Wangenknochen schwingt und die Nebenhöhlen frei macht.

CHI AUS DER SCHÄDELBASIS UND AUS DEM HALS LEITEN

Stellen Sie sich vor, dass Sie Ihr Gehirn massieren und überschüssiges Chi aus dem Schädel in die Atmosphäre leiten. Spüren Sie, dass der Hinterkopf leichter wird? Visualisieren Sie, dass der Hals sich wie ein Akkordeon streckt, wenn die Wirbel auseinandergezogen werden, damit das Chi abfließt. Hören Sie das Geräusch des alten, komprimierten Chi?

Stellen Sie sich die Halsmuskeln als Saiten vor, die kreischen, wenn Sie anfangen, sie zu entwirren. Spüren Sie, wie die Saiten langsam locker werden und eine immer schönere Melodie von sich geben. Öffnen Sie das Kehlchakra mit einem tiefen Summen. Verändern Sie die Tonlage, und lassen Sie die Schwingung im Hals auf und ab fließen, um blockiertes Chi zu befreien.

Stellen Sie sich vor, dass die Muskeln oben auf den Schultern allmählich schmelzen und länger werden, während sie sich entspannen und dabei einen schönen Ton erzeugen. Visualisieren Sie, dass die Sonne die Schultern mit ihrer heilenden Wärme küsst. Lassen Sie alle Sorgen und jede Verantwortung los, und gehen Sie im Augenblick auf.

Streichen Sie nun mit den imaginären Händen die Arme entlang – sie werden immer leichter, bis sie fast fortfließen könnten. Massieren Sie Chi in den Armen nach unten, drücken Sie es durch die Fingerspitzen nach außen. Achten Sie besonders auf die Ellbogen und Handgelenke, wo oft Chi festsitzt. Öffnen Sie die Gelenke, und lassen Sie das stagnierende Chi frei. Visualisieren Sie bei jedem Ausatmen eine lange Flamme aus Chi, die durch die Fingerspitzen nach außen züngelt, sodass sie langsam heißer werden.

DEN OBEREN RÜCKEN MASSIEREN

Legen Sie Ihre imaginären Hände auf einige Wirbel, und drehen Sie sie hin und her, sodass sie gegeneinander rotieren. Spüren Sie, wie die Muskeln und das weiche Gewebe neben der Wirbelsäule weicher, lockerer und flexibler werden. Visualisieren Sie, wie Sie den obersten Wirbel kräftig drehen und dadurch eine Welle bis hinunter zum Steißbein senden. Jeder Wirbel dreht sich gegen einen anderen, sodass sich eine Lücke bildet, durch die altes, komprimiertes Chi abfließen kann. Massieren Sie die Wirbelsäule, und sagen Sie dabei sehr tief »aaaa«, dann »oooo«, und schließen Sie mit einem tiefen »hum«. Diese Laute schwingen zuerst im unteren Rücken und steigen dann die Wirbelsäule hinauf in die Kehle.

Drehen Sie nun im Geist die Schulterblätter, und massieren Sie das weiche Gewebe darunter. Ziehen Sie die Schultern zurück, um die Brust möglichst stark zu weiten. Atmen Sie tief in die Brust hinein; füllen Sie die Lungen jedes Mal, sodass sie sich maximal weiten. Visualisieren Sie, wie die einströmende Luft Sauerstoff ans Blut abgibt. Atmen Sie negative Gefühle aus, und geben Sie dabei ein »aaaa« von sich, bis der Brustkorb vibriert. Die Luft in der Umgebung fängt die ausgestoßenen Gefühle ein.

DAS HERZ SCHWINGEN LASSEN

Konzentrieren Sie sich auf das Herz. Spüren Sie, wie es mit jedem Schlag frisches, gesundes Blut pumpt, sodass sich Energiewogen im Körper ausbreiten. Sagen Sie »oooo«, und spüren Sie, wie dieser Ton Chi durch die Haut nach außen befördert. Ändern Sie die Tonhöhe, bis Sie den Ton treffen, der die Schwingungen im Herzen bündelt. Mit diesen Tonschwingungen können Sie auch belastende Gefühle loswerden.

Atmen Sie jetzt wieder normal. Zischen Sie bei jedem Einatmen, und stellen Sie sich vor, wie das Zwerchfell die Organe im Bauch nach unten drückt und wie einen Schwamm presst, sodass altes Chi hinaus- und frisches, reines Chi hineinströmt. Dieser Ton sollte von der Rückseite der Kehle oder vom oberen Gaumen ausgehen. Spannen Sie die Bauchmuskeln an, um den Ton im oberen Magen zu spüren. Fangen Sie Wut und Eifersucht ein, und atmen Sie beides mit dem Ton aus.

ENERGIE IN DEN BAUCH LEITEN

Projizieren Sie warme, starke Energie in den Magen. Entlassen Sie jeden Druck, den Sie spüren, durch den Nabel, und lockern Sie verspannte Stellen durch Massage mit den imaginären Händen. Atmen Sie einen möglichst tiefen, im Bauch entstehenden Ton und mit ihm alle Sorgen und jede Unsicherheit aus.

Wenden Sie sich nun den Nieren zu. Wärmen Sie sie behutsam mit den imaginären Händen. Geben Sie ein Summen von sich, und streicheln Sie die Nieren zärtlich, bis sie glänzen. Dort befinden sich tief sitzende Ängste. Nutzen Sie also diese Visualisation, um sie aus dem Körper zu massieren.

BLOCKIERTES CHI UNTERHALB DER TAILLE BEFREIEN

Gleiten Sie im Geist nach unten, und lösen Sie blockiertes Chi, indem Sie Schmerzen aus den Knochen im Kreuz, in den Hüften und im Becken massieren. Wenden Sie sich nun den Oberschenkeln zu. Entspannen Sie die Muskeln dort, setzen Sie das Chi mit Ihren imaginären Händen in Bewegung, und benutzen Sie imaginäre Laute, um die Muskeln innen und außen an den Oberschenkeln zu lockern.

Konzentrieren Sie sich jetzt auf die Knie. Befreien Sie das blockierte Chi in diesen Gelenken, und spüren Sie, wie die Sehnen und Bänder elastischer werden. Stärken Sie die Kniescheiben, und visualisieren Sie, wie sie den ganzen Körper tragen.

Gehen Sie nun zu den Wadenmuskeln über. Verlängern Sie diese, damit sie elastischer werden. Massieren Sie diese Muskeln mit Ihren imaginären Händen, bis sie lockerer werden. Kneten Sie das blockierte Chi hinaus, sodass frisches Chi einfließen kann.

Wenden Sie sich dann den Füßen zu, die das Chi in der Erde verankern. Sehen Sie die Knöchel und alle Knochen, die zu den Zehen führen, vor dem geistigen Auge. Strecken Sie die Knochen, sodass das Chi freier fließt. Öffnen Sie die Gelenke, um blockiertes Chi ausströmen zu lassen. Massieren Sie die Fußsohlen mit Ihren imaginären Händen. Lange Flammen aus Chi schießen aus den Zehen, und bei jedem Ausatmen fließt das Chi in die Umwelt.

Stellen Sie sich nun vor, an einem Strand im warmen Wasser zu liegen, das über Ihren Körper hinwegspült. Spüren Sie die Wellen von Chi, die sie von Kopf bis Fuß und wieder zurück durchströmen.

Wenn Sie die Reise durch den Körper beendet haben, prüfen Sie ein paar Sekunden lang, wie Sie sich von Kopf bis Fuß fühlen. Der Körper sollte sich jetzt leichter und entspannter fühlen und mit seiner Umwelt harmonieren. Bleiben Sie noch ein bis zwei Minuten liegen, damit mehr frisches Chi einfließen kann.

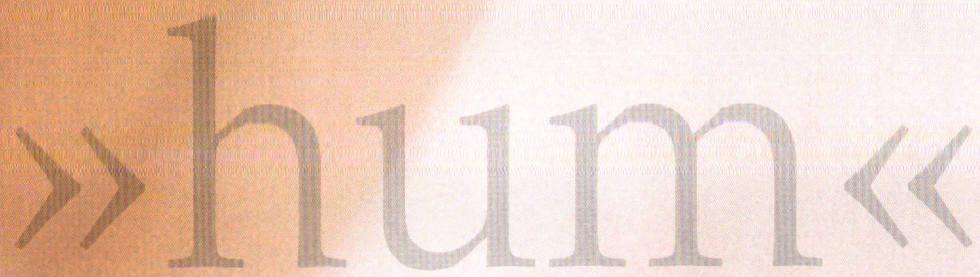

MOXIBUSTION

Die Moxibustion ist eine uralte chinesische Methode mit lokaler Heilwirkung. Sie wird oft mit Shiatsu und Akupunktur kombiniert und bewirkt durch Wärme, dass frisches Chi in bestimmte Akupunkturpunkte fließt. Traditionell wird die Wärme bei Chi-Mangel indirekt durch glimmende zigarrenähnliche Stäbchen aus Beifuß (Moxa) verabreicht. Direkte Methoden sind zum Beispiel kleine Moxapflaster, die man anzündet und abbrennen lässt, um einen Akupunkturpunkt zu wärmen. Die zusammengerollten Stäbchen hält man über einem »therapeutischen Punkt« dicht an die Haut. Diese äußere Wärmequelle befreit das Chi an dieser Stelle. Die Pflaster sind leicht anzuwenden (siehe Bild Seite 97).

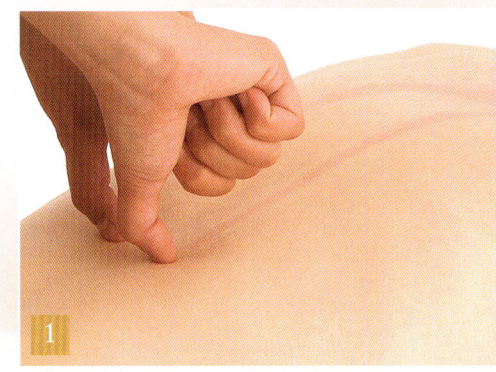
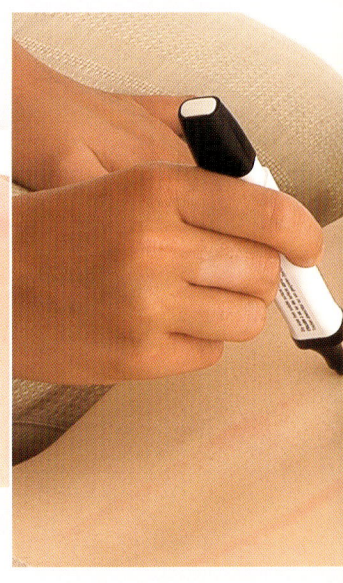

Beobachten Sie nach jeder Anwendung, ob Ihr körperliches oder seelisches Befinden sich ändert. Moxibustion lindert Rückenschmerzen, Müdigkeit, Unsicherheit und Angst und steigert die Vitalität.

Sie können die Moxibustion bei Ihrem Partner anwenden, aber zuerst müssen Sie die Stellen mit dem größten Chi-Defizit finden. Wenn Sie sich gegenseitig behandeln, profitieren Sie von dieser Methode am meisten. Sie brauchen ein Moxastäbchen, einen Aschenbecher, eine Schale mit Sand, um das Stäbchen auszudrücken, und einen abwaschbaren Marker, um die Stellen zu kennzeichnen, an denen die Linien am dünnsten sind.

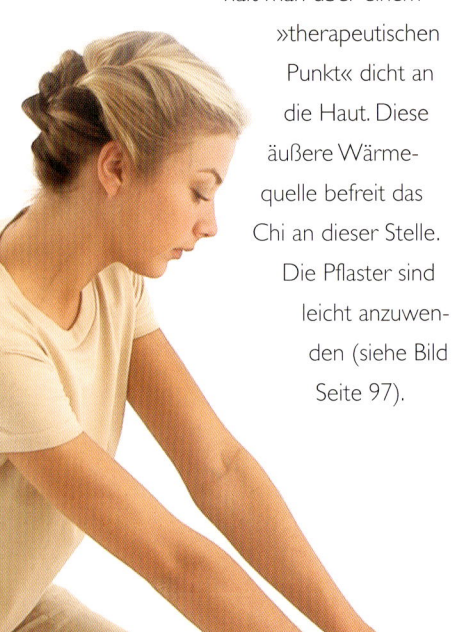

DAS VERFAHREN

Ihr Partner liegt mit unbedeckter Wirbelsäule auf dem Bauch. Um die Stellen mit Chi-Überschuss oder -Mangel zu finden, ziehen Sie die Außenseite Ihrer Daumennägel unter Druck und abgewinkelt langsam an beiden Seiten der Wirbelsäule entlang. 1 Dieser Test eignet sich auch für andere Körperteile; er zeigt, wie viel Druck Ihr Partner an welchen Stellen aushält.

2 Sie sehen zwei rote Linien auf dem Rücken Ihres Partners, die stellenweise zu breiten Bändern anschwellen können. Aber vielleicht werden sie nicht einmal rot. Eine starke, ausgeprägte Linie zeigt, dass viel Chi in die Haut strömt. Eine dünne Linie lässt auf schwaches Chi schließen, das eine Moxibustion stärken würde. Fehlende Linien weisen auf ernsten Chi-Mangel hin.

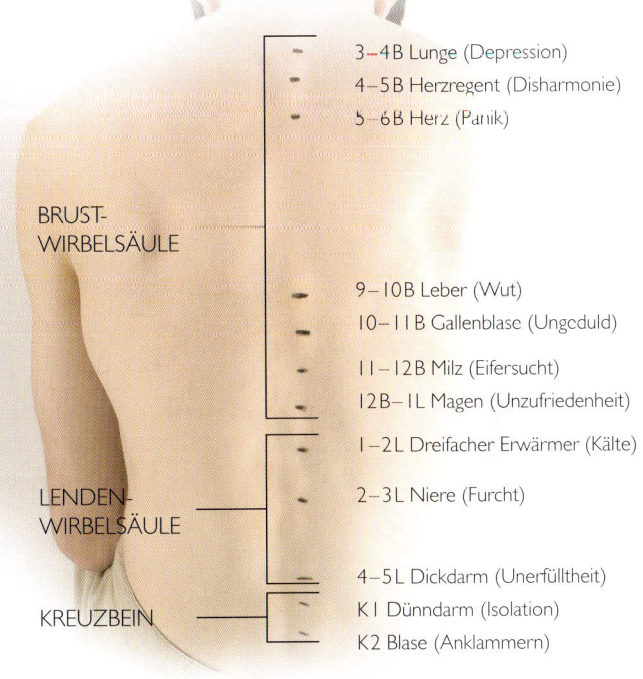

MOXIBUSTION AUF AKUPRESSURPUNKTEN

Aktivieren Sie das Chi in bestimmten Meridianen, stärken Sie die mit ihnen verbundenen Organe, und beseitigen Sie dadurch Disharmonien.

3–4 B Lunge (Depression)
4–5 B Herzregent (Disharmonie)
5–6 B Herz (Panik)

BRUST-
WIRBELSÄULE

9–10 B Leber (Wut)
10–11 B Gallenblase (Ungeduld)
11–12 B Milz (Eifersucht)
12 B–1 L Magen (Unzufriedenheit)
1–2 L Dreifacher Erwärmer (Kälte)
2–3 L Niere (Furcht)

LENDEN-
WIRBELSÄULE

4–5 L Dickdarm (Unerfülltheit)
K1 Dünndarm (Isolation)
K2 Blase (Anklammern)

KREUZBEIN

Markieren Sie die Stellen auf dem Rücken, wo die Linien am dünnsten sind. Das Chi in den einzelnen Teilen des Rückens steht mit bestimmten Organen und Gefühlen in Verbindung (siehe Kasten oben). Lernen Sie diese Verbindungen kennen. Das ist wichtig, wenn an manchen Stellen immer wieder schwache Linien erscheinen, denn auf solche Stellen müssen Sie sich konzentrieren.

3 Je nach dem Gesundheitszustand des Partners können sich eine oder mehrere Linien abzeichnen. Wenn eine Linie mehrere Bereiche mit Chi-Mangel aufdeckt, wählen Sie die schwächsten Stellen aus und

fangen sofort an, da feine Linien rasch verschwinden. Zünden Sie das Ende eines Moxastäbchens an, und wärmen Sie jede Stelle, indem Sie das Stäbchen nahe an die Markierung halten. Bringen Sie das brennende Ende immer näher an die Haut, und entfernen Sie es sofort, wenn die Hitze unangenehm wird. Fahren Sie fort, bis die Stelle sich rot färbt. Halten Sie die freie Hand nahe an den Punkt, damit Sie spüren, ob die Hitze zu stark wird. Wenn Sie fertig sind, warten Sie, bis die Haut ihre normale Farbe angenommen

hat, und wiederholen dann den Nageltest. Sobald das Chi harmonischer fließt, sollten die Linien gleichmäßiger werden. Nach der Behandlung sind viele Patienten schläfrig.

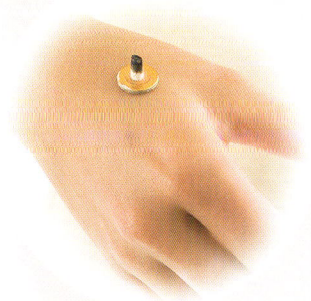

SCHÖN UND GESUND DURCH NÄHRSTOFFE

ERNÄHRUNG

Jedes Mal, wenn Sie essen, beeinflussen Sie damit Ihr Aussehen, denn die Nährstoffe gelangen unweigerlich in die Haut. Die Haut besteht unter anderem aus Elastin, und damit sie schön bleibt, muss dieses Bindegewebe atmen können. Wenn sich unter der Haut Fett ansammelt und die Durchblutung eingeschränkt ist, leidet die Haut sehr darunter. Verhindern Sie solche Blockaden, indem Sie gesättigtes Fett durch ungesättigtes ersetzen und weniger Fleisch und Milchprodukte, aber mehr Fisch, Nüsse, Samenkörner und Hafer essen. Hochwertiges, kalt gepresstes Öl, vor allem Oliven- und Sesamöl, ist ebenfalls zu empfehlen, denn es bleibt stabil, wenn man es erhitzt. Minderwertiges Fett verändert sich beim Kochen und erzeugt freie Radikale, die das Altern beschleunigen.

Ganze Nahrungsmittel wie Gemüse, Getreide, Nüsse, Samenkörner und Obst sind reich an gutem Chi. Das ist wichtig, weil das Essen die tiefsten Teile des Energiefeldes sehr lange beeinflusst, selbst wenn es uns nur für kurze Zeit sättigt. Mit der Zeit dringt diese Energie auch in die Haut.

Zum Vollgetreide zählen Reis, Hirse, Gerste, Hafer, Weizen, Mais am Kolben, Buchweizen und Dinkel. Wenn Sie diese gesunden Nahrungsmittel essen, strahlen Sie Wohlbefinden aus und nehmen Chi auf, das heilt, gesund erhält und anderen Menschen helfen kann. Gute Ernährung hält die Organe, die Muskeln und die Haut geschmeidig. Essen Sie also Nahrungsmittel, die elastisch und daher reich an flexiblem Chi sind. Das beste Beispiel ist die Klette (in Asia- und gut sortierten Bioläden erhältlich), ein ungewöhnlich biegsames Wurzelgemüse, das auch den Körper elastisch macht.

Wenn wir altern, werden wir steifer. Darum sollten Sie Substanzen meiden, die konzentriertes Chi enthalten und die Gelenke unbeweglich machen. Salz, gesättigtes Fett im Fleisch und in Milchprodukten sowie Backwaren rauben dem inneren Chi seine natürliche Geschmeidigkeit. Schlaffe Haut, Falten, steife

ESSEN VOR DEM SCHLAFENGEHEN?

Um morgens voller Energie aufzuwachen, sollten Sie spätestens zwei Stunden vor dem Schlafengehen zum letzten Mal essen. Wenn Sie mit leerem Magen schlafen, kann der Körper Zellen und Gewebe heilen und erneuern, ohne Blut und Energie für die Verdauung zu vergeuden.

Unser Verdauungssystem ist an den aufrechten Gang angepasst. Darum ist es wichtig, nach der letzten Mahlzeit am Abend aufrecht zu bleiben. Wenn Sie sich hinlegen, läuft der gesamte Verdauungsprozess langsamer ab.

Gelenke und Arterienverhärtung sind Symptome einer nachlassenden Elastizität.

Mit der Nahrung sogar mit Bioprodukten – und mit der Atemluft nehmen wir auch Giftstoffe auf. Die Qualität der Luft in den Häusern hat sich in den letzten 50 Jahren erheblich verschlechtert, weil beim Bau und bei der Ausstattung immer mehr synthetische Materialien wie Plastik und Schaumstoffe verwendet werden, die giftige Dämpfe absondern. Der Körper bindet diese Toxine an die Fettzellen, um sie vorläufig unschädlich zu machen. Gute Ernährung, Atemübungen, Bewegung und Abreibungen helfen Ihnen, Fettzellen abzubauen und dadurch Gifte auszuscheiden.

Denken Sie daran, dass manche Nahrungsmittel Allergien auslösen können. Typische Symptome sind Hautausschlag, Asthma, Kopfschmerzen und Verdauungsstörungen. Bleiben Sie körperlich und geistig flexibel, indem Sie den Körper und den Geist durch abwechslungsreiche Kost verschiedenen Arten von Chi aussetzen.

WER IST ATTRAKTIV?
Eine strahlende Haut, funkelnde Augen und ein straffer Körper sind äußere Merkmale attraktiver Menschen. Die Natur und die Gesellschaft wollen, dass wir einen Partner suchen der sichtbar gesund ist und sich daher für eine langfristige Beziehung eignet.

Probieren Sie die folgenden Rezepte mindestens zehn Tage lang aus; dann wissen Sie, wie gesundes Chi wirkt. Brechen Sie die Diät jedoch ab, wenn Sie schwach, benommen oder ungewöhnlich müde werden. Jede Mahlzeit sollte Getreide, Gemüse und eine Sorte Tee einschließen. Trinken Sie zwischen den Mahlzeiten ausreichend Wasser, um Gifte hinauszuspülen. Algen sind ebenfalls nützlich, weil sie helfen, Toxine zu beseitigen, die aus den Fettzellen ins Blut gelangen. Wenn Sie Getreide nicht gerne mit Bohnen, Tofu, Fisch, Fleisch oder Milchprodukten mischen oder an schwacher Verdauung und Unverträglichkeiten leiden, essen Sie mittags Fisch mit Gemüse und abends Getreide mit Gemüse.

WERDE, WAS DU ISST
Die Makrobiotik, eine moderne Variante der traditionellen japanischen Küche, empfiehlt, das eigene Chi auf das Chi der nahrhaften Speisen einzustimmen.

Die Rezepte auf den Seiten 101–103 stärken Ihr Chi. Gerstensuppe ist der ideale Start, denn sie befreit blockiertes Chi und bewirkt, dass Sie sich leichter fühlen. Kombu, Shiitake und Radieschen machen eine Shojubrühe zu einer mineralreichen, Fett abbauenden Suppe. Süße Hirsesuppe ist die beste aller süßen, sättigenden, dicken und nahrhaften Suppen. Japaner essen Reiskugeln beim Picknick, auf Reisen und als Schnellimbiss. Saure Radieschen enthalten ein Chi, das Fett abbaut und den Gewichtsverlust fördert. Chinesisches Sauerkraut und Kohlröllchen enthalten viel Chi, das die Verdauung stärkt und der Leber hilft, Blut zu reinigen. Shiitake-Tee entgiftet so wirksam, dass man ihn nur einmal in der Woche trinken sollte. Grüntee mit geröstetem Reis schmeckt nussiger als der übliche Grüntee und unterstützt die innere Reinigung.

REZEPTE, DIE DAS CHI STÄRKEN

JEWEILS FÜR 4 PERSONEN

I Tasse entspricht 250 ml

Einige der Zutaten wie Wakame, Nori, Hunza-Aprikosen oder Sojasauce sind in Asia-Läden, in gut sortierten Supermärkten oder über das Internet erhältlich.

GERSTENSUPPE

- I Tasse Gerste, gewaschen
- I Möhre, in kleinen Würfeln
- I Selleriestange, in kleinen Würfeln
- ½ Knoblauchzehe, zerstoßen und nach Belieben
- I EL Sesamöl, nach Belieben
- Meersalz, nach Belieben
- I Hand voll Petersilienblätter, zum Garnieren

Die Gerste und 2 Tassen Wasser in einen Topf geben. Alles aufkochen, dann die Hitze reduzieren, bedecken und 10 bis 15 Minuten köcheln lassen. Die Hitze abschalten und den Topf über Nacht stehen lassen. Am nächsten Tag Gerste, Möhre, Sellerie und 4 Tassen Wasser in

einem Topf aufkochen und 15 bis 20 Minuten köcheln lassen. Knoblauch, Öl und Meersalz zugeben und alles weitere 5 Minuten köcheln lassen. Mit Petersilie garnieren und servieren.

SHOJUBRÜHE

- I Stück Kombu (Alge), in Stücken
- 4 getrocknete Shiitake-Pilze
- I mittelgroße Möhre, in dünnen Streifen
- I Selleriestange, in dünnen Streifen
- I Bund Radieschen, in dünnen Scheiben
- 4 EL Shoju (Sojasauce), nach Belieben
- I Scheibe Nori (Alge), in Streifen, zum Garnieren

Kombu, Shiitake und 4 Tassen kaltes Wasser in einem Topf aufkochen und etwa 10 Minuten köcheln lassen. Kombu herausnehmen und für ein anderes Gericht beseite stellen. Die Pilze in dünne Scheiben schneiden, Stiele wegwerfen. Pilze, Möhre, Sellerie und Radieschen in den Topf geben, mit Shoju würzen und etwa 1 Minute köcheln lassen. Die Hitze abschalten und den Topf 3 bis 4 Minuten stehen lassen. Mit Nori garnieren und servieren.

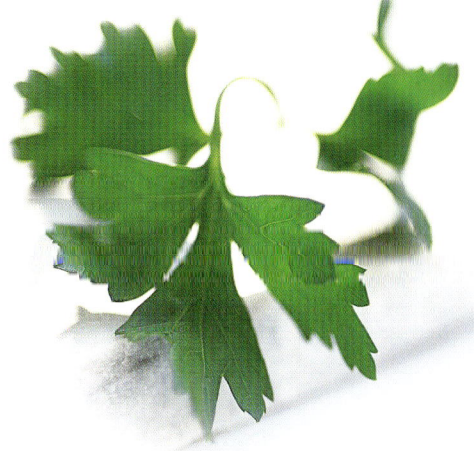

Mit glatter Petersilie können Sie Suppen und Brühen, die viel Chi enthalten, hübsch garnieren.

SÜSSE HIRSESUPPE

- ½ Tasse Hirse, gewaschen
- ½ Tasse süßen, reifen Kürbis, in Stücken
- I Möhre, in kleinen Stücken
- I kleine Pastinake, in kleinen Stücken
- I kleine Zwiebel, in kleinen Stücken
- ½ TL Meersalz
- I Frühlingszwiebel, in feinen Ringen, zum Garnieren

Die Hirse in einem großen Topf trocken rösten, bis sie goldgelb ist. Kürbis, Möhre, Pastinake und Zwiebel auf die Hirse legen, alles mit Wasser bedecken und mit Salz bestreuen. Das Ganze aufkochen, die Hitze reduzieren und 20 bis 30 Minuten köcheln lassen. Die Hirse mit Wasser bedeckt lassen (sie absorbiert viel). Wenn die Hirse weich ist, die Hitze abschalten. Mit der Frühlingszwiebel garnieren und servieren.

Getrocknete Shiitake-Pilze enthalten starkes, entgiftendes Chi. Man sollte sie daher mit Maßen essen, um nicht müde zu werden.

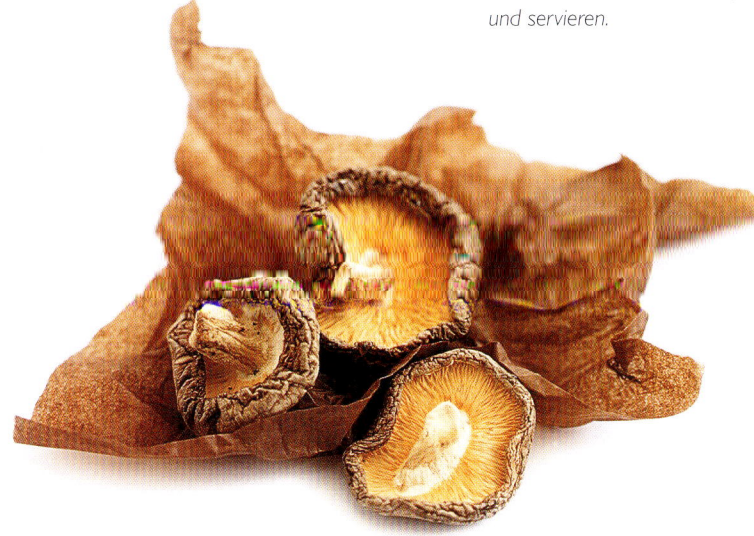

REISKUGELN

- 3 Tassen Naturreis
- ½ TL Meersalz, nach Belieben
- 4 Scheiben Nori (Alge)
- 2 Umeboshi-Pflaumen, in Vierteln

Den Reis mehrere Male waschen, abseihen, in einen Dampfkochtopf geben und mit Salz bestreuen. Den Topf auf eine ebene Fläche stellen, die Hand auf den Reis legen, und so viel Wasser hineingießen, bis es das Handgelenk erreicht. Den Reis über Nacht einweichen. Den Topf verschließen und den Reis bei mittlerer Hitze etwa 40 Minuten garen. Die Hitze abschalten und den Reis herausnehmen, nachdem sich das Druckventil gesenkt hat. Den Reis in eine Schüssel geben. Nori rösten, bis sie transparent wird und in Viertel schneiden. Aus dem Reis mit feuchten Händen Kugeln formen. In jede Kugel ein Pflaumenviertel drücken und verschließen. Die Kugel auf eine Scheibe Nori und darauf eine weitere Scheibe legen. Den Reis gut auf den Norischeiben rollen, bis diese am Reis kleben und die Ränder in die Reiskugel drücken. Die Reisbällchen servieren.

KLETTE UND MÖHRE

- 1 TL Sesamöl
- ½ Tasse Klettenwurzel, gehobelt oder in Stäbchen
- ½ Tasse Möhren, gehobelt oder in Stäbchen
- 1 EL Mirin, nach Belieben
- 1 EL Shoju (Sojasauce)
- ¼ TL Shichimi Togarashi
- 1 TL geröstete Sesamsamen, zum Garnieren

Das Öl in einem Topf erhitzen und die Klettenwurzel etwa 2 Minuten dünsten. Möhren zugeben und alles etwa 1 Minute dünsten. Mirin und 2 ½ Tassen Wasser zugeben. Den Topf bedecken, alles aufkochen und bei mittlerer bis großer Hitze etwa 10 Minuten köcheln lassen. Das Wasser soll alle Zutaten bedecken, dann Shoju hineingießen und alles etwa 1 Minute köcheln lassen. Die Hitze abschalten. Shichimi zugeben und bedeckt etwa 2 Minuten stehen lassen. Mit geröstetem Sesam bestreuen und servieren.

SAURE RADIESCHEN

- 8 Radieschen, die Enden abschneiden
- ⅓ Tasse Umeboshi-Essig

Die Radieschen in dünne Scheiben schneiden und beiseite stellen. ½ Tasse Wasser und den Essig in einem Topf mischen, alles aufkochen und die Hitze abschalten. Die Mischung über die Radieschen geben und das Wasser abgießen. Alles etwa 10 Minuten stehen lassen und wieder abgießen. Das Wasser beiseite stellen. Radieschen auf einen Servierteller legen. Die flüssige Mischung in den Kühlschrank stellen und als Salatdressing für andere Gerichte verwenden.

BRUNNENKRESSE-SHIITAKE-SALAT

- ½ Tasse frische Shiitake-Pilze
- ½ Tasse Brunnenkresse, gehackt
- 1 EL Shoju (Sojasauce)
- 2 EL Kürbiskerne, zum Garnieren

¼ Tasse Wasser in einem Topf zum Kochen bringen, die Pilze zugeben und alles etwa 2 Minuten köcheln lassen. Die Kresse zugeben und alles unter gelegentlichem Rühren etwa 2 Minuten kochen. Mit Shoju würzen und in eine Servierschüssel geben. Die Kürbiskerne waschen und in eine Pfanne geben. Mit Öl bestreichen und 30 Sekunden bei mittlerer Hitze rösten. Den Salat mit den Kernen garnieren und servieren.

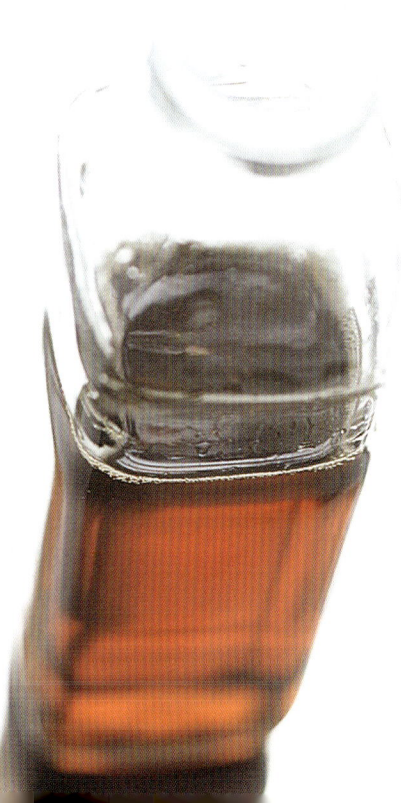

Kalt gepresste Öle, zum Beispiel Sesamöl, behalten ihr volles, natürliches Aroma.

SAUERKRAUTROLLE MIT CHINAKOHL

- 4 große Blätter Chinakohl
  1 EL Sauerkraut

4 Tassen Wasser in einem Topf zum Kochen bringen. Deckel abnehmen und Kohlblätter der Reihe nach etwa 30 Sekunden blanchieren. Herausnehmen und abkühlen lassen. Blätter mit der Innenseite nach oben auf eine ebene Fläche legen. In die Mitte eines Blattes 1 Esslöffel Sauerkraut geben und Blätter vom Stiel her aufrollen. Leicht darauf drücken, um überflüssiges Wasser zu entfernen. Die Sauerkrautrollen servieren.

REISPUDDING

- 3½ Tassen vorgegarter Naturreis (Rundkornreis)
- 2½ Tassen Reismilch, Vanillegeschmack
- 1 mittelgroße Orange
- 1 Tasse Rosinen
- 1 Tasse Haselnüsse, in der Pfanne geröstet und grob gehackt
- 3 EL Ahornsirup
- Zimt, zum Garnieren

Den Reis und die Milch in einem Topf mischen und aufkochen. Die Hitze auf mittel bis klein reduzieren und 10 bis 15 Minuten köcheln lassen. Den Saft aus der Orange pressen. Rosinen, Haselnüsse, Orangenschale und Saft in den Topf geben und alles etwa 1 Minute köcheln lassen. Sirup zugeben und umrühren. Die Hitze abschalten. Mit Zimt bestreuen und servieren.

HUNZA-APRIKOSEN MIT VANILLE

- 32 Hunza-Aprikosen
- 1 EL Pfeilwurzmehl
- ½ Zitrone
- 2 EL Sojadessert mit Vanille

Aprikosen über Nacht in 1 Tasse Wasser einweichen. Am nächsten Tag Aprikosen und Wasser in einen Topf geben, bedecken und aufkochen. Die Hitze verringern und alles 15 bis 20 Minuten köcheln lassen. Die Hitze abschalten und alles etwa 5 Minuten stehen lassen. Je 8 Aprikosen in eine Servierschale legen. Pfeilwurzmehl mit 1 Esslöffel kaltem Wasser verdünnen, ins Einweichwasser geben und bei großer Hitze etwa 2 Minuten ständig rühren, bis die Flüssigkeit dick wird. Die Hitze abschalten. 2 Esslöffel der heißen Flüssigkeit über die Aprikosen gießen. Das Sojadessert darüber gießen und servieren.

SHIITAKE-TEE

- 2 halb trockene Shiitake-Pilze
- ¼ TL Shoju (Sojasauce)

Die Pilze 10 bis 15 Minuten in 1½ Tassen Wasser einweichen. Die Stiele abschneiden und wegwerfen, dann die Pilze in Scheiben schneiden, mit dem Einweichwasser in einen Topf geben und alles aufkochen. Die Hitze reduzieren und alles 5 Minuten köcheln lassen. Shoju hinzufügen. Die Hitze abschalten und alles 2 Minuten stehen lassen. Den Tee abgießen und servieren.

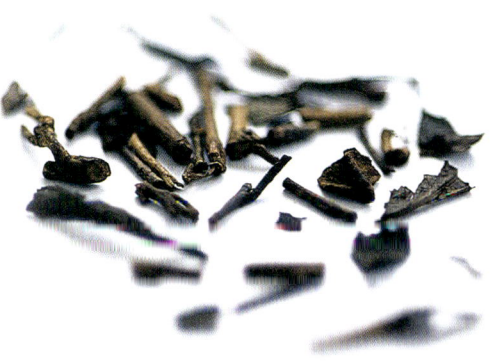

Banchazweige sind ziemlich alkalisch und ergeben einen magenfreundlichen, entspannenden Tee.

GRÜNTEE UND REISTEE

- 4 TL Grüner Tee oder
  2 Beutel Grüner Tee
- 4 TL Reistee

4 Tassen Wasser in einem Topf zum Kochen bringen und etwa 2 Minuten stehen lassen. Teeblätter oder -beutel in eine Teekanne geben und mit heißem Wasser übergießen. Etwa 2 Minuten ziehen lassen, damit Farbe und Aroma des Tees sich entwickeln können. Dann den Tee servieren.

BANCHA-TEE (KUKICHA)

- 1 EL Bancha-/Kukichazweige oder
  2 Beutel Banchatee

Die Banchazweige mit 4 Tassen Wasser in einen Topf geben, aufkochen und vom Herd nehmen. Etwa 5 Minuten ziehen lassen, dann den Tee servieren.

ABREIBUNGEN

Die Haut ist der sichtbarste Teil des Körpers und zugleich der Teil, der unmittelbar mit der Außenwelt in Berührung kommt. Gutes Aussehen und das Selbstbild hängen in hohem Maße von der Haut ab. Die Menschen sind heute mehr denn je bereit, ein kleines Vermögen für Schönheitspflege auszugeben, damit sie jünger und attraktiver aussehen. Die Haut eines Menschen ist ein wichtiger Aspekt bei der Partnerwahl – eine einfache, aber wirksame Methode herauszufinden, ob jemand innerlich gesund ist oder nicht.

Die Haut ist das größte Organ des Körpers, und sie sorgt dafür, dass die Temperatur der Körperflüssigkeiten konstant bleibt. Dank des »Ökosystems« der Haut wird die Körpertemperatur reguliert, und unter dem Einfluss des Sonnenlichts bildet die Haut Vitamin D. Die Haut ist die Grenze des physischen Körpers, aber sie kann auch den inneren Zustand offenbaren. Ein Ausschlag deutet zum Beispiel auf eine Infektion oder Allergie hin, während plötzliche Farbwechsel Gefühle verraten. Sind Sie jemals vor Scham knallrot oder vor Furcht kreidebleich geworden?

Nach der traditionellen chinesischen Medizin (TMC) bestehen Haut, Lungen und Verdauungssystem aus der gleichen Substanz, und je besser wir uns um die Haut kümmern, desto gesünder bleiben die Lungen und die Verdauung.

NEUN TIPPS FÜR GESUNDE HAUT

1. Rubbeln Sie die Haut 2–3 Mal in der Woche.
2. Verwenden Sie wenig Seife.
3. Tragen Sie Kleider aus reiner Baumwolle, Leinen, Seide oder anderem natürlichem Material.
4. Verwenden Sie natürliche Pflegeprodukte.
5. Gehen Sie im Sommer nur kurz in die Sonne.
6. Verbringen Sie einen Teil des Tages nackt, damit die Haut atmen kann.
7. Massieren Sie gelegentlich Mandel- oder Olivenöl oder ein anderes natürliches Öl in die Haut.
8. Bringen Sie keine schädlichen Produkte, zum Beispiel Reinigungs- oder Bleichmittel, in Kontakt mit der Haut.
9. Bevorzugen Sie Hautkontakt mit Menschen, die den Chi-Fluss in der Haut fördern.

Da die Haut atmet, gibt sie negative emotionale Energie ab. Wenn dieser Vorgang langsamer wird oder aufhört, entsteht ein innerer Druck, und Gefühle stauen sich auf. Die Folgen sind trockene, leblose, verstopfte Haut.

Das »Ökosystem« der Haut befindet sich in einem heiklen Gleichgewicht. Es wehrt schädliche äußere Einflüsse ab. Viele Haushaltsprodukte enthalten giftige Substanzen, welche die Haut schädigen und das Migräne- und Asthmarisiko erhöhen. Manche Kosmetika verstopfen die Poren und machen die Haut mit der Zeit trocken und alt.

Das ausgeklügelte Selbstreinigungssystem der Haut entfernt während des Schlafs Giftstoffe durch die Poren. Diesen Mechanismus dürfen Sie nicht stören.

DER NUTZEN

Sie können die Haut durch Abrubbeln gesund erhalten und zugleich wasserlöslichen Schmutz entfernen. Nehmen Sie dafür einen heißen, feuchten Waschlappen aus weichem, nicht fusselndem Stoff, den Sie kräftig aufdrücken können. Dehnen Sie die Haut, und schieben Sie sie dann mit dem Lappen in die andere Richtung. Dieses Hin und Her aktiviert die Poren und macht sie zu winzigen Abflusspumpen – und das ohne Reinigungsmittel wie Seife, die

DER AUFBAU DER HAUT

Die Haut ist mehr als ein Mantel des Körpers. Sie ist ein hart arbeitendes Organ wie das Herz, die Leber und die Lungen, und sie besteht aus vier Schichten.

Die Keratinschicht, die wir sehen und berühren, besteht aus toten Zellen, die das darunter liegende zartere Gewebe schützen. Sie werden ständig abgestoßen und erneuert, da sich neue Zellen an die Oberfläche schieben.

Die Epidermis besteht aus lebenden Zellen und enthält eine Substanz, der die Haut ihre Farbe verdankt. Diese Hautschicht wird von den Blutgefäßen der Dermis mit Nährstoffen versorgt.

Die Dermis ist viel dicker und elastischer als die Epidermis. Darum kann die Haut sich dehnen und bewegen. Schweißdrüsen und Haarfollikel werden in der Dermis gebildet und reichen bis zur Hautoberfläche hinauf. Außerdem enthält die Dermis Nervenendigungen, die Wärme, Kälte und Schmerzen wahrnehmen.

Das Unterhautgewebe ist der verborgene, am besten geschützte Teil der Dermis. Es enthält und speichert Fettzellen, die uns bei hohen Temperaturen kühlen und bei niedrigen Temperaturen wärmen. Fettzellen dienen zugleich als Stoßdämpfer und als Energievorrat des Körpers.

den pH-Wert der Haut verändern. Rubbeln Sie mehrere Minuten, reiben Sie den Lappen hin und her, um die Durchblutung anzukurbeln. Die Haut rötet sich, wenn Blut in die oberflächlichen Kapillaren fließt, das Chi aktiviert und Schlacken entfernt, die das Lymphsystem absorbiert hat. Abreibungen machen die Haut attraktiver, beseitigen tote Zellen,

beschleunigen die Gewebeerneuerung und den Stoffwechsel und machen die Haut elastischer, sodass sie in späteren Jahren weniger zur Faltenbildung neigt. Wenn Sie mit einem Partner zusammenleben, sollten Sie sich gegenseitig abrubbeln. Machen Sie einen Buckel, während er Sie an beiden Seiten der Wirbelsäule massiert.

KOPF UND KÖRPER ABREIBEN

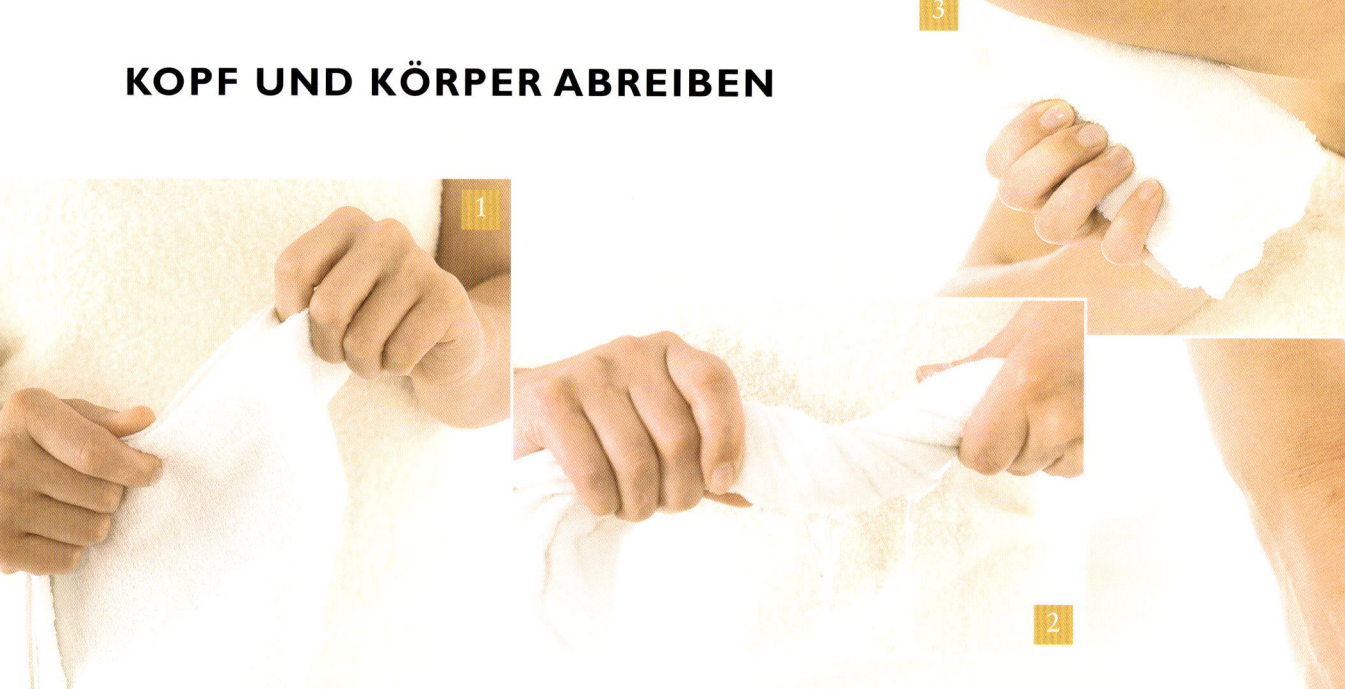

Eine kleines Frotteehandtuch aus Baumwolle ist ein idealer »Rubbel«. 1 Zweimal in der Mitte gefaltet, wird daraus ein Streifen. Auch ein Waschlappen oder ein Geschirrtuch sind geeignet. Füllen Sie das Waschbecken mit Wasser, das für die Haut zu heiß ist, und tauchen Sie den mittleren Teil des Tuchs hinein.

2 Wringen Sie überflüssiges Wasser aus, und falten Sie die trockenen Enden über die Mitte. Falten Sie in Dritteln, damit Sie das kühlere Ende halten und mit der heißen Mitte die Haut schrubben können.

Stellen Sie sich vor das Waschbecken, bevor Sie anfangen. Wenn Sie ein Bein oder einen Fuß abreiben, stellen Sie den Fuß auf einen Hocker oder auf den Rand der Badewanne. Rubbeln Sie nicht beim

ABREIBUNG AM MORGEN

Um den Energiepegel am Morgen drastisch zu heben, beginnen Sie an den Fußsohlen und reiben dann bis hinauf zur Stirn. Dadurch wird aufwärts fließendes Chi stimuliert, und Sie fühlen sich optimistisch und lebensfroh. Das Chi strömt auch in den Kopf und regt den Geist an. Am besten rubbeln Sie die Haut gleich nach oder vor einem Bad oder einer Dusche ab.

■ SIMONS TIPP

Eine Abreibung dauert etwa 10 bis 15 Minuten. Wenn Sie es eilig haben, konzentrieren Sie sich auf jene Stellen, die sich nur zögernd röten, oder bearbeiten Sie nur Hände, Füße und Gesicht. Eine schnelle Abreibung bestimmter Hautpartien ist sehr nützlich bei Stimmungsschwankungen, Depressionen, Wutanfällen und ständiger Frustration. Um die Durchblutung und den Chi-Fluss zu verbessern, reiben Sie einen Teelöffel Ingwer und pressen den Saft ins Waschwasser. Halten Sie dann ein Handtuch an zwei Ecken, und ziehen Sie es energisch quer über den Rücken.

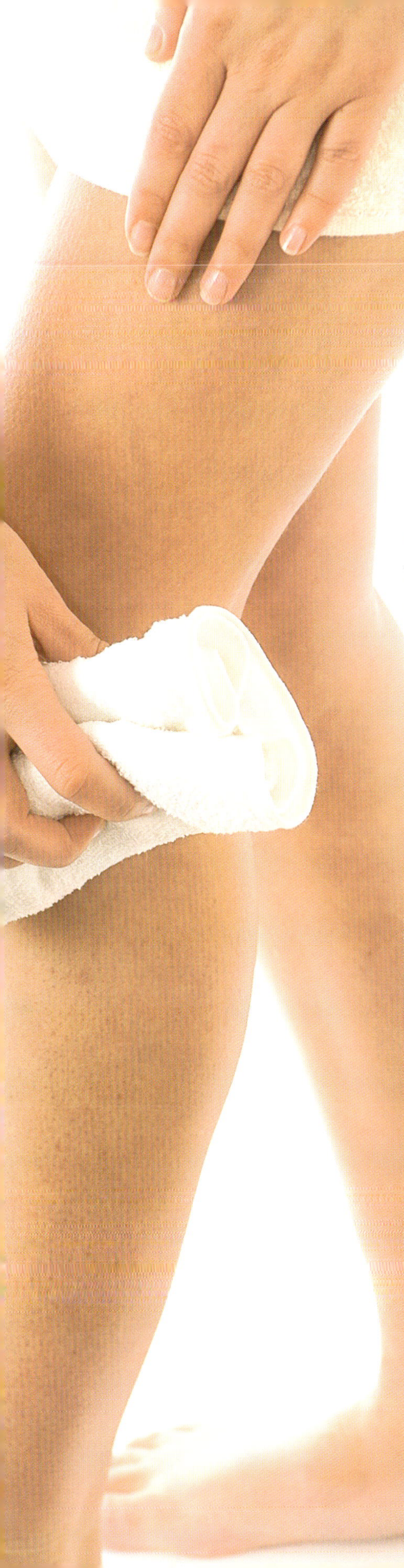

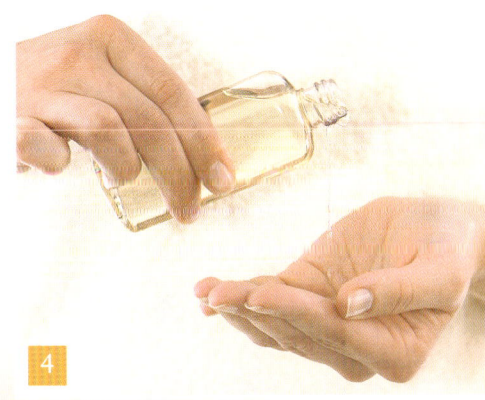

Baden oder Duschen, weil die
Wärme Sie möglicherweise benommen macht.

Rubbeln Sie mit langen, geraden,
fließenden Bewegungen hin und her,
und üben Sie dabei Druck aus, bis
die Haut sich rötet. Manche Körperteile werden beim ersten Mal
vielleicht nicht rot. Dort ist die
Durchblutung zu schwach; schrubben Sie also diese Stellen intensiv.
Nach einigen Behandlungen sollten
sie gleichmäßig rot werden. 3 Rubbeln Sie auch die Achselhöhlen und
Leisten, um die Lymphdrüsen zu
massieren. Damit sich die Haut nicht
über den Knochen verschiebt,
strecken Sie diese Körperteile beim
Rubbeln. 4 Trocknen Sie sich zum
Schluss mit einem sauberen Handtuch ab. Eine Massage mit natürlichem ätherischem Öl bringt die
Haut zum Prickeln.

VORSICHT ist geboten, wenn Sie
Schwellungen, Ekzeme, Brüche, eine
empfindliche Haut oder andere
Hautkrankheiten haben. Meiden Sie
solche Problemzonen, oder fragen
Sie vorher Ihren Arzt. Es kann sein,
dass das Abschrubben der gesunden
Hautteile die erkrankten allmählich
günstig beeinflusst.

ABREIBUNG
AM ABEND

Eine Abreibung vor dem
Zubettgehen sorgt für
guten Schlaf. Rubbeln Sie
zuerst die Stirn, und reiben
Sie dann hinunter bis zu
den Füßen. Dadurch ziehen
Sie überflüssiges Chi aus
dem Kopf und in die Füße;
der Geist beruhigt sich, und
Sie schlafen friedlich ein.

KLEIDER UND FARBEN

RESPEKT EINFLÖSSEND
Tragen Sie bei der Arbeit enge, exakt geschnittene Kleidung, um Chi nach oben zu leiten und wach und inspiriert zu bleiben.

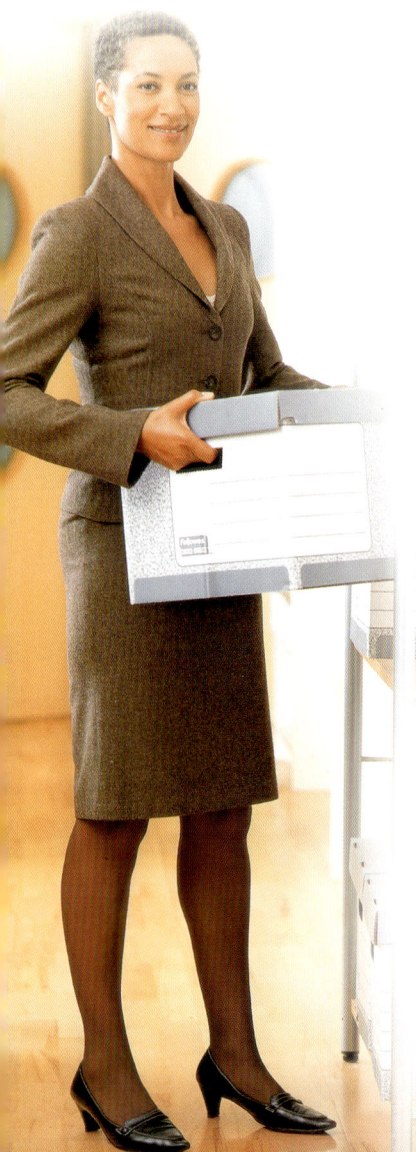

Alles, was Sie anziehen oder was Ihre Haut berührt, liegt innerhalb der Grenzen Ihres äußeren Energiefeldes, und weil es sich mit Ihrem inneren Chi vermischt, übt es einen erheblichen Einfluss auf Ihre Gedanken und Stimmungen aus. Das Gleiche gilt für Möbel, Polster und Bettzeug sowie für Stoffe, mit denen Sie am Arbeitsplatz in Berührung kommen. Kaufen Sie also Kleider und Textilien, deren Chi eine positive Wirkung hat.

Besonders wichtig sind Kleider, die unmittelbar auf der Haut liegen, denn sie beeinflussen das Chi-Feld. Jacken und Mäntel haben auf das innere Chi einen geringeren Einfluss. Synthetische Fasern stören den Chi-Strom im Körper und laden das Energiefeld mit ihrer statischen Elektrizität auf. Reine Baumwolle, Leinen, Seide und Wolle stärken Ihr Chi; gewebte Baumwolle ist zu empfehlen, wenn Sie wollen, dass Ihr Körper leichter atmet und Ihr Chi ungehindert fließt.

Dicke, wollene Pullover verlangsamen das Chi, während enge Ledertops, Röcke und Hosen es beschleunigen. Je glänzender das Material ist, desto stärker fördert es den Chi-Fluss in der Umgebung des Körpers, und desto wacher und aktiver werden Sie.

Auch Farben bestimmen mit, wie Sie sich fühlen und verhalten, denn Farben sind Lichtwellen, die in das Energiefeld eindringen und letztlich das innere Chi beeinflussen. Wenn Sie die Farbe Ihrer Kleider wechseln, können Sie damit das äußere Chi verändern, sodass es langsamer ins innere Chi einsickert, wo es subtil auf die Gefühle einwirkt.

Der Schnitt oder Stil der Kleidung beeinflusst die Stimmung ebenfalls. Senkrechte Falten und Streifen steigern das senkrecht fließende Chi und lassen Sie größer erscheinen – das ist vorteilhaft, wenn Sie Ihr Selbstvertrauen stärken möchten. Waagrechte Linien verbinden Sie mit der Erde und dem Himmel. Gürtel, horizontale Streifen und ein offener Rock- oder Hosenbund verteilen Chi und verbinden Sie mit der Welt.

Je lockerer die Kleidung sitzt, desto freier kann das innere Chi fließen. Gute Beispiele sind große, mit Rüschen besetzte Hemden und Morgenmäntel. Lockere Kleider befreien blockiertes Chi, sodass Sie im Einklang mit der Umwelt leben können. Enge Kleidung mit scharfen Linien oder Falten jagt das Chi nach oben und betont die Grenze zwischen dem inneren und äußeren Chi.

Kleider absorbieren einen Teil des inneren Chi, das nach außen strahlt. Die Kleidung von gestern enthält noch ein wenig vom gestrigen Chi. Wenn Sie niedergeschlagen sind, sollten Sie also saubere, frische Kleider anziehen, die Ihnen neues, dynamisches Chi zuführen und die Stimmung heben. Lassen Sie Wäsche im Freien trocknen – vor allem an hellen, sonnigen Tagen –, damit sie frisches Chi aus der Umwelt aufnimmt. Wenn Sie die Kleider dann anziehen, fühlen Sie sich gestärkt und erquickt. Tragen Sie Kleider, etwa eine modische Krawatte oder Jacke, nur so lange, wie sie positives Chi enthalten – sie helfen Ihnen, in Hochstimmung zu bleiben. Wenn Sie sich Kleider vom Partner borgen, können Sie etwas von seinem Chi aufnehmen. Wenn Sie zum Beispiel sein Hemd als Nachthemd tragen, wirken Ihr inneres Chi und sein Chi nachts aufeinander ein.

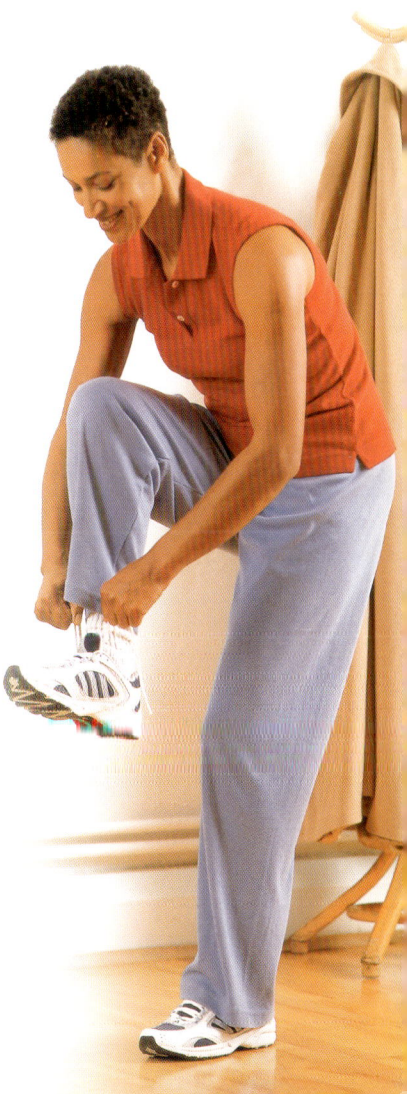

SALOPPE KLEIDUNG
Lockere, bequeme Sport-
kleidung, zum Beispiel eine
Trainingshose und ein Baum-
wolltop, sind an manchen
Arbeitsplätzen besser ge-
eignet, weil sie den Chi-Fluss
zwischen Körper und Umge-
bung fördern.

ERFOLG MIT DER RICHTIGEN KLEIDUNG

Um erfolgreicher zu sein, sollten Sie genau überlegen, welche Art Chi Sie nach außen projizieren wollen, und Ihre Kleidung entsprechend auswählen. Bei einer wichtigen Besprechung entscheidet die Kleidung mit darüber, welche Eindruck Sie machen und was Sie leisten. Wenn Sie unsicher sind, tragen Sie Kleider mit senkrechten Streifen oder Falten, um nach oben fließendes Chi zu stärken. Schuhe und Gürtel mit hellen Farben und aus glänzendem Material beschleunigen das Umwelt-Chi und machen Sie wach und aufmerksam.

Wenn viele Menschen die gleiche Kleidung tragen, etwa eine Uniform, üben sie damit einen ähnlichen Einfluss auf ihr äußeres Chi aus und sind davon überzeugt, dass sie etwas gemeinsam haben und aufeinander angewiesen sind. Selbst in Firmen, die keine einheitliche Kleidung vorschreiben, haben die Angestellten das Gefühl, durch gemeinsame Ideale und Aufgaben verbunden zu sein. Das verbessert die Zusammenarbeit. Da die Menschen ihre Kleidung normalerweise selbst auswählen, spiegelt diese ihre Individualität wider. Denken Sie dabei auch an bestimmte Berufe: Stil und Originalität werden in der Werbebranche und bei den Medien hoch geschätzt, während die Kleidung der Maurer äußerst praktisch ist.

Auf den folgenden Seiten zeige ich Ihnen, wie Sie Ihre Erfolgsaussichten vergrößern können, indem Sie Farbe, Schnitt, Stil und Auswahl Ihrer Kleidung der jeweiligen Gelegenheit anpassen.

WEISS

Weiße Kleider reflektieren das gesamte Lichtspektrum. Sie fühlen sich unnahbar und einzigartig. Das ist ideal, wenn Sie allein bleiben und sich den Einflüssen der Umgebung entziehen wollen. Weiß macht spirituell, objektiv und entschlossen. Sie können damit einen sauberen, distanzierten Eindruck machen. Weiß lässt sich am einfachsten mit anderen Farben kombinieren, aber es muss makellos sein.

SCHWARZ

Schwarz absorbiert alle Lichtwellen und hilft dem äußeren Chi, Energie aus der Umgebung aufzunehmen. Es stärkt das Gefühl der Einheit und den Sinn für äußere Vorgänge. Verwenden Sie Schwarz, wenn Sie sich anpassen und akzeptiert werden wollen. Da Schwarz kein Licht reflektiert, ist es unaufdringlich, kann aber auch teilnahmslos wirken. Sie können es von Kopf bis Fuß tragen, aber schwarze Tupfer sind besser.

VIOLETT

Helles Violett strahlt Chi nach außen, sodass Sie sich besser ausdrücken und Gehör verschaffen können. Es erreicht die Gefühle und projiziert sie in die Umgebung. Verwenden Sie es, wenn Sie einen Ort mit Ihrem emotionalen Chi füllen wollen. Es macht gesellig und hilft Ihnen, in einer Menge beachtet zu werden. Zusammen mit Gelb hat es eine dramatische Wirkung.

ROT

Rot aktiviert und beschleunigt Chi. Je heller es ist, desto stärker wirkt es. Blassrot oder Rosa macht verspielt und unternehmungslustig. Rot hilft Ihnen, Eindruck zu machen. Mit rosa Kleidern sehen Sie romantischer und lustiger aus. Hellrot weckt das Interesse potenzieller Partner.

ORANGE

Orange verteilt das Chi so, dass Sie Herausforderungen gewachsen sind. Je tiefer der Farbton ist, desto stärker ist sein Einfluss. Verwenden Sie Orange, um einen warmen, soliden Eindruck zu machen und Menschen anzuziehen. Am besten sind Farbtupfer, damit Sie weniger dominierend wirken.

GELB

Gelb sorgt für einen harmonischen Chi-Fluss und fördert Kompromisse und die Fähigkeit, Probleme durch Verhandlungen zu lösen. Es wirkt hell und sonnig, aber nicht überwältigend und verbessert die Zusammenarbeit. Sie können Gelb mit jeder anderen Farbe kombinieren, um die Harmonie zu verbessern.

BRAUN

Braun verlangsamt das Chi und hilft Ihnen, praktisch und methodisch zu handeln und fest auf dem Boden der Tatsachen zu stehen, ohne zu hetzen. Mit brauner Kleidung gelten Sie als verlässlich, freundlich, sympathisch und hilfsbereit.

GRÜN

Hellgrün erfrischt das aufwärts fließende Chi und weckt Begeisterung. Smaragdgrün löst ein Gefühl der Zuversicht, Gefasstheit und Reife aus. Grün passt zu jedem Kleidungsstück; achten Sie aber auf den richtigen Ton.

BLAU

Blau vergrößert das äußere Energiefeld und öffnet neue Horizonte. Dunklere Töne wirken reservierter, hellere sind ideal für die Kreativität und Fantasie. Wer Blau trägt, sieht lässig und freundlich aus; er liebt Diskussionen über große Themen. Blau passt gut zu helleren Farben.

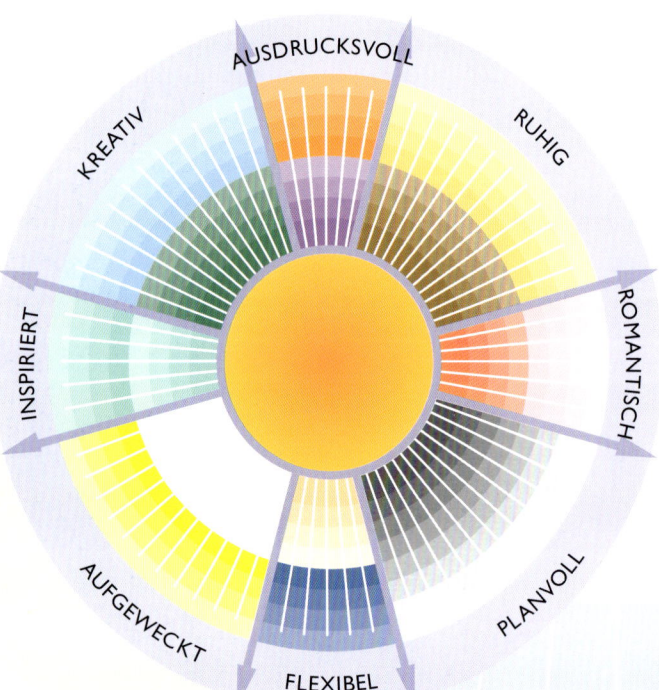

Dieses Feng-Shui-Farbrad zeigt, welchen Eindruck die einzelnen Farben hervorrufen.

DAS MATERIAL

BAUMWOLLE

Ein idealer Allzweckstoff, der gut atmet und das Chi nicht beeinflusst. Sie können ihn auf der Haut und über jedem anderen Stoff tragen.

LEINEN

Erfrischt das Chi und beschleunigt es.

SEIDE

Beschleunigt das Chi. Je mehr sie glänzt, desto schneller kreist die Energie der Umgebung. Ideal zur Anregung und wenn Sie beachtet werden wollen.

WOLLE

Verlangsamt das Chi, beruhigt und entspannt. Da sie das innere Chi weniger gut atmen lässt, speichert sie Energie, fördert aber nicht den Kontakt mit dem äußeren Chi.

LEDER

Stärkt das Chi am nachhaltigsten, weil seine glänzende Oberfläche Energie beschleunigt. Aber es kann das Chi auch von Ihnen weg reflektieren und Sie isolieren.

METALL

Ideal für Schmuck und Accessoires, weil es das innere Chi bündelt und in alle Richtungen aussendet – Sie sind von Strahlen aus intensiver Aktivität umgeben.

 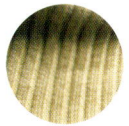 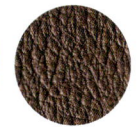 

FARBEN UND STIMMUNGEN

Wenn Sie Ihre Stimmung verändern wollen, helfen frische, saubere Kleider mit am schnellsten, da sie Ihr äußeres Chi erquicken. Legen Sie nach der Arbeit Ihre getragenen Kleider ab, duschen Sie, und ziehen Sie frische Kleider an. So streifen Sie den Stress des Tages ab und begrüßen Ihr Zuhause. Wenn Sie danach etwas erleben wollen – eine Oper, ein Ballett, Essen im Restaurant, eine vornehme Gesellschaft –, ist das ein guter Grund, den Sonntagsstaat anzulegen. Schon die Vorbereitung beschleunigt das Chi, und wenn Sie helle Farben und glänzendes Material (zum Beispiel Seide oder Juwelen) tragen, wird das innere Chi bald schneller, und Sie sind die Seele der Party.

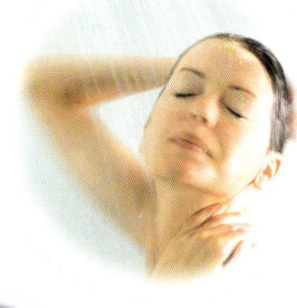

TAI-CHI

Tai-Chi ist vor 3000 Jahren in den Bergen Chinas entstanden. Diese vielseitige Kunst hat sich sehr wahrscheinlich aus heilenden Dehnungsübungen entwickelt; sie hält gesund, heilt Beschwerden und bremst die Alterung. Tai-Chi bedeutet »großes Chi«, und sein Grundprinzip ist der Glaube, dass wir unser Energiefeld erweitern und zur Selbstverteidigung oder Heilung nutzen können.

Tai-Chi ist zu einem guten Teil Kampfkunst, denn wir können mit unserem Chi und mit körperlicher Geschmeidigkeit einen Angriff abwehren, indem wir die Kraft des Angreifers gegen ihn wenden. Wenn Sie wissen, wie man nachgibt, elastisch wird und ruhig bleibt, leiten Sie die Kraft um, die Sie bedroht, und nutzen Sie zu Ihrem Vorteil.

Das moderne Tai-Chi basiert weitgehend auf der kurzen Yang-Form. Das ist eine Folge von langsamen, ausladenden Bewegungen, die das Chi stärken und durch den Körper bewegen. Sie können dieses Tai-Chi selbst üben, aber wenn Sie es mit einem Partner tun, eröffnet es Ihnen neue Wege der Kommunikation. Belegen Sie einen Kurs, wenn Tai-Chi Sie wirklich anspricht.

Anfangs mögen Ihnen die Bewegungen in Zeitlupe seltsam vorkommen. Versuchen Sie, sich daran zu gewöhnen, und nehmen Sie sich Zeit, um gründlich zu üben. Bei einer hektischen Lebensweise kann das schwer sein, aber die Mühe lohnt sich. Beim Tai-Chi sind die Füße

DIE HAND UNTER DEM ELLBOGEN

Beim Tai-Chi wird oft eine Handfläche gewölbt und unter den Ellbogen des anderen Armes gehalten. Sie berühren ihn nicht, sondern unterstützen ihn energetisch. Sie stehen stabil, und heben den freien Unterarm, als wollten Sie Energie abwehren, die auf Sie zukommt. Wechseln Sie dann die Arme.

Wiederholen Sie diese Übung. Versuchen Sie, den ganzen Körper korrekt zu bewegen. Das erfordert Ihre ganze Aufmerksamkeit. Sie sollten einen Zustand des Gleichgewichts und der Bewusstheit erreichen, in dem Sie sich frei bewegen können und sich dennoch ganz auf die Atmung und die Aktivierung Ihres Chi konzentrieren.

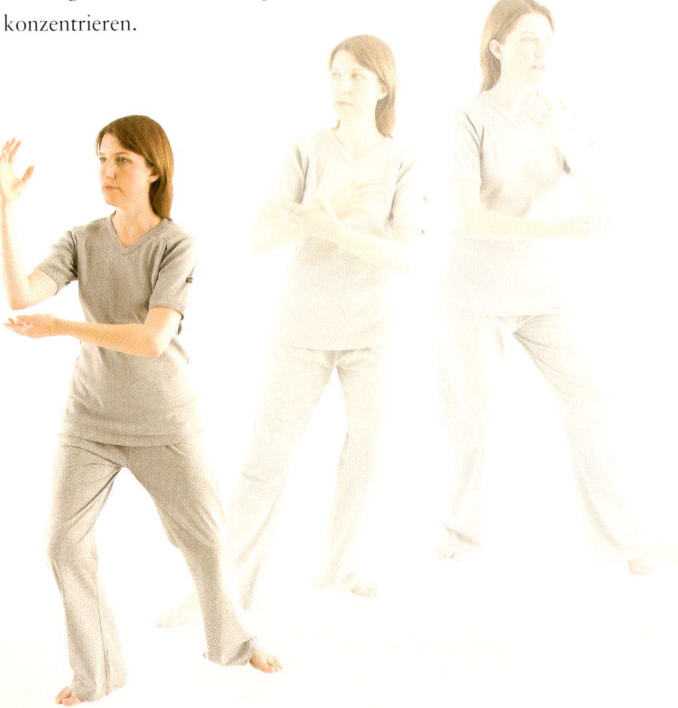

etwa schulterbreit auseinander, und einer steht vor dem anderen. Üben Sie, Ihr Gewicht in dieser Stellung von einem Fuß zum andern zu verlagern. Ein Drittel des Gewichts sollte auf einem Fuß ruhen, zwei Drittel auf dem anderen. Senken Sie Ihren Schwerpunkt, indem Sie die Knie beugen und tief in den Bauch atmen. Wenn Sie die Position der Füße ändern, berühren Sie den Boden kaum und lassen die Füße sanft gleiten.

Bevor Sie mit Tai-Chi beginnen, brauchen Sie Platz, um sich bewegen zu können, ohne dass Sie irgendwo anstoßen oder etwas zerbrechen. In China wird diese körperliche Meditation am frühen Morgen in Parks praktiziert, denn die Bewegung im Freien gewährleistet einen maximalen Kontakt mit den Elementen, deren Chi die Übung noch wirksamer macht.

DEN BALL HALTEN

Bei einer der wichtigsten Imaginationsübungen des Tai-Chi halten Sie scheinbar einen großen Ball, um das Chi zwischen den Hände zu spüren (siehe Seite 32). Spielen Sie mit dieser Energie, als hätte sie die Form eines Balls.

Halten Sie eine Hand über die andere, wobei die Handteller einander zugewandt sind. Wechseln Sie die Positionen der Arme. Versuchen Sie, das Chi zwischen den Händen zu spüren.

Sobald Sie mit diesen Handbewegungen vertraut sind, beziehen Sie den ganzen Körper ein. Drehen Sie sich langsam in der Hüfte, während Sie Ihr Gewicht nach hinten und vorne verlagern. Achten Sie weiter auf die Atmung und auf die subtile Wirkung jeder Bewegungsänderung.

Lassen Sie die Ellbogen anfangs an den Seiten, damit jede Bewegung im Energiezentrum des Bauches unter dem Nabel entspringt. Führen Sie die untere Hand – mit der gewölbten Handfläche nach oben – immer wieder zurück an diesen Punkt, um Ihre Bewegungen mit Energie zu laden. Stellen Sie sich vor, dass Sie Chi schöpfen und in die andere Hand leiten.

Schieben Sie die untere Hand nach vorne – auch die Handfläche zeigt nach außen, also weg von Ihnen –, wobei der Unterarm führt. Stellen Sie sich vor, Sie reflektieren mit dem Unterarm äußeres Chi, lassen aber genug Platz, um Ihr eigenes Chi mit der unteren Hand nach außen zu stoßen.

TAI-CHI MIT DEM PARTNER

Partnerübungen fördern die wortlose Kommunikation zwischen zwei Menschen. Der Partner und Sie lernen, einander zu vertrauen, und Tai-Chi macht als Partnerübung mehr Spaß.

Erzeugen Sie zunächst Chi zwischen Ihren Händen (siehe Seite 32), und machen Sie dann die Übungen, die auch einzeln durchführbar sind. Sobald Sie bereit sind, wärmen Sie sich mit Ihrem Partner auf. Da

Sie viel Platz brauchen, üben Sie am besten in einem leeren Raum oder in einem Park.

KONTAKTÜBUNGEN

Bei dieser Übung behalten Sie Kontakt mit dem Partner, obwohl manche Bewegungen es Ihnen erschweren. Beide Partner wenden sich zuerst einander zu. Nehmen wir an, der Partner führt, und Sie

folgen. Er streckt die Hand aus, und Sie berühren diese ganz leicht. Dann beginnt er, die Hände langsam zu bewegen, und Sie versuchen, den leichten Kontakt ständig aufrechtzu-

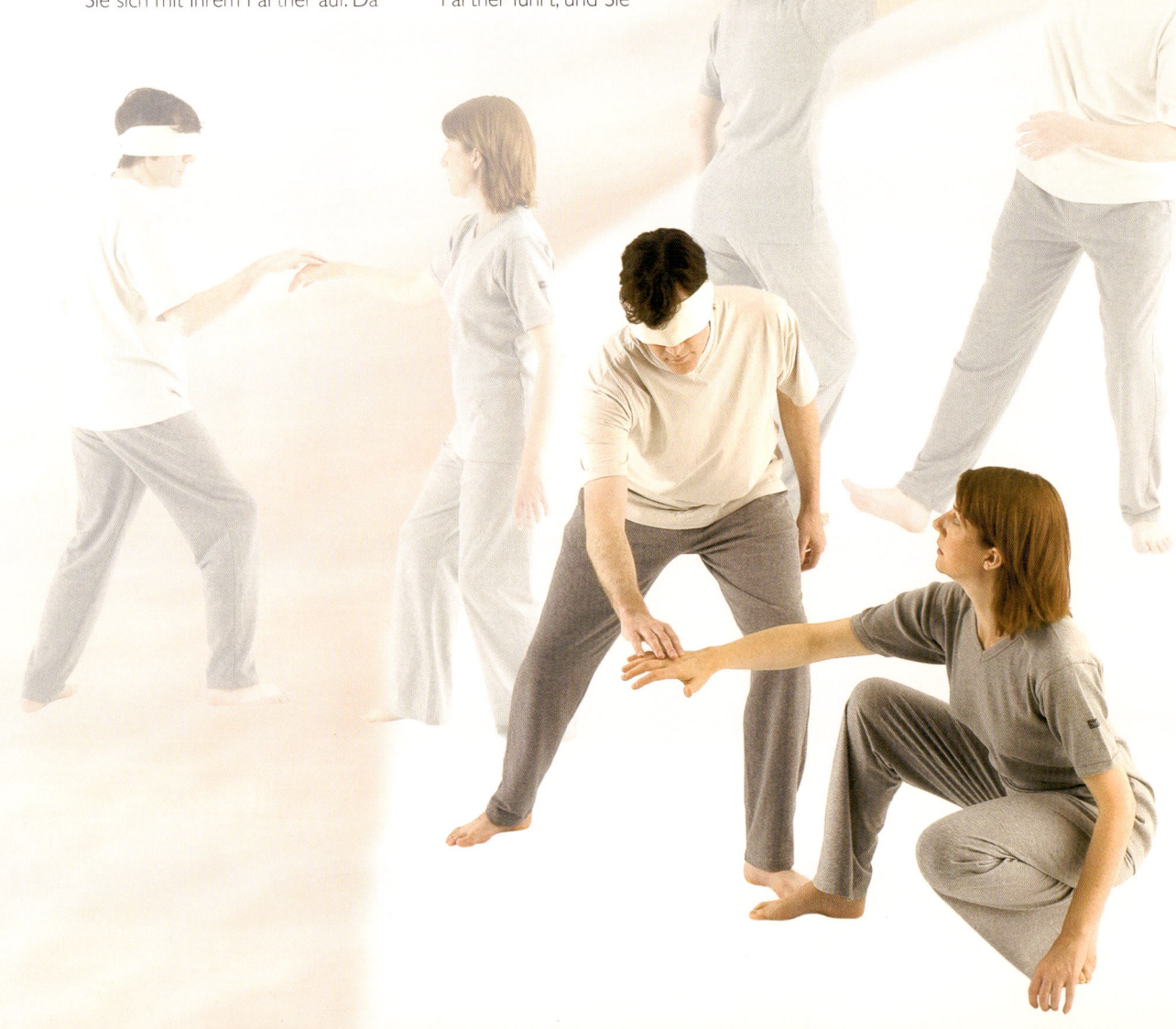

erhalten. Bleiben Sie so geschmeidig wie möglich, und folgen Sie dem führenden Partner. Sie sollten dabei nie die Konzentration verlieren. Bewegen Sie also die Füße geschickt, wenn Sie die Position ändern, und lassen Sie Ihr Gewicht stabil zwischen ihnen ruhen. Um das Gleichgewicht nicht zu verlieren, bleiben immer ein Drittel des Gewichts auf einem Fuß und zwei Drittel auf dem anderen.

Der Partner beginnt mit einfachen Bewegungen, die Sie veranlassen, sich vor und zurück zu bewegen und sanft zu strecken. Sobald Sie sich dabei sicher fühlen, erhöht der Partner das Tempo und testet den Punkt, an dem Sie den Kontakt oder das Gleichgewicht verlieren. Dies ist jedoch kein Wettkampf, sondern eine sanfte Vertrauensübung; darum wäre nichts gewonnen, wenn der Führende etwas versuchen würde, was für den anderen zu schwer wäre. Am besten stellt er sich vor, ein Gummiband bis an die Grenze zu dehnen, ohne es zu zerreißen.

Nach der ersten Runde wechseln Sie die Rollen und beginnen von vorne. Paarübungen zeigen Ihnen, wie der Kontakt und das Gleichgewicht verloren gehen. Sobald Sie den Grund dafür kennen, arbeiten Sie alleine daran, jene Bewegungen zu verbessern, die Sie überfordert haben.

NACHGEBEN LERNEN

Die Fähigkeit, unter bestimmten Umständen und im richtigen Augenblick nachzugeben, ist von größter Bedeutung im Leben. Wenn Sie zur rechten Zeit nachgeben, und zwar so, dass der andere sein Chi nicht mehr steuern kann, sind Sie ein wahrer Meister – es ist faszinierend. Angenommen, jemand ist wütend auf Sie. Dann können Sie seinen Zorn verpuffen lassen, indem Sie sich im richtigen Moment entschuldigen. Sobald die erste Wut verraucht ist, können Sie ein konstruktives Gespräch führen und Konflikte vermeiden.

Die körperliche oder seelische Stärke eines anderen anzuerkennen mag Ihnen nicht sonderlich tapfer erscheinen; aber es kann viel wirksamer sein, als physisch oder verbal zurückzuschlagen. Wer sein inneres Chi heftig nach außen projiziert, kann es ebenso schnell verlieren. Ein Mensch, der weiß, wann und wie man nachgibt, vermeidet dagegen eine Konfrontation und behält seine Lebenskraft.

Es wäre allerdings ebenso falsch, immer nachzugeben. Lernen Sie vorauszusehen, wann Ihr Partner sich bewegt: Lesen Sie seine Körpersprache, spüren Sie sein Chi. Das sollte Ihnen nach einiger Zeit innerhalb von Sekundenbruchteilen gelingen.

Wenn Sie mit den Übungen vertraut sind, kann der Partner die Augen maskieren, um sich besser auf die Atmung und sein Chi konzentrieren zu können. Entspannen Sie sich, und halten Sie den Kontakt mit dem Bauch aufrecht – Ihre Hände sind nur seine Verlängerung. Dadurch senken Sie Ihren Schwerpunkt und bleiben im Gleichgewicht.

DRUCK MIT DEN HÄNDEN
Diese Übung trainiert den Bogenstand. Die Füße stehen schulterbreit auseinander; der führende Fuß zeigt genau nach vorne, der hintere steht

schräg. Die Länge der schmalen Seite dieses Rechtecks entspricht ungefähr Ihrer Hüftbreite.

Diese sanften, ausholenden Bewegungen stärken die Konzentration. Beide Partner schieben abwechselnd und achten dabei auf Ihr Gleichgewicht und die Atmung, während sie die Arme entspannen.

Entwickeln Sie die erforderliche Intuition und das Gespür für die richtige Zeit, damit Sie voraussehen, wann der Partner drucken wird, und weichen Sie dem Druck aus, sodass er ins Leere geht und der Partner aus dem Gleichgewicht gerät. Ein fundamentales Prinzip des Tai-Chi lautet: Gibt nach, damit die Stärke des Gegners seine Schwäche wird.

Stehen Sie dem Partner gegenüber. Machen Sie beide mit dem gleichen Fuß einen Schritt nach vorne. Strecken Sie die Hände nach vorne, sodass die Handflächen sich berühren. Dann beginnt einer von Ihnen nach vorne zu drücken. Verlagern Sie Ihr Gewicht auf den vorderen Fuß und beugen Sie das führende Knie. Der Partner verlagert sein Gewicht auf den hinteren Fuß und erwidert den Druck, sodass Sie beide sich vor und zurück bewegen. Versuchen Sie, rasch zurückzuweichen, damit der Partner nur leicht drücken kann. Koordinieren Sie die Atmung mit Ihren Bewegungen, und gehen Sie beim Ausatmen nach vorne.

Wenn sie sich auf das Drücken des Partners eingestellt haben, prüfen Sie seine Konzentration. Treten Sie einen Schritt zurück, wenn er Sie schiebt. Falls er konzentriert ist, fällt es ihm leicht, nach vorne zu gehen und dabei den Druck aufrechtzuerhalten; andernfalls verliert er den Kontakt und stolpert vorwärts. Sie können auch nach vorne gehen, während Sie drücken, um festzustellen, ob der Partner rechtzeitig zurückweicht, ohne den Kontakt zu verlieren.

■ SIMONS TIPP

Um den Blasenmeridian zu strecken und mit einem Partner wortlos und vertrauensvoll zu kommunizieren, setzen Sie sich Rücken an Rücken. Strecken Sie die Beine, während der Partner die Füße anzieht. Verschränken Sie die Arme an den Ellbogen mit ihm, und beugen Sie sich vor; gleichzeitig schiebt er die Hüfte nach oben, bis er auf Ihrem Rücken liegt. Dann entspannt er sich und lässt die Dehnung über die Beine und den Rücken laufen, um die Spannung zu lindern. Arbeiten Sie zusammen, um das richtige Maß an Streckung zu erreichen. Bei Rückenmarksverletzungen oder bei steifem, schmerzendem Rücken ist diese Übung nicht zu empfehlen.

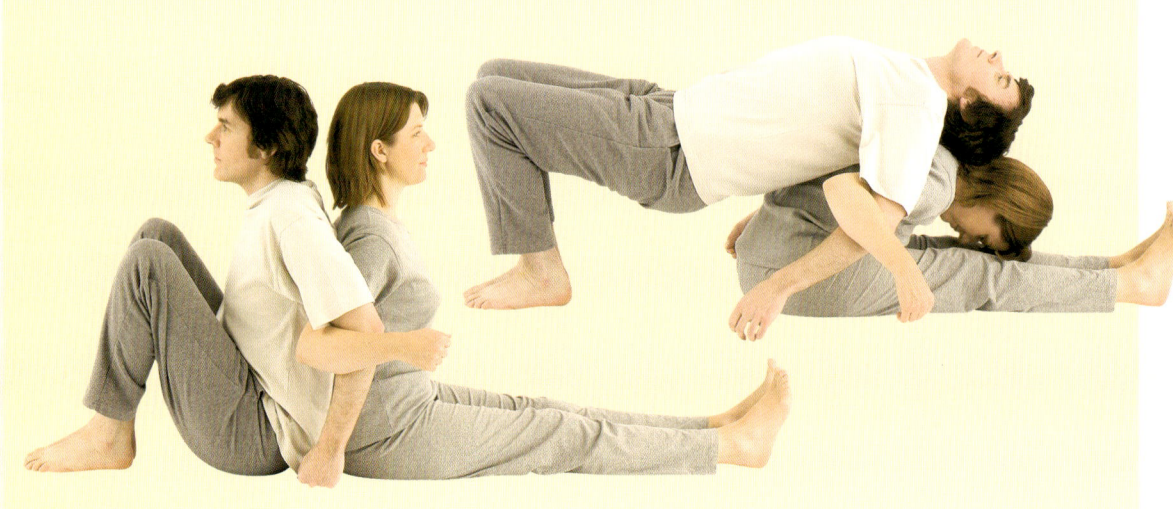

ZURÜCKLEHNEN

Sie sitzen einander gegenüber. Die Beine sind möglichst gestreckt, die Füße berühren sich. Wenn einer von Ihnen erheblich größer ist, stützt der Kleinere die Füße an den Unterschenkeln des Partners ab. Halten Sie einander an den Handgelenken, und beugen Sie sich vor. Beugen Sie sich dann abwechselnd zurück, und strecken Sie den Partner. Entspannen Sie sich, ehe der Partner Sie streckt. Arbeiten Sie gemeinsam, bis Sie den Punkt erreichen, an dem Sie einander langsam optimal strecken können. Atmen Sie im gleichen Rhythmus, um das Band weiter zu festigen.

Bewegen Sie nun den Oberkörper kreisförmig, und strecken Sie einander beim Zurücklehnen. Wiederholen Sie diese Übung in der anderen Richtung. Dadurch setzen Sie im Milz-, Leber-, und Nierenmeridian Chi frei und fühlen sich erfrischt.

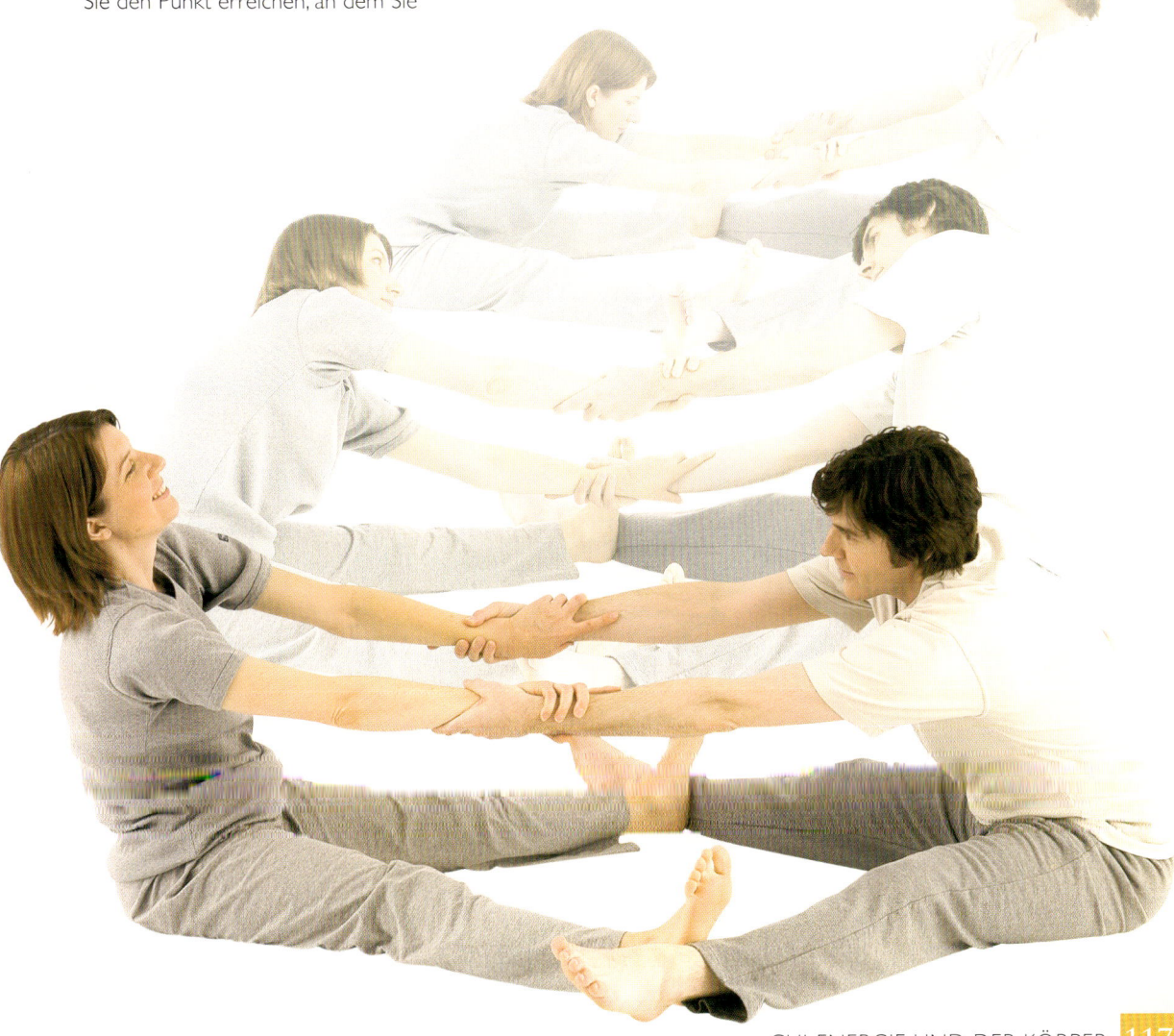

ENERGIE UND ENSTPANNUNG DURCH AKUPRESSUR

AKUPRESSUR

Die Kenntnis einiger Akupressurpunkte (Tsubos) kann Ihnen helfen, Ungleichgewichte im Körper durch Massage mit den Fingerspitzen zu beseitigen. Dadurch können Sie die innere und äußere Harmonie immer verbessern. Massieren Sie einen Akupressurpunkt, um Energie zu tanken, wenn Sie müde sind, oder um sich zu entspannen oder besser zu schlafen – es kommt ganz auf Ihre Bedürfnisse an.

Tsubos regulieren sich selbst; darum ist es so gut wie unmöglich, sie zu stark zu stimulieren. Deshalb sollten Sie weder nervös noch gehemmt sein, wenn Sie in bestimmten Situationen solche Punkte massieren. Einerlei, wie Sie es machen, Sie werden sich hinterher in aller Regel besser fühlen. Die folgende Liste nützlicher Akupressurpunkte gibt auch an, wie man sie findet und »einschaltet« und welche Wirkung das hat. Alle diese Punkte sprechen auch gut auf Moxibustion an (siehe Seiten 96–97). Wenn Sie zusätzliche Energie in Form von Wärme brauchen, stimulieren Sie das Chi in diesen Punkten mit einem Moxastäbchen. Lassen Sie es über dem Tsubo glimmen, um lokales Chi freizusetzen.

LUNGE 1: »Zentrum der Sammlung«
Befreit die Brust

Ertasten Sie mit den Fingern das Schlüsselbein. Etwa in der Mitte befindet sich eine kleine Mulde. Der Punkt liegt 4 Fingerbreiten darunter. Am besten legen Sie einen Finger der anderen Hand knapp unter die Mitte des Knochens und ertasten die Senke mit dem kleinen Finger. Drücken Sie mit dem Daumen darauf, und bewegen Sie die Mulde, bis Sie einen empfindlichen Punkt spüren. Dieser ist nicht leicht zu massieren, deshalb legen Sie sich am besten auf den Rücken und überlassen die Massage einem Partner. Das befreit die Brust, sodass Sie tiefer atmen können. Wenn Sie allein sind, kreuzen Sie den Arm über der Brust und drücken mit dem Daumen auf den Punkt. Danach klopfen Sie mit der lockeren Faust auf die Brust, um die restliche blockierte Energie zu befreien.

DÜNNDARM 3: »Hintere Furche«

Stärkt den Unterleib

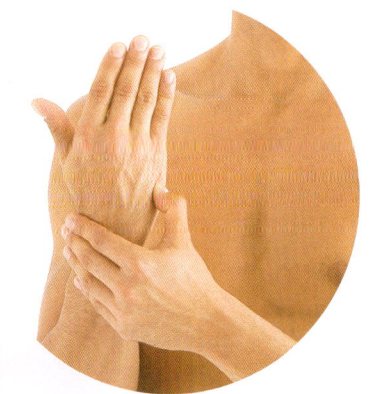

Ertasten Sie den Knochen an der äußeren Handkante. Auf halbem Weg zwischen dem kleinen Finger und dem Handgelenk befindet sich eine Mulde. Drücken Sie auf ihre Seite und reiben Sie mit dem Daumen auf und ab, um den exakten Punkt zu finden. Atmen Sie dann Chi hinein. Suchen Sie den besten Winkel, um den empfindlichsten Punkt zu massieren. Alle Akupressurpunkte an den Händen sind gut zugänglich und lassen sich unauffällig massieren. Dieser Tsubo leitet mehr Energie in die Arme und hilft Ihnen, die Schultern zu entspannen.

NIERE 1: »Hervorströmender Frühling«

Steigert die Vitalität

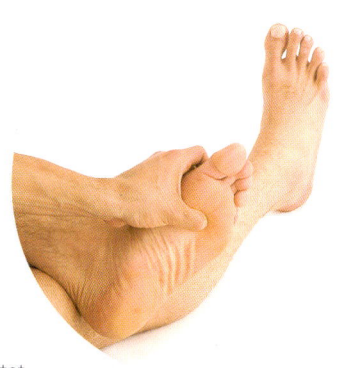

Setzen Sie sich, und legen Sie einen Fuß auf das andere Bein. Wenn der Fuß leicht angewinkelt ist, bemerken Sie eine deutlich Furche in der Mitte. Verfolgen Sie diese Furche mit dem Daumen, bis Sie den Teil des Ballens erreichen, der dem Zentrum am nächsten ist. Drücken Sie tief in diese Falte, und reiben Sie an ihr entlang. Wenn Sie sich den Zehen nähern, spüren Sie den Knochen – der Tsubo liegt genau vor ihm. Drücken Sie langsam und tief, bis Sie einen dumpfen Schmerz spüren. Atmen Sie Chi in den Punkt. Wenn der Partner diesen Tsubo massiert, entspannt er Sie am stärksten. Setzen Sie sich auf ein Sofa, legen Sie jeweils den Fuß auf den Schoß des Partners, und massieren Sie sich gegenseitig, bis Sie Wärme spüren, die sich im Kreuz ausbreitet.

MAGEN 36: »Drei Meilen«

Stärkt Magen und Beine

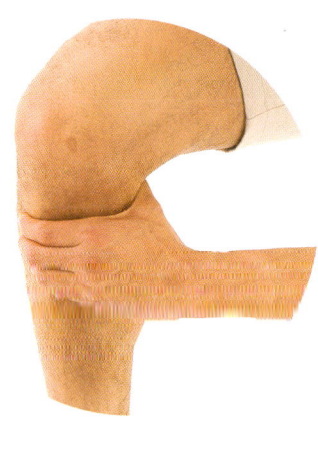

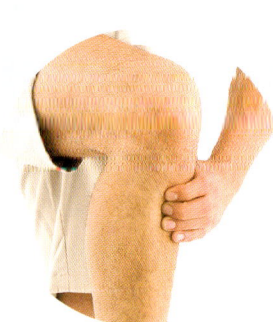

Beugen Sie die Knie um 90 Grad. Legen Sie die rechte Hand so auf das linke Bein, dass der Daumen in der Kniekehle liegt. Die anderen Finger greifen nach vorne. Drücken Sie nun in die Furche knapp außerhalb des Unterschenkelknochens. Dort liegt Magen 36, der schmerzt, wenn Sie ihn drücken. Atmen Sie Chi hinein, um Magenkrämpfe zu lindern und Chi in die Beine zu leiten.

GALLENBLASE 34: »Quelle des Lebensgrabes«

Stärkt die Knie

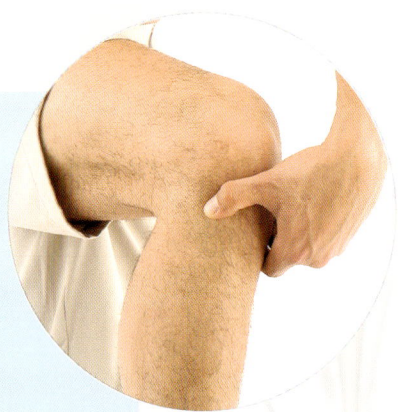

Setzen Sie sich, und beugen Sie ein Bein um 90 Grad. Ertasten Sie den unteren Rand der Kniescheibe, und fahren Sie mit dem Daumen nach außen, bis Sie eine knochige Mulde spüren. Drücken Sie darauf, und zwar nach unten gegen den Knochenkamm. Es ist recht schwierig, einen Punkt zu finden, der stark reagiert. Vielleicht müssen Sie das Bein etwas öffnen. Stellen Sie sich beim Massieren dieses Tsubos vor, dass Sie Chi in die Kniescheibe atmen. Wenn Sie diesen Punkt häufig massieren, stärken Sie nach und nach Ihre Knie.

KONZEPTIONSGEFÄSS 6: Sakralchakra

Stärkt die Verdauung

Dieser Punkt liegt 2 Fingerbreiten unter dem Nabel. Legen Sie den Zeigefinger so auf diese Stelle, dass das längste Fingerglied auf dem Tsubo ruht. Atmen Sie lange aus, und massieren Sie dabei den Tsubo mit dem Daumen. Dabei wird seine Umgebung allmählich wärmer. Wenn Sie müde sind, spricht dieser Punkt gut auf eine Moxibustion oder eine Wärmflasche an. Der Erfolg stellt sich sofort ein, und Sie können erholsam schlafen.

KONZEPTIONSGEFÄSS 12: Solarplexuschakra

Entspannt den Magen

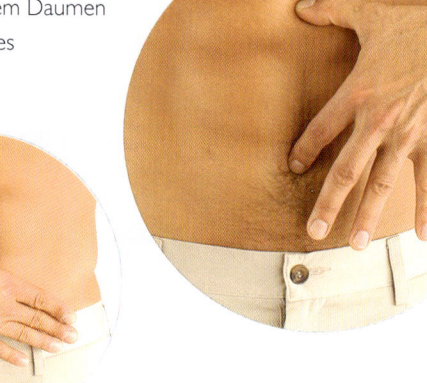

Legen Sie den Zeigefinger auf den Nabel, und streichen Sie mit dem Daumen zur Bauchmitte, bis Sie einen Knochen an der Basis des Brustkorbes erreichen. Auf halbem Weg zwischen den beiden Fingern liegt dieser Tsubo, auf gleicher Höhe mit dem unteren Bogen der unteren Rippen. Atmen Sie langsam aus, und drücken Sie dabei sanft auf den Tsubo. Stellen Sie sich vor, dass Sie nervöses Chi vom Magenboden absaugen und ausatmen. Sie werden ruhiger, und die Verdauung bessert sich.

KONZEPTIONSGEFÄSS 17: Herzchakra
Beruhigt den Herzschlag

Dieser Punkt liegt genau zwischen den Brustwarzen. Um ihn zu finden, legen Sie sich mit entspanntem Brustkorb auf den Rücken. Drücken Sie auf das Brustbein, und lassen Sie den Mittelfinger an dieser Stelle nach oben und unten gleiten, bis Sie einen empfindlichen Punkt finden. Dieser Tsubo kann sehr schmerzhaft sein; massieren Sie ihn also behutsam. Drücken Sie mit der Fingerspitze darauf, und stellen Sie sich vor, dass er Chi ausstrahlt und damit den Brustkorb füllt. Massieren Sie den Punkt, wenn das Leben hektisch ist und sich Stress aufstaut, und visualisieren Sie dabei.

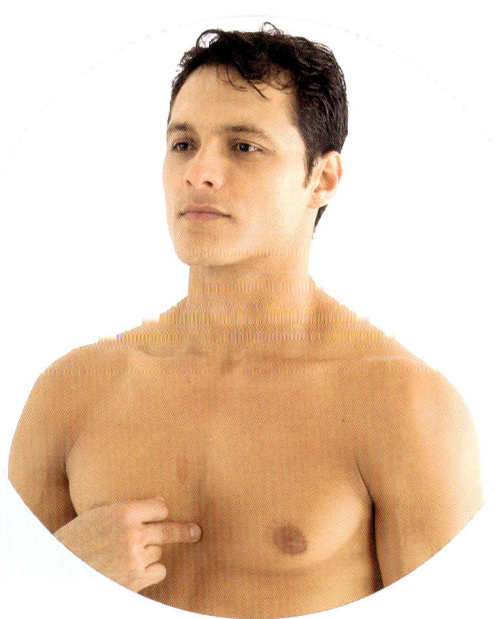

BLASE 60: »Berg«
Lindert Rückenschmerzen

Ertasten Sie die Rückseite des äußeren Knöchels, und drücken Sie mit dem Daumen sanft in die Lücke zwischen ihm und der Achillessehne. Suchen Sie den empfindlichen Punkt, atmen Sie Chi hinein, und stellen Sie sich vor, dass Sie Energie aus dem Rücken ziehen und jede Verspannung lösen. Dieser Tsubo ist ideal, um Chi in die Füße zu leiten, wenn sie im Kopf zu stark konzentriert ist, oder wenn Stress den Hals, den Rücken oder die Beine verspannt hat.

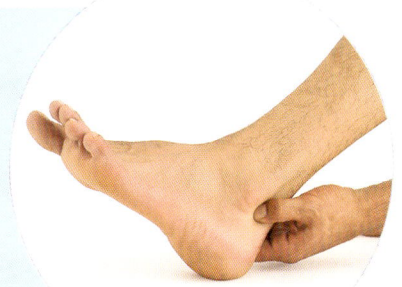

MILZ 6: »Treffpunkt der drei Beinmeridiane«
Macht die Beine vital

Meiden Sie diesen Tsubo, wenn Sie schwanger sind; denn er verstärkt Kontraktionen und könnte eine Frühgeburt auslösen. Legen Sie den kleinen Finger knapp über die Innenseite des Knöchels. Der Tsubo liegt nun unmittelbar unter dem Zeigefinger, gleich hinter dem Schienbein. Drücken Sie mit dem Daumen darauf, und lassen Sie ihn hinten in der Mulde auf und ab gleiten, bis Sie einen Punkt finden, der einen scharfen Schmerz auslöst. Massieren Sie ihn langsam, und leiten Sie Chi durch die Beine nach oben. Dadurch können Sie Menstruationskrämpfe lindern und die Beine kräftigen

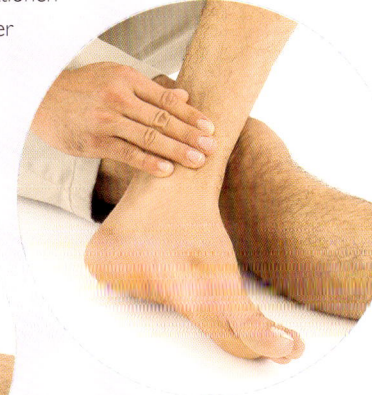

QIGONG

Qigong ist ein chinesisches Übungssystem, das Harmonie zwischen dem inneren Chi und dem gesamten Energiefeld herstellt, indem es den Körper zu spontanen Bewegungen veranlasst, die Chi umverteilen, ausstoßen oder absorbieren und so für ein Gleichgewicht sorgen. Das Unbewusste erkennt instinktiv, was der Körper braucht, und wenn Sie sich in einen Zustand versetzen, in dem das Unbewusste das Kommando übernimmt, kann der Körper sich heilen.

Ziehen Sie Schuhe und Strümpfe aus, und tragen Sie lockere Baumwollkleider. Zunächst bewegen Sie einen bestimmten Teil des Körpers, ohne die wichtigen Muskeln zu benutzen. Das entspannt, und Sie lernen, sich ohne bewusste Anstrengung zu bewegen. Wichtig ist, dass Sie einen Partner oder Meister finden, dem Sie vertrauen und mit dem Sie gerne arbeiten. Er beobachtet Ihre Bewegungen genau und prüft, ob Sie wirklich jede bewusste Steuerung aufgegeben haben.

ARME UND BEINE SCHWINGEN

Die Füße stehen schulterbreit nebeneinander. Beugen Sie die Knie, und drehen Sie sich auf der Ferse eines Fußes. Die Hüften drehen sich mit, die Arme sind entspannt und schlagen an die Seiten, wenn Sie die Drehrichtung ändern. Versuchen Sie, dabei den maximalen Schwung zu erzeugen. Sobald das gelingt, atmen Sie beim Ausatmen Chi in die Arme. Machen Sie diese Übung regelmäßig, um die Arme zu lockern.

Schwingen Sie nun die Arme wie beim Skifahren nach vorne und zurück. Beugen Sie dabei die Knie. Strecken und beugen Sie die Knie, um den Schwung zu verstärken, bis die Arme über die Schultern schwingen. So bewegen Sie die Schultergelenke, ohne die lokalen Muskeln zu benutzen.

Stehen Sie auf einem Bein, und versetzen Sie das freie Bein in Bewegung, indem Sie das Becken nach vorne und nach hinten kippen. Die Knie bleiben entspannt und beugen sich locker, wenn das Bein nach hinten schwingt. Wiederholen Sie die Übung mit dem anderen Bein. Wenn Sie Schwierigkeiten mit dem Gleichgewicht haben, halten Sie sich an einem Möbelstück fest.

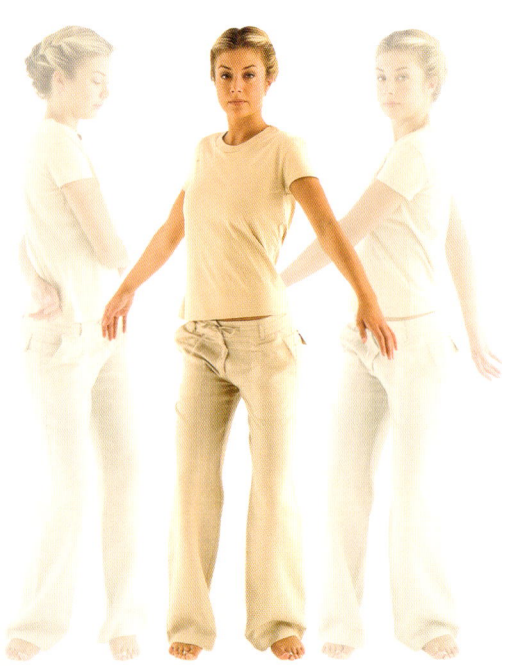

ROLLE RÜCKWÄRTS UND VORWÄRTS

Diese Übung fördert das Selbstvertrauen und jene fließenden Bewegungen, die Ihre Rückenmuskeln geschmeidig machen. Setzen Sie sich auf eine Matte, kreuzen Sie die Beine, und halten Sie die Füße oder großen Zehen mit den Händen fest. Machen Sie einen Buckel, und rollen Sie sich nach hinten (Sie brauchen hinten viel Platz), bis der Hinterkopf den Boden berührt, dann wieder zurück in den Sitz. Üben Sie, bis Sie ohne Unterbrechungen vor und zurück rollen können. Das ist eine vorzügliche Rückenmassage, bei der Sie jeden Wirbel auf dem Boden spüren.

Nun wird es schwieriger: Sie rollen sich aus dem Stand nach hinten. Beugen Sie die Knie, und treten Sie einen Schritt zurück, während Sie die Arme nach vorne strecken.

Beugen Sie das hintere Bein, und rollen Sie sich nach hinten. Später sollten Sie imstande sein, sich rückwärts auf den Kopf zu rollen und dann mit Schwung aufzustehen. Benutzen Sie die gestreckten Arme und Füße als Hebel. Treten Sie dann mit dem anderen Bein nach hinten, und wiederholen Sie die Übung. Achten Sie auf eine weiche Unterlage und auf genügend Platz. Lassen Sie diese Übung weg, wenn Sie an Rücken- oder Bandscheibenbeschwerden leiden.

DREI UMARMUNGEN

Bei dieser Übung stellen Sie sich vor, den Stamm eines großen Baumes zu umarmen. Nehmen Sie eine Stellung ein, in der Sie so lange wie möglich in diesem geistigen Bild »verwurzelt« bleiben können. Machen Sie die Szene lebendig, und visualisieren Sie jede Einzelheit des Baumes. Wie fühlt sich die Rinde an, die Sie umarmen? Wenn Sie wieder einmal in den Park gehen, legen Sie die Arme um einen echten Baum, um Erfahrungen zu sammeln, die für künftige Übungen nützlich sind.

Bäume haben viel senkrecht fließendes Chi, vor allem morgens und im Frühling. Nachmittags und im Herbst ist das Chi des Baumes schwächer. Ein enger Kontakt mit Bäumen beeinflusst Ihr Chi, sodass es kräftiger nach oben oder nach unten fließt. Wenn Sie niedergeschlagen sind, besuchen Sie früh am Morgen einen Baum und nehmen möglichst viel von seinem aufwärts fließenden Chi auf. Um ruhiger zu werden, umarmen Sie den Baum bei Sonnenuntergang.

Stehen Sie mit den Beinen schulterbreit nebeneinander, beugen Sie die Knie, und kippen Sie das Becken, bis Ihre Stellung bequem ist. Entspannen Sie die Schultern, und umarmen Sie einen imaginären Baum. Ziehen Sie dabei das Kinn ein, und korrigieren Sie Ihre Stellung, wenn Sie ein Unbehagen spüren. In der idealen Position können Sie den Fluss des inneren Chi fördern und das Energiefeld harmonisieren. Lassen Sie sich beim Üben beobachten, damit Sie erfahren, was Sie ändern müssen; oder üben Sie vor dem Spiegel.

LOSLASSEN

Arbeiten Sie einige Wochen an den Qigong-Übungen auf den Seiten 122–123, um den Körper auf den nächsten Schritt vorzubereiten: das völlige Loslassen. Sie können dabei stehen oder liegen, je nachdem, was Ihnen besser gefällt. Im Stehen können Sie sich freier bewegen, aber am Anfang ist es einfacher, sich auf den Rücken zu legen – die klassische Entspannungsposition. Akzentuieren Sie alle Bewegungen, indem Sie zu Beginn einer Bewegung einen Ton ausatmen. Er sollte sich ganz natürlich anhören, und er ist ein fantastischer Ausgangspunkt für freie, spontane Qigong-Bewegungen.

Am Ende der vorbereitenden Übungen entspannen Sie sich im Stehen und gehen dann rückwärts. Dabei berühren nur die Zehen und der Ballen des hinteren Fußes den Boden, und der Fuß federt von selbst. Konzentrieren Sie sich auf die Atmung, und bewegen Sie sich ganz natürlich.

Versuchen Sie, die gleiche rhythmische Bewegung vom Fuß auf andere Körperteile zu übertragen. Wechseln Sie die Füße, um herauszufinden, ob dies die gewünschte Reaktion auslöst. Beim Qigong kommt es darauf an,

keine bewusste Entscheidungen zu treffen, zum Beispiel: Welches Gelenk will sich in welche Richtung bewegen? Erzwingen Sie nichts, zeigen Sie dem Körper nur die Wahlmöglichkeiten, und alles geschieht wie von selbst, wenn es an der Zeit ist.

Legen Sie sich auf den Rücken, und zucken Sie rhythmisch mit den Hüften. Drehen oder neigen Sie die Hüften, oder tun Sie, was Ihnen natürlich vorkommt. Atmen Sie tief ein, und konzentrieren Sie sich auf die Atmung, ohne sich vom bewussten

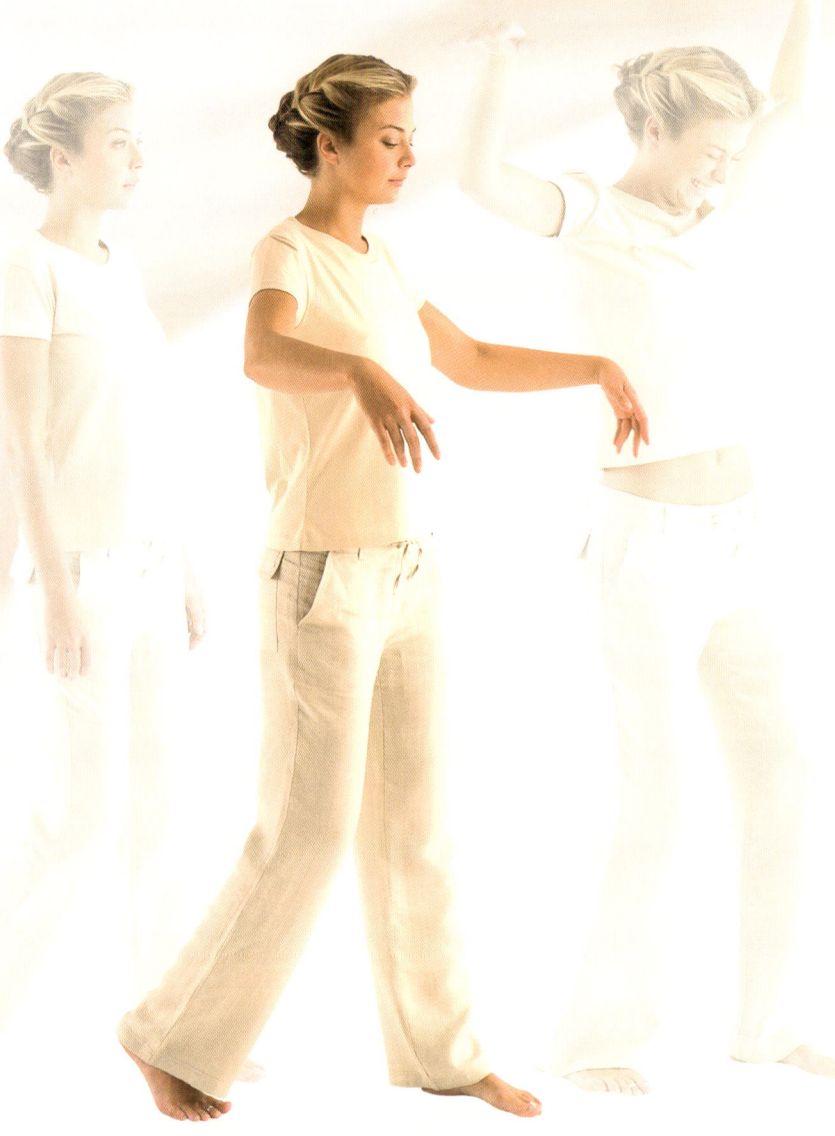

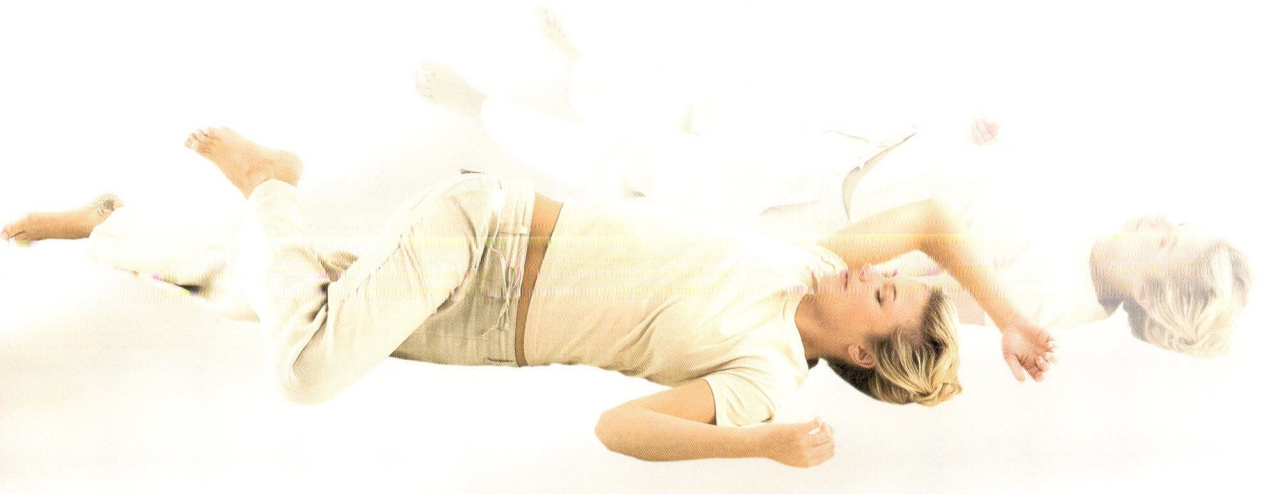

Geist ablenken zu lassen. Bald bewegen sich die Beine, die Arme oder der Hals spontan. Legen Sie sich dann auf die Seite, oder ändern Sie die Stellung vollständig. Nach einiger Zeit lassen die Bewegungen nach. Bleiben Sie still liegen, bis sie ganz abgeklungen sind.

ÜBUNG MIT DEM ENERGIEFELD

Diese Übung hilft Ihnen, mit der Peripherie Ihres Energiefeldes zu »spielen«. Dabei streichen Sie mit den Händen über den ganzen Körper, ohne die Haut zu berühren.

Stellen Sie die Beine nebeneinander, gehen Sie in die Hocke, und zeichnen Sie einen imaginären Kreis um die Füße. Streichen Sie mit den Händen an den Beinen aufwärts bis zu den Achselhöhlen. Strecken Sie die Arme ganz. Nun drehen Sie die Handflächen um, führen sie an den Hals, legen die Hände an die Ohren und strecken sie über den Kopf. Dann bringen Sie die Hände wieder vorne am Körper nach unten bis zu den Füßen.

Streichen Sie dann mit den Händen hinten an den Beinen und am Rücken nach oben, ziehen sie, wenn es nicht mehr höher geht, durch die Achselhöhlen und um den Hinterkopf herum zur Stirn und führen sie seitlich zurück zu den Füßen. Dann geht es wieder vorne nach oben, und ein neuer Zyklus beginnt. Dabei erreichen Sie jede Stelle des Körpers aus jeder Richtung. Erhöhen Sie das Tempo, und bewegen Sie sich forscher, um das Chi an der Oberfläche aufzuwirbeln.

SCHRÖPFEN

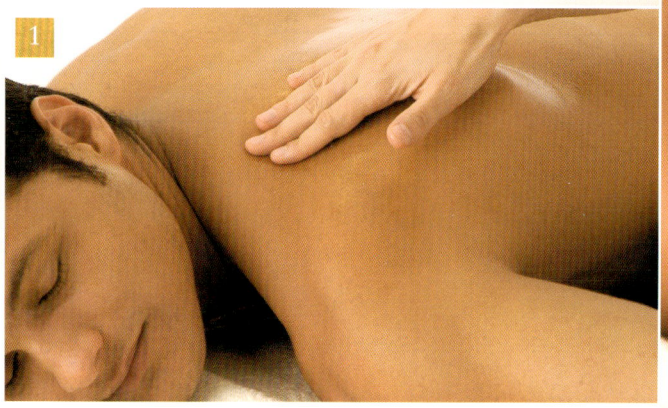

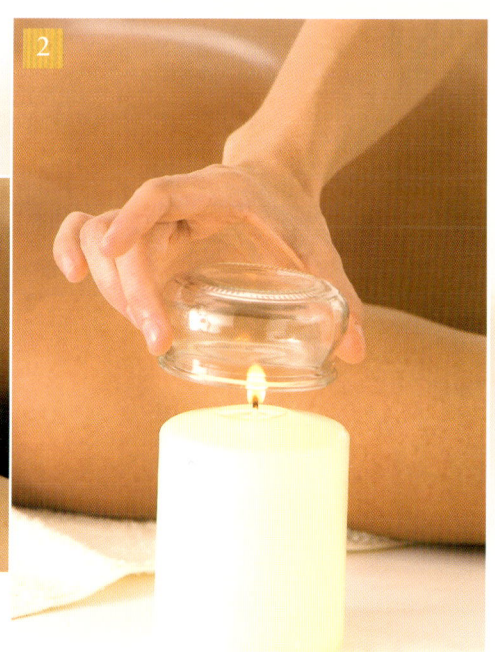

Das Schröpfen wird im Osten seit Jahrtausenden angewandt und ist heute noch ein wichtiger Bestandteil der traditionellen Heilkunst. Mit dieser Methode zieht man an bestimmten Punkten überflüssiges Chi aus dem Körper, und zwar mit Hilfe eines örtlichen Vakuums. Das Schröpfen – das manchmal mit Akupunktur kombiniert wird – ist besonders hilfreich, wenn ein Teil des Körpers verspannt, steif oder heiß ist. Es ist nur auf flachen Partien anwendbar, vor allem wenn sie fleischig und unbehaart sind, also an den Rücken-, Bauch- und Beinmuskeln, aber kaum an den Knien, an den Ellbogen oder am Kopf. Sie brauchen dafür Massageöl, eine Kerze und ein flaches, rundes Glasgefäß.

DAS VERFAHREN

1 Der Partner legt sich mit entblößtem Rücken auf den Bauch. Sie knien neben ihm und reiben ein wenig Öl in die Körperpartien, die Sie behandeln möchten.

2 Zünden Sie die Kerze an, und halten Sie das Glas mit der Öffnung nach unten über die Flamme, um die Luft im Glas – nicht das Glas selbst – zu erhitzen. Achten Sie also darauf, dass die Flamme nicht den Rand des Gefäßes erhitzt, denn er berührt später die Haut. 3 Lassen Sie die Flamme fünf Sekunden im Glas, und drücken Sie es dann schnell auf die Haut des Partners. Wenn die Flamme vor Ablauf der fünf Sekunden erlischt, weil der Sauerstoff verbraucht ist, setzen Sie das Glas sofort auf. 4 Reagieren Sie schnell, bevor die Luft im Glas abkühlt. Wenn sie abkühlt, zieht sie sich zusammen und saugt die Haut in das Teilvakuum im Glas. Sie können eine große Körperpartie behandeln, wenn Sie das Glas wiederholt über

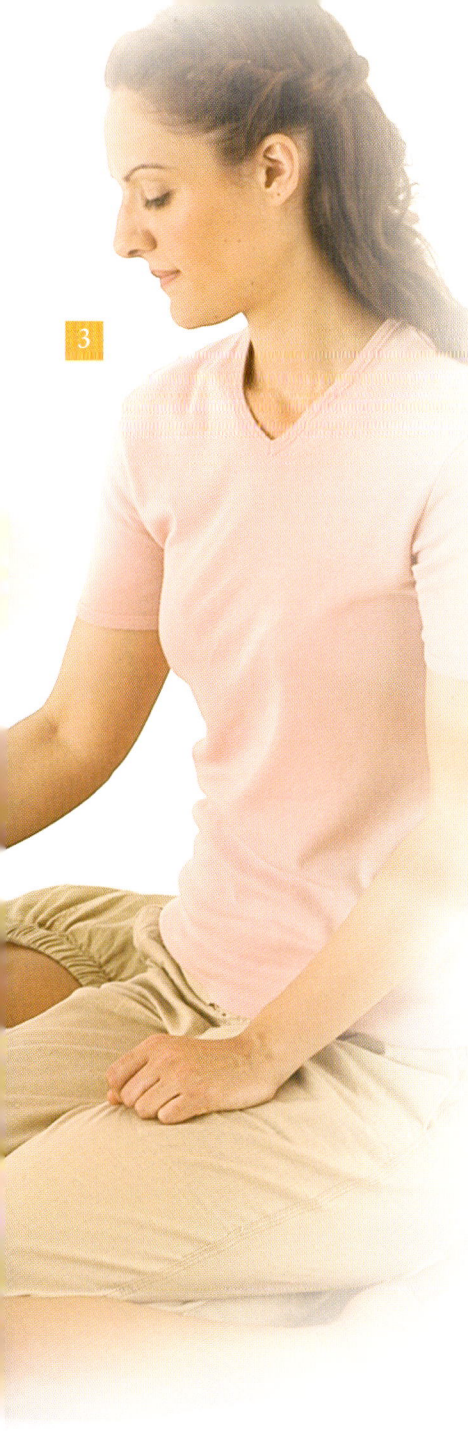

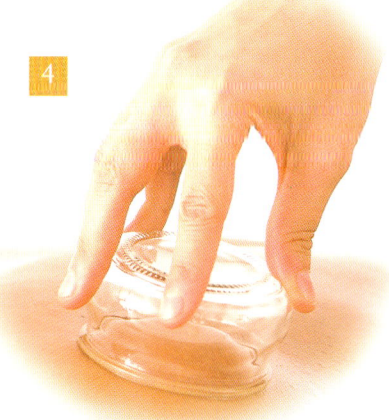

3

die eingeölte Haut schieben und an den Stellen innehalten, die behandelt werden sollen. Füllt das Vakuum sich auf, erhitzen Sie die Luft im Glas erneut und beginnen von vorne. Atmen Sie Chi durch Ihre Haut in das Glas. Der Partner sollte eine gewisse Leichtigkeit an den behandelten Stellen empfinden.

Wenn Sie Ihrem Partner eine entspannende Ölmassage verabreichen wollen, verwenden Sie zwei Gläser und fahren damit neben der

4

Wirbelsäule auf und ab, um überflüssiges Chi zu entfernen und Muskeln und Wirbelsäule zu lockern.

PROFESSIONELLES SCHRÖPFEN

In der traditionellen chinesischen Medizin (TMC) entfernt man müdes Chi, indem man gestautes Blut durch die Haut absaugt. Dabei lösen sich Verspannungen sofort, und die behandelten Körperteile fühlen sich leichter an. Zuerst beklopft der Therapeut die Haut mit einem kleinen Hammer, in dem kleine, dünne Nadeln stecken. Die Wirkung ist ähnlich, wie wenn man Akupunkturnadeln mehrmals in die Haut steckt. Öl oder Seifenwasser macht die Haut schlüpfrig, sodass das Glas gleiten kann. Dann setzt der Therapeut das erhitzte Gefäß auf die Haut, und das Vakuum zieht Blut durch die winzigen Stichwunden. Wird das Glas weitergeschoben, erscheint ein dünner Blutfilm auf der Haut. Das ist völlig normal und gehört zu dem Prozess, der Giftstoffe oder blockiertes Chi entfernt. Nach der Behandlung wischt man die Haut ab, und die minimalen Blutungen hören auf.

Chi-ENERGIE
UND DIE GEFÜHLE

Frei fließendes Chi ist nicht nur für den Körper und den Geist wichtig, sondern auch für die Gefühle. Das emotionale Chi wird unter anderem vom Chi der Umgebung beeinflusst, von Menschen und Dingen. Erforschen Sie den Zusammenhang zwischen den Meridianen und bestimmten Gefühlen, um Ihr emotionales Wohlbefinden zu verbessern. Schaffen Sie eine Atmosphäre, die erfolgreiche Beziehungen und emotionale Bindungen fördert – mit gesundem Essen, erfüllendem Sex, regelmäßiger Chakra-Harmonisierung, Reiki und Heilen durch Handauflegen.

MERIDIANE STRECKEN

Jeder Meridian hängt mit bestimmten Gefühlen zusammen, und die Gefühle können körperliche Beschwerden auslösen. Sie können das Chi, das in den Meridianen blockiert ist, durch die Streckung dieser Energiebahnen aktivieren. Dadurch wird der Chi-Fluss im Körper harmonisiert, und aufgestaute Gefühle werden befreit. Außerdem können Sie besser heilen und werden geschmeidiger. Atemübungen und Visualisationen ergänzen dieses Verfahren.

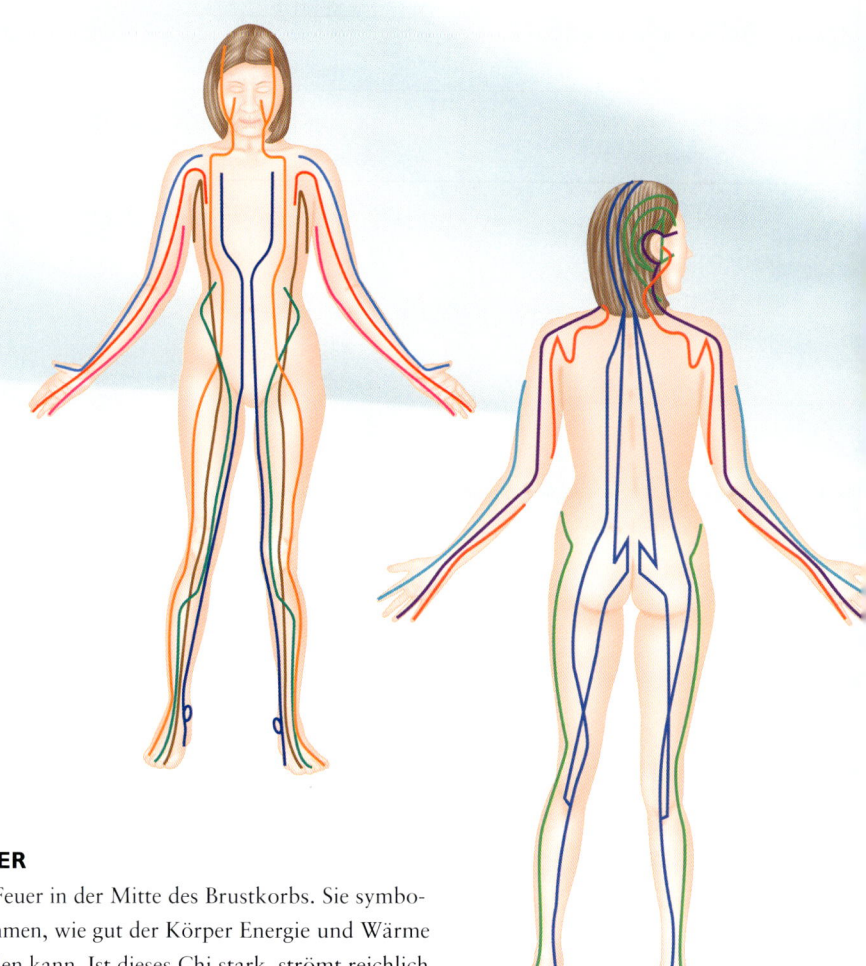

● DER DREIFACHE ERWÄRMER

Dieser Meridian verbindet die drei Feuer in der Mitte des Brustkorbs. Sie symbolisieren den Stoffwechsel und bestimmen, wie gut der Körper Energie und Wärme aus Nahrung und Sauerstoff herstellen kann. Ist dieses Chi stark, strömt reichlich Energie in den Bauch, und Sie sind warm, großzügig und aufgeschlossen. Wenn dieses Chi schwach ist, frösteln Sie und scheuen Herausforderungen.

Legen Sie im Stehen oder Sitzen den Arm um den Hals, bis Sie den oberen Teil des Rückens erreichen. Halten Sie mit der anderen Hand den Ellbogen, und ziehen Sie ihn beim Ausatmen von der Schulter weg.

Stellen Sie sich vor, dass Sie diese gewaltigen Feuer im Rumpf anzünden. Spüren Sie, wie warmes orangefarbenes Licht sich im ganzen Körper ausbreitet.

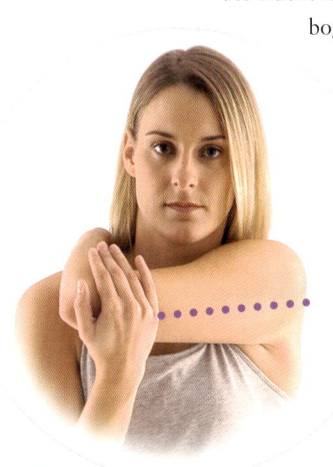

MERIDIANE
- ● Niere
- ● Blase
- ● Lunge
- ● Dickdarm
- ● Leber
- ● Gallenblase
- ● Milz
- ● Magen
- ● Dünndarm
- ● Herzregent
- ● Herz
- ● Dreifacher Erwärmer

● DER HERZREGENT

Der Herzregent spiegelt das Kreislaufsystem wider, da er Chi im ganzen Körper verteilt. Er schickt es bis in die Peripherie des Körpers und bestimmt die Konturen des äußeren Energiefeldes (der Aura) mit. Wenn sein Chi ungehindert fließt, geht es Ihnen gut; wenn es blockiert ist, fühlen Sie sich unwohl.

Strecken Sie einen Arm aus, und drehen Sie den Handteller nach oben. Halten Sie die Finger dieser Hand, und ziehen Sie sie nach hinten, während Sie das Handgelenk nach vorne strecken. Die Dehnung ist von der Mitte des Gelenks bis zur Innenseite des Unterarms zu spüren. Der Ellbogen muss ganz geöffnet sein, während der Meridian Chi verteilt und Sie sich vorstellen, dass Ihre innere Energie ausgewogener wird.

Wenn einige Teile des Körpers verspannt sind, visualisieren Sie sie in verschiedenen Farben und verschmelzen sie beim Strecken des Meridians zu einem einzigen friedvollen Farbton.

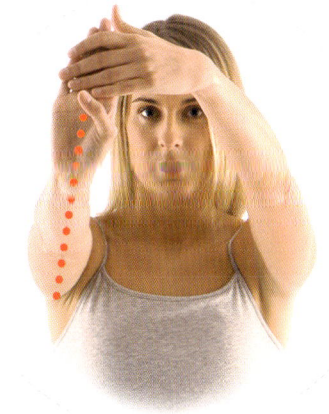

● DER DICKDARMMERIDIAN

Wenn das Chi im Dickdarm ungehindert fließt, sind Sie zufrieden und wissen, dass Sie jede Aufgabe nach besten Kräften lösen werden. Ist dieses Chi zu stark verteilt, macht der Energiemangel Sie unsicher, und Sie ziehen sich zurück.

Stellen Sie die Füße schulterbreit nebeneinander. Verschränken Sie die Daumen hinter dem Rücken. Atmen Sie ein. Beugen Sie sich beim Ausatmen vor, führen Sie den Kopf an die Knie, und stoßen Sie die Hände nach oben, bis Sie die gestreckten Schultergelenke spüren. Bleiben Sie ein paar Sekunden in dieser Stellung. Atmen Sie dann tief ein, und richten Sie sich auf. Stoßen Sie die Hände nach unten, und lassen Sie dabei den Kopf nach hinten fallen. Bauch, Oberarme, Schultern und Brustkorb sind gespannt.

Visualisieren Sie bei jedem Vorbeugen, dass Sie alles Chi aus den Lungen und Eingeweiden quetschen. Sehen Sie diese Energie in einer dunklen Farbe, und hören Sie einen tiefen Ton (wie ein Stöhnen), wenn sie den Körper verlässt. Beim Zurückbeugen visualisieren Sie frisches, gesundes, helles, dynamisches Chi, das die Lungen und Eingeweide füllt. Geben Sie ihm eine helle Farbe (zum Beispiel Grün oder Blau), und hören Sie es angenehm plätschern.

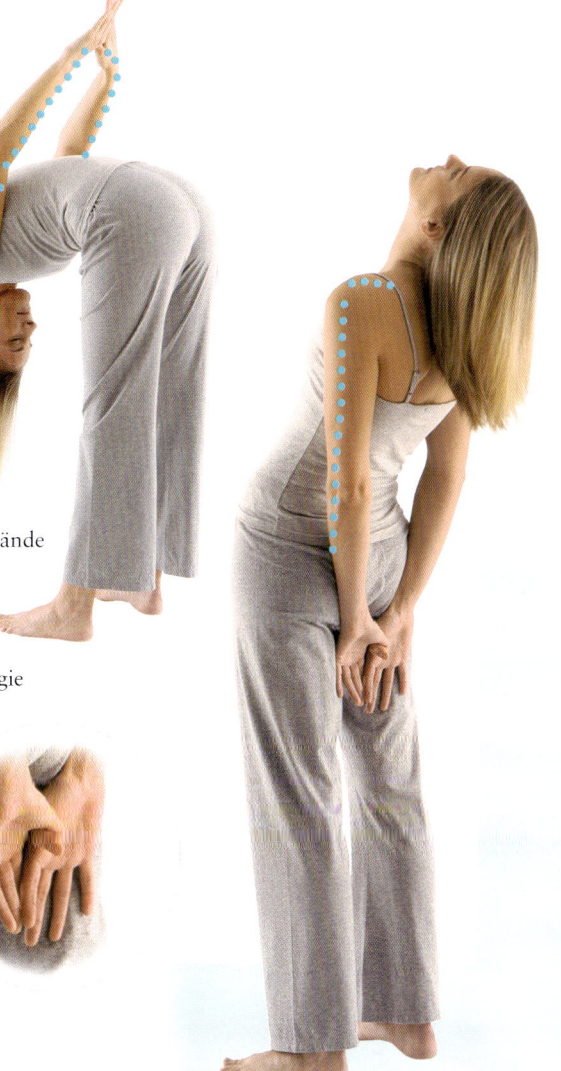

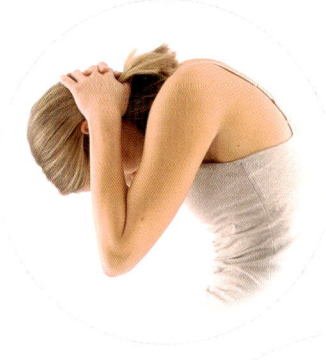

● DER LUNGENMERIDIAN

Beim Atmen treten Sie in Kontakt mit der Umwelt. Das Chi im Lungenmeridian steuert diese Verbindung und absorbiert oder verteilt Energie in der unmittelbaren Umgebung. Wenn er stark ist, fühlen Sie sich mit allem und jedem verbunden; wenn er schwach ist, sind Sie deprimiert und lethargisch.

Verschränken Sie die Hände im Stehen oder Sitzen im Nacken. Atmen Sie tief in die Brust. Drücken Sie die Ellbogen beim Ausatmen nach hinten. Legen Sie den Kopf nach hinten, um die Lungen zu öffnen und die Brustmuskeln noch stärker zu strecken (dort beginnt der Meridian). Beim Ausatmen führen Sie die Ellbogen unten an der Brust zusammen. Pressen Sie alle Luft aus den Lungen, ehe Sie wieder einatmen und den Brustkorb weiten.

Stellen Sie sich vor, die Lungen seien Schwämme. Wringen Sie beim Vorbeugen Schmutz aus ihnen heraus, und füllen Sie sie beim Zurückbeugen mit frischem, sauberem Chi.

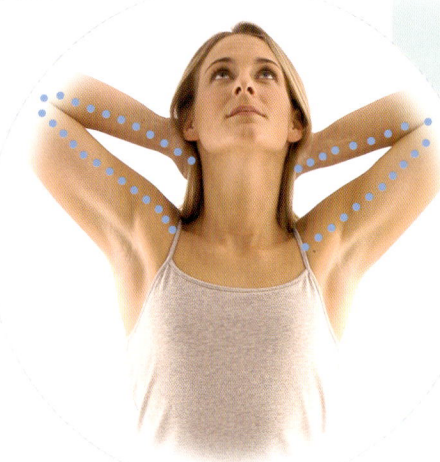

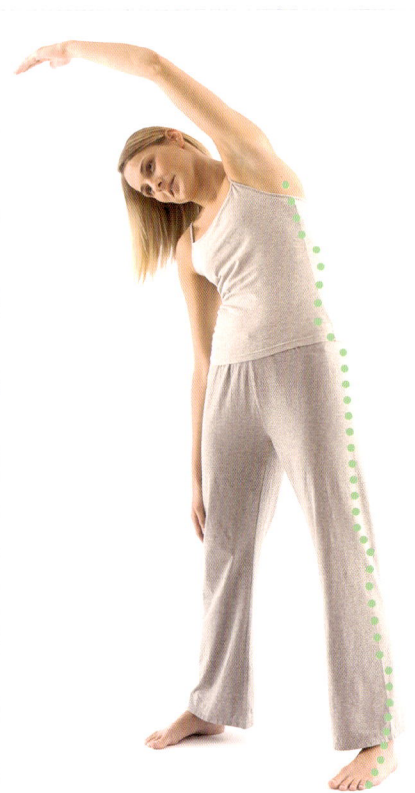

● DER GALLENBLASENMERIDIAN

Die Gallenblase unterstützt die Fettverdauung. Ihr Meridian verfeinert das Chi, das in den Körper gelangt, veranlasst Sie zum Handeln und macht Sie wach und ausdauernd. Zu viel Chi dieser Art macht hitzig.

Die Füße stehen etwa zwei Schulterbreiten auseinander. Heben und strecken Sie einen Arm seitwärts über den Kopf. Verstärken Sie die Streckung an dieser Seite, bis sie vom Hals bis zur Hüfte spürbar ist.

Stellen Sie sich vor, dass Sie Groll auflösen und verspannte Körperteile lockern. Sehen Sie schmelzende Butter, wenn es Ihnen hilft. Bündeln Sie das Chi dort, wo die Spannung beginnt, und leiten Sie es in die Mitte des Rumpfes, damit er geschmeidiger wird.

■ SIMONS TIPP

Strecken Sie sich beim Ausatmen, so weit es geht. Arbeiten Sie an beiden Körperseiten: Wenn die eine Seite gestreckt ist, wiederholen Sie die Übung an der anderen.

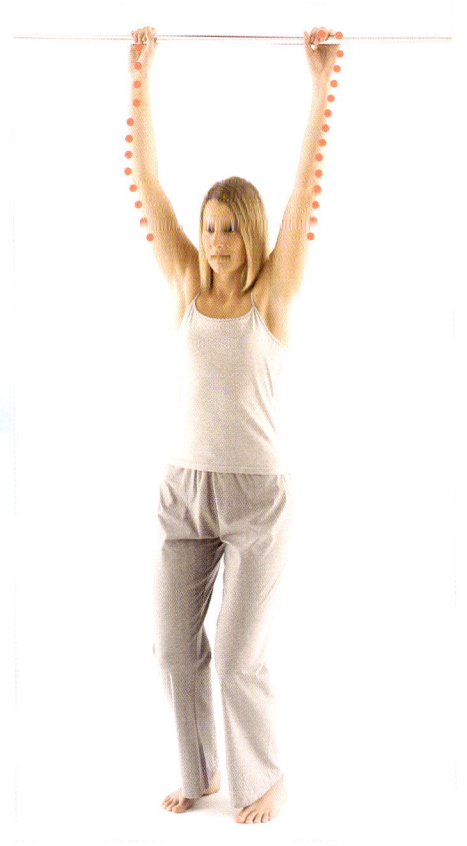

● DER DÜNNDARMMERIDIAN

Wenn dieser Meridian Chi aufnimmt, empfinden Sie Fülle und Zufriedenheit. Ist diese Energie zu schwach, fühlen Sie sich müde und reagieren nicht auf die Liebe und Unterstützung, die andere Ihnen anbieten.

Stellen Sie sich unter eine Stange, die Sie mit den Händen erreichen können, während die Füße fest auf dem Boden stehen. Halten Sie die Stange, beugen Sie die Knie, und spüren Sie die Streckung in den Armen, im Oberkörper und in den Schulterblättern. Stützen Sie sich dabei auf die Füße (sie sollten nicht gekreuzt sein). Hängen Sie sich nicht an die Stange, denn dadurch würden Sie die Armmuskeln anspannen.

Spüren Sie während der Streckung, wie Chi in den Körper fließt. Absorbieren Sie beim Einatmen so viel Chi wie möglich, und verteilen Sie es beim Ausatmen im ganzen Körper.

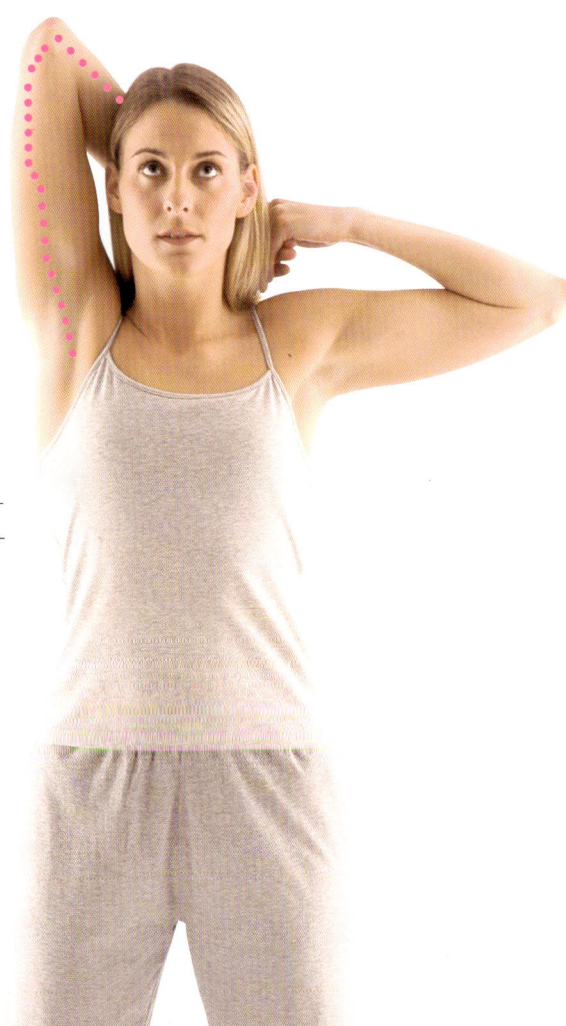

● DER HERZMERIDIAN

Der Biorhythmus, der den Kampfgeist anregt, wird vom Herz-meridian gesteuert. Wenn dieses Chi stark ist, fühlen Sie sich dem Leben gewachsen, wenn es zu aktiv ist, haben Sie vielleicht ein ex-plosives Temperament, neigen zu Hysterie und können Stress nicht bewältigen.

Strecken Sie den Meridian, indem Sie hinter dem Kopf an einem Arm ziehen. Führen Sie die Hand nach vorne, strecken Sie die Innen-seite des Armes, und ziehen Sie den Ellbogen zurück, bis Sie die Deh-nung in der Schulter spüren. Legen Sie den Kopf etwas nach hinten, um die Streckung zu verstärken.

Stimmen Sie sich auf Ihren Herzschlag ein, und lassen Sie ihn im ganzen Körper widerhallen. Stellen Sie sich vor, in der Brust schlägt eine Trommel und ihr starker Wirbel sende Schwingungen durch den Körper, die ihn durch die Finger- und Zehenspitzen verlassen.

● DER LEBERMERIDIAN

Wenn das Chi dieses Meridians ungehindert fließt, sind Sie aufmerksam und aktiv. Ein Überschuss führt zu schlechter Laune, unnötiger Eile und Reizbarkeit. Setzen Sie sich mit gestreckten Beinen auf den Boden. Ziehen Sie die Füße an, legen Sie die Sohlen aneinander, und senken Sie die Knie seitwärts. Halten Sie die Füße fest, und legen Sie die Ellbogen auf die Innenseite der Knie. Beugen Sie sich beim Ausatmen vor, und drücken Sie dabei die Knie mit den Ellbogen nach unten, sodass Sie die Streckung innen an den Beinen spüren. Stellen Sie sich vor, dass Chi durch den Körper nach oben steigt und Sie optimistisch und selbstsicher macht.

● DER MILZMERIDIAN

Der Milzmeridian hält das innere Chi sauber. Wenn seine Energie gebündelt ist, sind Sie entschlossen, klar im Kopf und stabil, und Ihr Leben verläuft in geordneten Bahnen. Ist dieses Chi blockiert, verlieren Sie die Richtung und leiden an Stimmungsschwankungen, Eifersucht und Selbstmitleid.

Stellen Sie die Beine weit auseinander. Beugen Sie ein Knie, und verlagern Sie das Gewicht auf diesen Fuß. Halten Sie den Körper aufrecht, um die Streckung innen am geraden Bein zu spüren. Verstärken Sie diese Streckung, indem Sie mit den Händen nach unten greifen und das Knie weiter beugen.

Stellen Sie sich vor, dass das Wasser im Körper kristallklar wird. Die Sonne scheint darauf und vertreibt altes, müdes Chi.

● DER BLASENMERIDIAN

Das Chi dieses Meridians ermöglicht Erinnerungen. Wenn es zu stark ist, leben Sie in Frieden mit der Vergangenheit und Ihren Mitmenschen. Ist es zu schwach, machen Sie sich Sorgen über Verschwörungen hinter Ihrem Rücken.

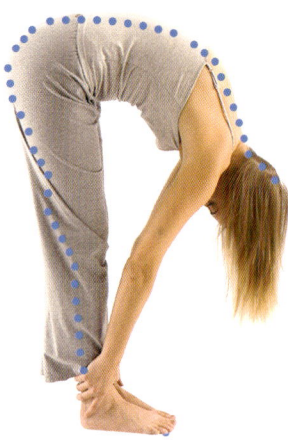

Setzen Sie sich mit gestreckten Beinen auf den Boden, oder stehen Sie mit geschlossenen Beinen. Beugen Sie sich beim Ausatmen vor, und berühren Sie die Knöchel oder Zehen. Ziehen Sie den Rumpf nach vorne, um die Beinmuskeln noch mehr zu dehnen. Senken Sie den Kopf, und spüren Sie die Streckung bis zum Hinterkopf.

Stellen Sie sich vor, Sie treiben in warmem Salzwasser, das Sie trägt und schützt. Es löst jede Angst und Unsicherheit auf.

● DER NIERENMERIDIAN

Dieser Meridian macht Sie vital. Er weckt den Geschlechtstrieb und macht Sie zum Individuum. Dank seiner Energie sind Sie mutig, abenteuerlustig und risikofreudig. Ist diese Energie schwach, werden Sie ängstlich und unsicher.

Spreizen Sie die Beine im Stehen allmählich immer weiter, über die Hüftbreite hinaus, bis Sie die Streckung innen an den Beinen spüren. Beugen Sie den Rumpf nach vorne, und stützen Sie die Hände auf den Boden. Bücken Sie sich so weit wie möglich, damit der Nierenmeridian gedehnt wird.

Visualisieren Sie die Sonne, die auf Ihr Kreuz scheint und es mit starker, warmer, farbiger Energie füllt. Richten Sie sich dann wieder auf, und legen Sie die Hände aufs Kreuz, um noch mehr Chi hineinzuleiten.

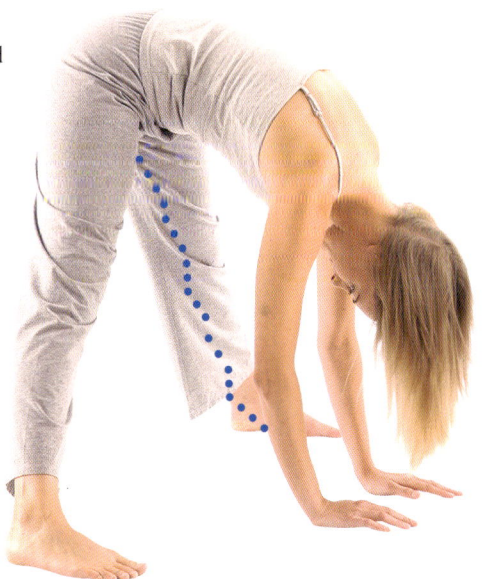

● DER MAGENMERIDIAN

Das Chi des Magenmeridians symbolisiert den Lebenshunger. Es gibt Ihnen die Energie, die Sie brauchen, um sich durchzusetzen – um Arbeit zu finden und Karriere zu machen. Ist diese Energie zu stark, können Sie nicht loslassen und sind von der Arbeit und vom Geld besessen.

Knien Sie auf den Boden, stützen Sie sich auf die Arme oder Ellbogen, und beugen Sie sich langsam nach hinten, bis Sie mit den Beinen an der Seite auf dem Rücken liegen. Wenn das zu schwierig ist, legen Sie sich auf eine Unterlage. Erzwingen Sie nichts. Strecken Sie die Arme über den Kopf, und spüren Sie die starke Streckung von den Knien bis zur Brust.

Stellen Sie sich eine große, bunte Tür vor, die sich öffnet. Auf der anderen Seite finden Sie alles, wonach Sie sich sehnen. Gehen Sie hindurch, um neue Herausforderungen zu entdecken!

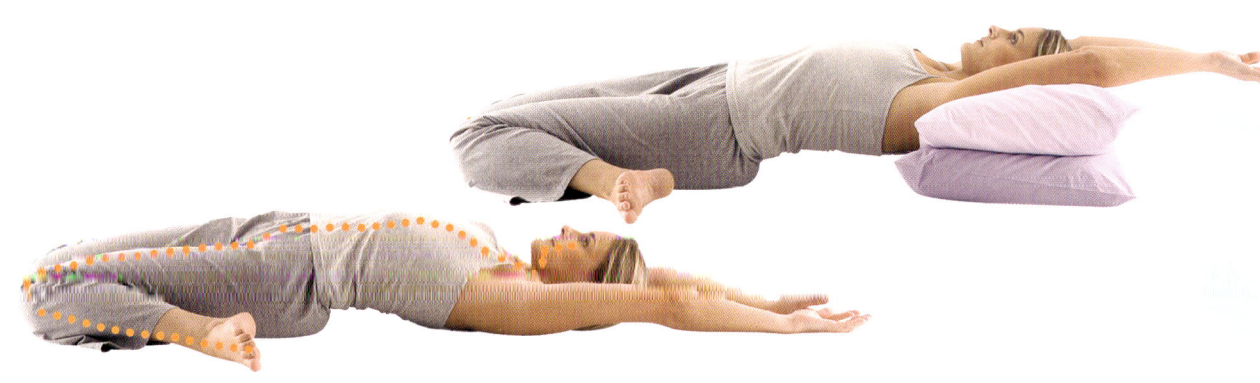

ERFOLGREICHE BEZIEHUNGEN

MENSCHEN

Um zu verstehen, warum Beziehungen für uns so wichtig sind, müssen wir zuerst untersuchen, was dabei vor sich geht. Beziehungen sind eine große Quelle des Glücks und des Leides, und die Menschen suchen meinen Rat an beiden Enden dieses Spektrums, entweder weil sie an jemandem hängen, oder weil sie sich von jemandem trennen wollen, der sie unglücklich macht.

Die Menschen brauchten von Geburt an gute, stabile Beziehungen, um zu überleben. Und was die Evolution anbelangt, sind Gemeinschaften, in denen Männer und Frauen dauerhafte Beziehungen eingehen, für die Aufzucht von Kindern geeigneter als jene, welche die Verantwortung einem Elternteil übertragen. Die Gesellschaft fördert die biologische Notwendigkeit, starke, gesunde Kinder großzuziehen, die später schwächere oder alternde Familienmitglieder unterstützen.

Heute unterscheiden sich Paare erheblich von den Paaren in der alten Zeit. Wir brauchen keine Kinder mehr, um im Alter versorgt zu sein – im Gegenteil: Wer auf Kinder verzichtet, ist finanziell besser gestellt, und die Rente trägt zur Sicherheit bei. Die sexuelle Diskriminierung schwindet, und Männer und Frauen haben an immer mehr Arbeitsplätzen gleiche Chancen. Der Mann muss nicht mehr der Ernährer, die Frau nicht mehr Hausfrau sein. Familie, Heim und Stabilität verlieren an Bedeutung.

Unser Überleben hängt nicht mehr davon ab, dass wir die eine Hälfte eines Paares sind, und viele Individuen ziehen es vor, allein zu leben, oder sie können es sich leisten, zahlreiche lose Beziehungen einzugehen, ohne sich großartig zu verpflichten. Dadurch hat sich die Beziehung zwischen Männern und Frauen stark verändert. Abgesehen vom emotionalen Schmerz war es noch nie so leicht, Schluss zu machen, denn es gibt weniger wirtschaftliche und gesellschaftliche Gründe, zusammenzubleiben.

Die Evolution hat uns so geprägt, dass wir eine Familie gründen, um die Art zu erhalten. Die psychologischen Gründe dafür, Beziehungen einzugehen, sind komplexer: Wir wollen lieben und geliebt werden, und wir fühlen uns als Paar sicherer. Mehr noch: Zwei Menschen können mehr erreichen als die Summe ihrer individuellen Bemühungen, sofern Sie als Team arbeiten. Darum wollen wir immer noch einen Partner haben.

DER IDEALE PARTNER

Wir alle müssen uns mit der Frage auseinander setzen, was wir von einer Beziehung erwarten und was wir dafür aufzugeben bereit sind. Ordnen Sie die folgenden Vorteile nach der Bedeutung, die Sie ihnen beimessen und vergleichen Sie sie mit der Liste Ihres Partners. Notieren Sie die Unterschiede, und überlegen Sie, was Sie beide füreinander tun können. Es ist wichtig, dass die »Chemie« zwischen Ihnen und dem Partner stimmt. Mit anderen Worten: Das Chi, das zwischen Ihnen beiden fließt, trägt erheblich zum Erfolg oder Misserfolg der Beziehung bei.

Zuneigung	Berühren und berührt werden
Kameradschaft	Wissen, dass jemand Ihre Interessen teilt
Freundschaft	Das Gefühl, dass jemand Sie respektiert und ein Teil Ihres Lebens sein will
Spaß	Zusammen lachen
Liebe	Lieben und geliebt werden
Sicherheit	Probleme teilen und wissen, dass man sich aufeinander verlassen kann
Sex	Körperliche Lust
Geselligkeit	Gemeinsame Freunde haben und zusammen ausgehen
Unterstützung	Wissen, dass jemand da ist, wenn Sie niedergeschlagen oder krank sind
Teamwork	Zusammenarbeiten und einander fördern

DAS CHI IN EINER BEZIEHUNG

Wenn zwei Menschen oft zusammen sind, erzeugen sie ein lebendiges Energiefeld, und je intimer das Verhältnis ist, desto mehr Chi teilen sie miteinander. Wenn Sie den größten Teil Ihrer Zeit mit einem anderen Menschen verbringen, vermischt sich Ihr Chi unweigerlich mit seinem. Beim Sex, im gemeinsamen Bett oder bei gemeinsamen Unternehmungen verändert sich Ihr Energiefeld unter dem Einfluss des Partners, und mit der Zeit merken Sie, dass Sie anders denken und fühlen, wenn der Partner bei Ihnen ist.

Langjährige Partner werden einander ähnlicher und benehmen sich auch ähnlich. Wenn ihr Chi sich gut vermischt, wird es zur treibenden Kraft der Beziehung. Äußere Kräfte, zum Beispiel die Energie im Haus, können die Energiefelder der Partner ebenfalls beeinflussen.

Mit Feng Shui können Sie auf das äußere Chi einwirken. Sie können zum Beispiel etwas bei sich tragen, was Ihr Partner oft benutzt oder berührt und was sich meist innerhalb seines Energiefeldes befindet, etwa eine Haarlocke, ein Kleidungsstück, ein Schmuckstück oder eine Uhr. Wenn Sie materiellen Besitz miteinander teilen, lernen Sie einander schneller kennen und vertiefen die Intimität; und wenn Sie etwas vom Partner auf der Haut tragen, nehmen Sie ein wenig von seinem Chi auf. Das ist ein Trost, wenn Sie längere Zeit getrennt sind. Bewahren Sie Zahnbürsten, Haarbürsten, Schuhe und Kleider gemeinsam auf, und verteilen Sie Fotos, auf denen Sie beide miteinander fröhlich sind, in der Wohnung, um das Gefühl der Zusammengehörigkeit zu stärken.

FENG SHUI UND DAS HEIM

Ihre Beziehung wird harmonischer und erfüllender, wenn Sie für eine sanfte, ruhige, stressfreie Atmosphäre sorgen, in der beide Partner Differenzen beilegen können. Ein glückliches Heim braucht viel natürliches Licht, Sonnenschein und frische Luft. Öffnen Sie nach einem Streit alle Fenster und putzen Sie die Wohnung, um das Chi zu erneuern.

LIEBE GEHT DURCH DEN MAGEN

Der Hunger und der Geschlechtstrieb dienen dem Überleben des Einzelnen und der Art. Beide sind eine ideale Mischung, wenn wir mit unseren tiefen, verborgenen Bedürfnissen Kontakt aufnehmen wollen.

Laden Sie den Mann oder die Frau Ihres Herzens zu einem gemütlichen Essen ein! Zu Hause haben Sie alles im Griff: das Ambiente, die Beleuchtung, die Sitzordnung und das Menü. Essen Sie vom selben Servierteller oder aus derselben Schüssel, um die Intimität zu betonen. In östlichen Kulturen ist diese kulinarische Sitte weit verbreitet – man teilt sich die Gerichte und isst mit Stäbchen. Wenn Sie das Essen und das Chi teilen, kommen Sie und der Partner sich näher. Es ist schade, dass Familienmahlzeiten heutzutage altmodisch sind. Ursprünglich sollten sie Angehörigen die Möglichkeit geben, regelmäßig Energie auszutauschen und miteinander zu reden. In Großstädten essen wir meist getrennt oder allein; doch wenn dieses Ritual fehlt, nimmt die Polarität zwischen den Menschen zu, und Bindungen werden schwächer.

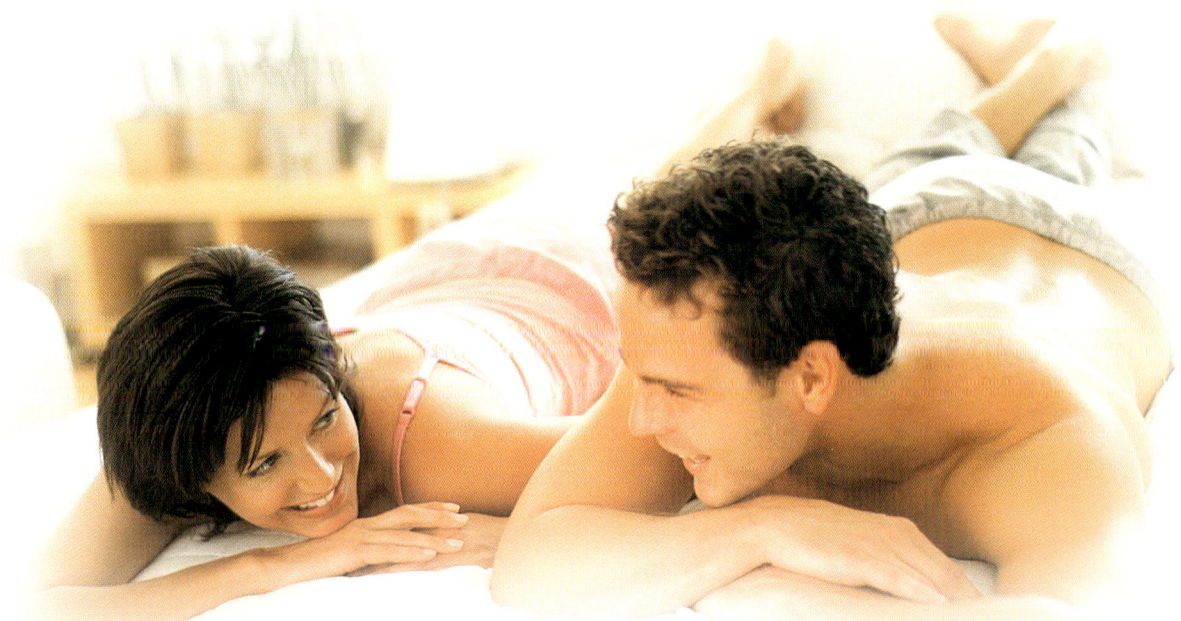

LIEBEVOLLE BLICKE
Positive Energie sorgt für starke Bindungen und vermittelt Ihnen das Gefühl, sich beim Partner wohler zu fühlen.

Dort, wo das Chi zu dicht, zu schnell oder blockiert ist, treten Konflikte häufiger auf. Das Chi, das Sie während eines Streits ausstrahlen, verschmutzt die Umgebung und verlängert das Unbehagen. Das gilt erst recht, wenn Sie sich oft streiten.

Um das zu vermeiden, sollten Sie nach scharfen Ecken in der Wohnung suchen, da sie schnelles Chi in ein Zimmer leiten und dadurch Spannungen erzeugen. Vor allem dürfen keine scharfen Ecken aufs Bett zeigen, weil Sie sonst während des Schlafes schnellem, wirbelndem Chi ausgesetzt sind. Um solche Turbulenzen zu dämpfen, schließen Sie alle Schranktüren und stellen Blattpflanzen vor scharfe Ecken an Wänden oder Möbeln. Pflanzen strahlen gesundes Chi aus, reinigen die Luft, absorbieren Geräusche und schaffen eine natürliche Atmosphäre.

Verwenden Sie diffuses Licht, Tischlampen und Kerzen, damit das Licht von den Wänden oder von der Decke reflektiert wird und die Wohnung noch sanfter wirkt. Kerzen erzeugen ein weiches, warmes Licht, das die Romantik und die Leidenschaft fördert, vor allem im Schlafzimmer. Tischlampen, besonders jene mit Schirmen aus Stoff, lenken das Chi näher zum Boden, sodass Sie und Ihr Partner sich leichter entspannen können. Niedrige Stühle sowie große und kleine Kissen bringen Sie in Stimmung für die Liebe. Direktes Licht ist ideal, wenn Sie eine aufregende, dynamische Atmosphäre vorziehen; aber es ist nicht zu empfehlen, wenn Sie sich entspannen und die Intimität vertiefen möchten.

Eine Vielfalt von natürlichen Stoffen in der Wohnung hält das Chi frisch und wirkt stärkend. Intime Gegenstände wie Kleider, Betten oder Polstermöbel sollten aus natürlichen Textilien bestehen. Für große Flächen, zum Beispiel Fußböden, eignen sich Stein, Holz und Wollteppiche.

REIKI

Die japanische Variante des Heilens durch Handauflegen heißt Reiki. Sie befähigt uns, innere Energie in den eigenen Körper oder in einen Partner zu leiten, um das Chi in bestimmten Körperteilen zu aktivieren. Dabei wiederholt man die gleichen Bewegungen immer wieder – es gibt also nur eine Technik. Ist das Chi in den Händen gesund, harmonisiert es die Energie eines Menschen oder eines Tieres. Reiki verbessert lokales Chi, einerlei, ob es schnell, langsam, nach oben oder nach unten fließt oder ob es zu dicht oder zu dünn ist.

Am besten lassen Sie sich zu einem Reiki-Meister ausbilden, um Ihr Chi in den Griff zu bekommen. Ihr Lehrer gibt einen Teil seiner heilenden Energie an Sie weiter, und Sie helfen dann anderen, ebenfalls Reiki-Heiler zu werden. Man kann die Wirkung des Reiki sofort spüren, und die Menschen haben bereits eine natürliche Neigung zu dieser Heilweise: Wir legen instinktiv eine Hand auf den schmerzenden Magen oder die pochende Stirn. Das Handauflegen wird jedoch viel wirksamer, wenn Sie lernen, sich ganz auf die Energieübertragung durch die Hände zu konzentrieren. Allerdings ist eine Selbstbehandlung schwierig, wenn Sie sich unwohl fühlen. Entspannen Sie sich, und lassen Sie sich von einem Partner helfen.

Je erfahrener Sie werden, desto besser können Sie Ihr Chi lenken und andere heilen. Konzentrieren Sie sich beim Üben intuitiv auf verspannte Körperpartien. Wenn Sie wollen, können Sie Reiki auch mit anderen Methoden verbinden.

WIE REIKI WIRKT

Die Lebenskraft, die wir Chi nennen, fließt durch Chakras und Meridiane und ernährt Zellen, Gewebe und Organe. Außerdem hüllt sie uns in ein Energiefeld, das Aura heißt. Das Chi reagiert auf Gedanken und Gefühle, und seine Qualität verschlechtert sich, wenn wir bewusst oder unbewusst negative Gedanken oder Gefühle über uns selbst haben, weil diese am Energiefeld des materiellen Körpers haften.

Reiki heilt, weil Chi in schwache Teile des Energiefeldes strömt und sie mit positiver Energie lädt. Müde Energie wird aktiviert, überschüssige entfernt. Reiki reinigt, streckt und heilt alle Meridiane, sodass Chi auf gesunde, natürliche Weise fließen kann.

Wenn ich andere behandle, ist dies für mich ein meditativer Prozess. Ich leite frisches Chi in meinen Körper und gebe es an den Partner weiter. Danach fühle ich mich ruhig und energiegeladen und habe einen klaren Kopf, und auch der Partner profitiert vom frischen Chi. Ich habe noch nie negative Energie von anderen absorbiert.

DIE METHODE

Suchen Sie einen ruhigen Ort im Haus oder im Freien auf. Frische Luft, natürliches Licht und Sonnenschein sind hilfreich. Im Haus brauchen Sie viel Platz, um das Chi nicht einzuengen – denn Gerümpel hindert es am Fließen. Im Freien sollte das Chi dagegen von einem Baum, vom Gras oder von Büschen gebremst werden. Besonders erfrischend ist ein Flussufer, weil das fließende Wasser das Chi der Umgebung ständig erneuert.

Denken Sie daran, dass die Körpertemperatur Ihres »Patienten« sinkt, wenn er sich entspannt. Darum ist es wichtig, an einen warmen Ort zu gehen und Decken bereitzuhalten, mit denen Sie Körperteile wärmen können, an denen Sie nicht arbeiten. Der Partner sollte Kleider aus reiner Baumwolle tragen. Synthetische Stoffe erschweren den energetischen Kontakt. Stille ist wichtig, damit Sie sich darauf konzentrieren können, Chi in den Partner zu übertragen. Erklären Sie

ihm vorher, wie Reiki wirkt und was er davon erwarten kann.

Legen Sie die Hände auf mehrere Körperstellen, um den allgemeinen Gesundheitszustand zu verbessern. Für einige Stellen brauchen Sie vielleicht mehr Zeit, weil das Chi sich dort langsamer erwärmt. Legen Sie die Handflächen leicht auf den Partner, konzentrieren Sie sich auf Ihre Atmung, und stellen Sie sich vor, dass Sie Chi tief in seinen Körper leiten. Die Berührung sollte ganz leicht sein. Üben Sie keinen Druck aus, und stützen Sie sich nicht auf die Hände. Setzen Sie sich so neben den Partner, dass Sie die behandelten Körperpartien mühelos erreichen. Lassen Sie die Oberarme locker hängen, und strecken Sie nur die Unterarme.

Wenn das Chi fließt, werden Ihre Handteller warm. Gehen Sie dann zu einem anderen Körperteil über. Bleiben Sie aufrecht, und lassen Sie den Kopf oben, damit das Chi durch die Chakras und die Arme in die Hände strömen kann.

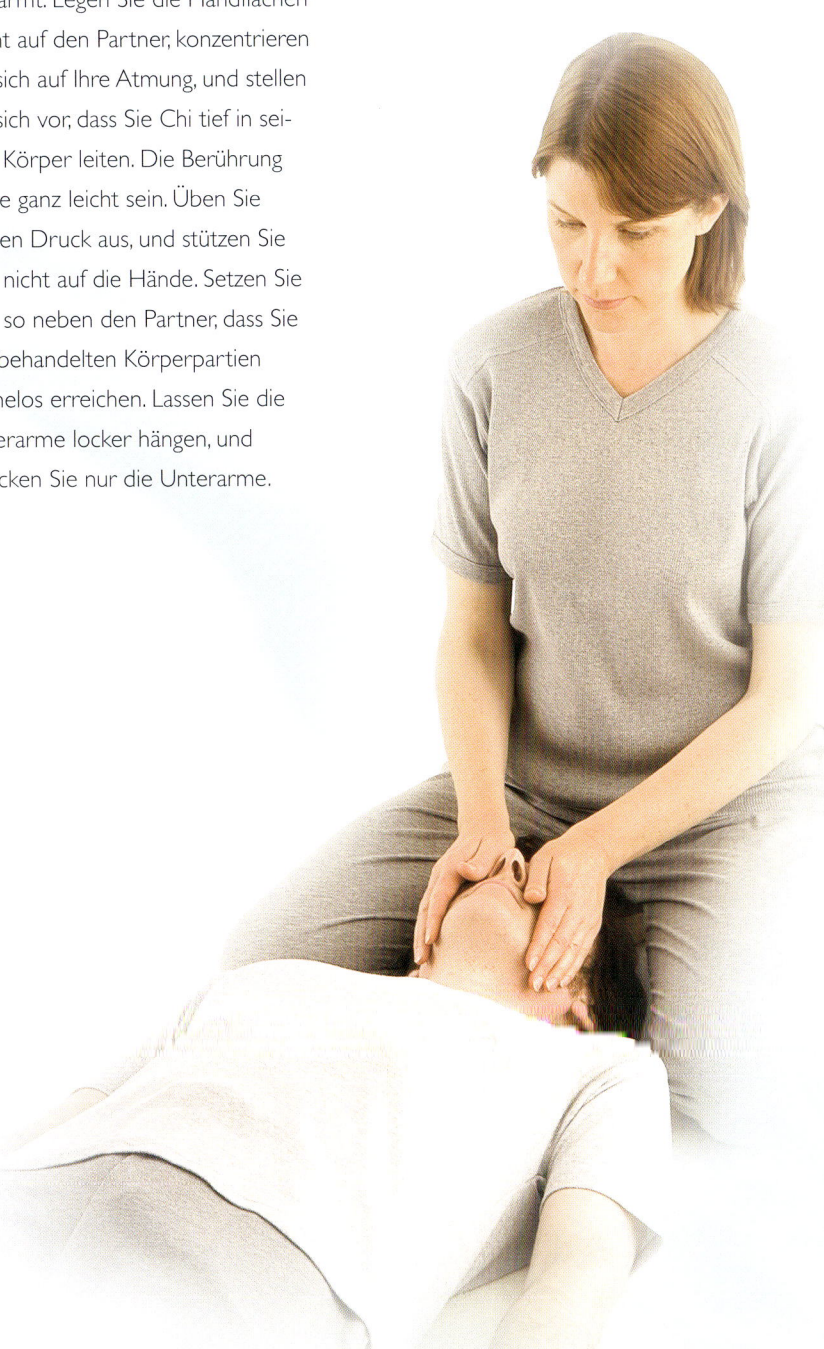

REIKI IN DER PRAXIS

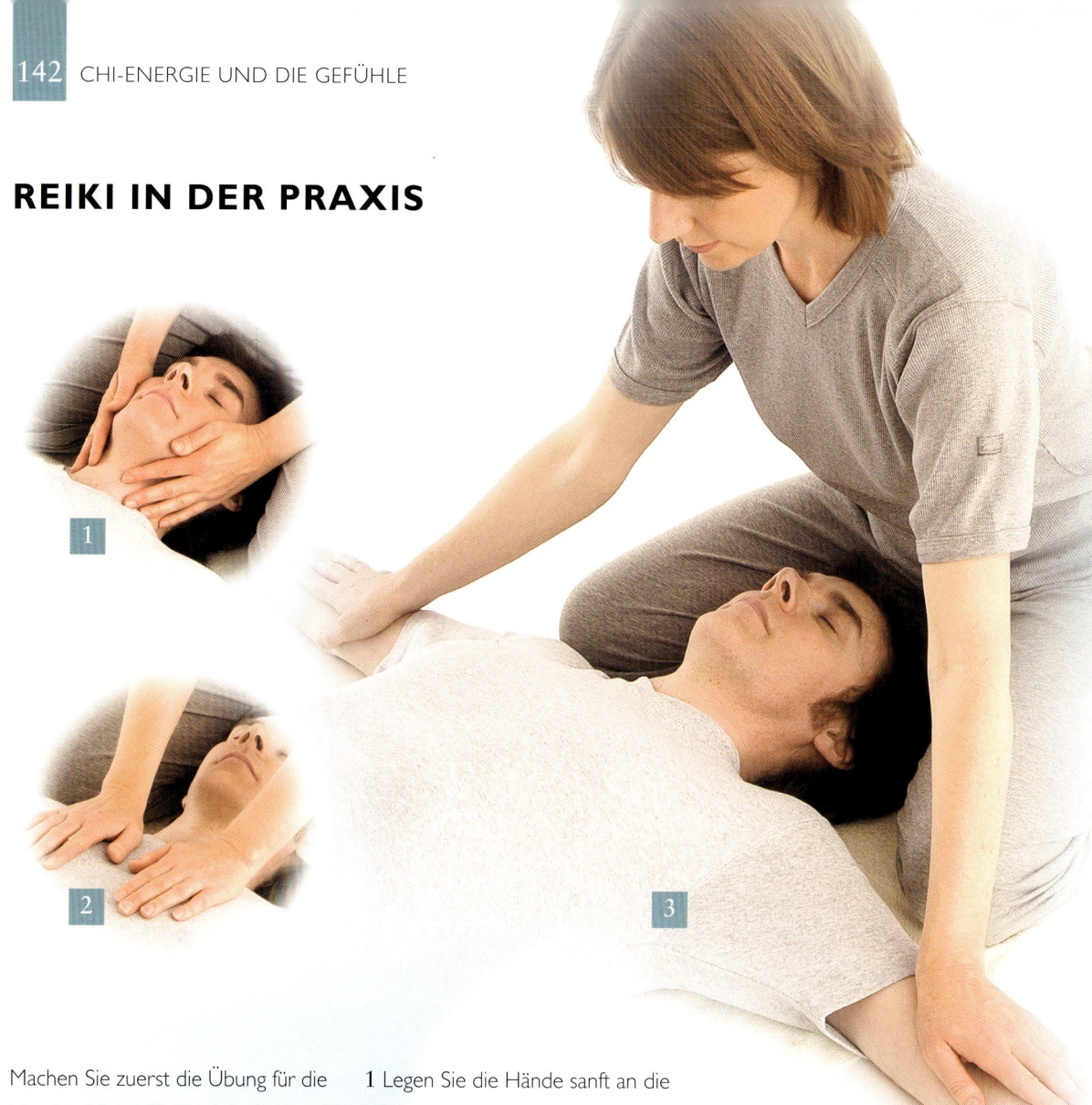

Machen Sie zuerst die Übung für die Hand auf Seite 32. Bündeln Sie Ihr Chi, indem Sie langsam und tief atmen, um den Geist und den Herzschlag zu beruhigen. Ihr Partner liegt auf dem Rücken, und Sie sitzen mit gekreuzten Beinen neben ihm oder nehmen seinen Kopf zwischen die Beine. Legen Sie die Hände auf seine Augen, beobachten Sie seinen Atemrhythmus, und folgen Sie diesem. Konzentrieren Sie sich darauf, Chi in den Partner zu leiten und aus seinem Kopf hinausfließen zu lassen.

1 Legen Sie die Hände sanft an die Seiten seines Halses und auf den Kiefer vor den Ohren. Versuchen Sie, ihm beim Vorbeugen nicht ins Gesicht zu atmen. Sobald Sie die ideale Position gefunden haben, entspannen Sie sich und achten wieder auf die Atmung. Halten Sie den Kontakt mit Ihrem Chi aufrecht, indem Sie die Hände nahe beim Partner lassen. Heben Sie die Hände gelegentlich hoch, um zu prüfen, ob eine magnetische Verbindung besteht. Sobald die Handflächen warm werden,

entfernen Sie sie langsam und gehen zur nächsten Stelle über. Atmen Sie Chi tief in den Körper des Partners, um den Chi-Fluss stärker zu aktivieren. 2 Legen Sie die Hände auf den oberen Brustkorb des Partners. Diese Stelle sollte sich frei und leicht anfühlen. Schwere oder Verspannung deutet auf unterdrückte Gefühle hin. Stützen Sie die Ellbogen auf die Knie, beugen Sie sich vor, und be-

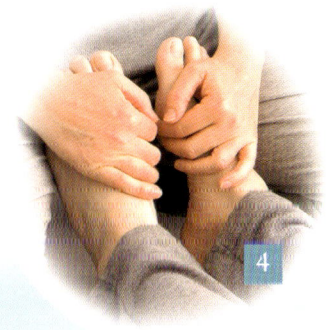

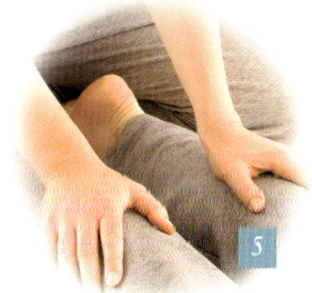

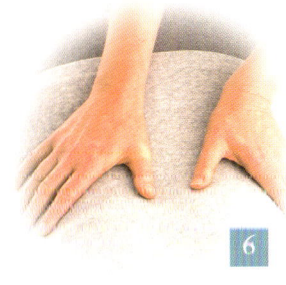

rühren Sie den Partner ganz sanft. Beobachten Sie erneut seine Atmung, und stimmen Sie sich darauf ein. 3 Strecken Sie seine Arme in einem Winkel von 90 Grad, und legen Sie ihm die Hände auf die Schultern und Oberarme. Sobald Sie spüren, dass das Chi sich dort ändert, lassen Sie die Hände zu seinen Ellbogen und Unterarmen gleiten. Knien Sie dann neben seine Hüfte, seinem Gesicht zugewandt. Legen Sie die Hände auf seinen Bauch, und beobachten Sie seine Atmung. Atmen Sie Ihr Chi im gleichen Rhythmus aus. Legen Sie nun die Hände auf seine Hüften und Oberschenkel.

4 Nehmen Sie die Füße des Partners zwischen die Beine. Atmen Sie weiter Chi in ihn hinein. Beugen Sie sich vor, und legen Sie die Hände auf die Füße. Heben Sie sie behutsam hoch, bis Ihre Hände warm werden.

5 Nun dreht Ihr Partner sich um. Beugen Sie sich vor, und legen Sie die Hände auf seine Waden. Stützen Sie dabei die Ellbogen auf Ihre Beine, damit Ihr Chi frei fließt. Knien Sie dann neben die Knie des Partners, und legen Sie die Hände auf seine Oberschenkel, um Ihr Chi hineinzuleiten, bis Ihre Hände warm werden.

6 Legen Sie die Hände auf den unteren Rücken des Partners, bevor Sie seine Oberarme und abschließend seinen oberen Rücken behandeln. Stimmen Sie sich wieder auf seine Atmung ein, und versuchen Sie, seine Stimmung zu spüren und mit seiner Stimmung vor der Behandlung zu vergleichen.

7 Halten Sie die Hände über den Hinterkopf des Partners. Atmen Sie ein, und strahlen

Sie beruhigendes Chi aus. Zum Schluss entfernen Sie die Hände langsam. Atmen Sie dabei weiter Chi aus. Jetzt kann der Partner sich still entspannen, um sein Chi zu beruhigen.

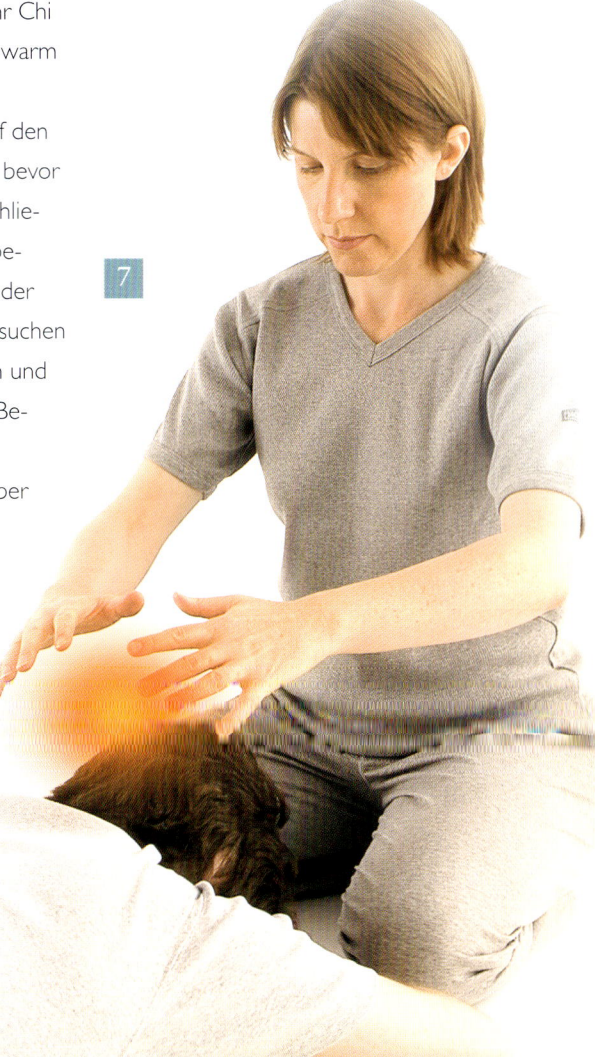

DIE CHAKRAS HARMONISIEREN

CHAKRAS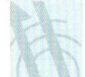

Die Chakras sind Energiezentren, die konzentriertes Chi im Körper herumwirbeln. Sie speichern, leiten und steuern das innere Chi. Wenn man ein Pendel über den Körper hält, kann man die Chakras lokalisieren (siehe Seiten 44–45). Alle sieben Chakras werden von vierzehn Meridianen miteinander verbunden. Diese Leitbahnen verteilen Energie im ganzen Körper. Am wichtigsten ist der Chi-Fluss in der zentralen Leitbahn, die alle anderen Meridiane schneidet. An ihrem oberen Ende absorbiert das Kronenchakra Energie und gibt sie an die Umwelt ab. Am unteren Ende setzt das Wurzelchakra Energie frei.

Das Chi, das ins Kronenchakra fließt, kommt vom Himmel und verbindet Sie mit dem Universum. Das Chi, das vom Wurzelchakra aufgenommen wird, sorgt für die Verbindung mit der Erde. Wenn Sie stehen, ist Ihr Körper eine Antenne zwischen dem Chi der Erde und des Himmels. Da das aufwärts fließende Chi der Erde und das abwärts fließende Chi des Himmels sich in jedem Chakra begegnen, entstehen Energiewirbel. Dieses wirbelnde Chi wird spiralförmig freigegeben, sodass der ganze Körper sowohl vom Chi des Kosmos als auch vom Chi der Mutter Erde berührt wird.

In der Philosophie des Ostens symbolisieren diese beiden gegensätzlichen, aber einander ergänzenden Energien alles im Leben. Das Chi der Erde stammt aus der konzentrierten Energie im Erdkern, und es dehnt sich in der Atmosphäre rasch aus. Die Energie des Universums ist bereits verteilt und verdichtet sich in der Nähe unseres Planeten. Sie fließt in Richtung Erdkern und bringt Informationen aus dem Universum mit, zum Beispiel über Vergangenheit und Zukunft, andere Planeten und andere Lebensformen. Wenn sie durch unseren Körper strömt, erhalten alle Zellen Informationen, die uns inspirieren und in uns die Überzeugung wecken, dass es höhere Kräfte im Kosmos gibt. Die Folge sind Religionen, spirituelles Streben oder der Wunsch, neue Horizonte zu erschließen.

Das Leben gedeiht, wo diese zwei Energien sich treffen – meist nahe der Erdoberfläche. Dort werden sie transformiert: Aus solider Materie wird das Gas der Atmosphäre. Beide Arten von Chi vermischen sich dabei gründlich, vor allem wenn die Vegetation das vertikale Chi seitwärts lenkt. Die Chakras sind innere Kraftwerke, die der starke, vereinigte Chi-Strom aktiviert. Es ist daher sehr wichtig, dass das Kronenchakra und das Wurzelchakra offen sind und das Chi aufnehmen, damit es zu allen anderen Chakras weiterfließen kann. Ist ein Chakra blockiert, vielleicht weil Sie gestresst oder nervös sind, wird der Chi-Fluss von der Erde zum Herz-, Kehl-, Stirn- und Kronenchakra stark behindert, und die unteren Chakras hungern nach dem Chi des Universums.

CHI UMLEITEN UND NEU VERTEILEN

Mit den Handflächen können Sie – ähnlich wie beim Reiki – das Chi in über-aktiven Chakras beruhigen, und Sie können verhindern, dass es zu schnell fortfließt. Legen Sie die Hände fest auf jedes Chakra, damit das Chi im Energiezentrum bleibt. Mit Tönen öffnen Sie ein Chakra und beschleunigen den Chi-Fluss. Sprechgesang erzeugt starke Schwingungen im Körper, die Energie in den Chakras aufwirbeln. Ändern Sie die Tonlage, um die Schwingungen in bestimmte Körperteile zu leiten (siehe Seiten 148–149).

MEDITATION UND ATMUNG

Sitzen oder knien Sie mit geradem Rücken, und konzentrieren Sie sich der Reihe nach auf jedes Chakra. Öffnen, schließen, aktivieren oder beruhigen Sie das Chi im Chakra durch verschiedene Visualisationen. Atmen Sie zunächst Chi in das Chakra, und verändern Sie dann bewusst seine Energie.

Um ein Chakra zu öffnen, denken Sie an eine gelbe Narzisse oder Tulpe, die sich entfaltet. Visualisieren Sie Wassertropfen, die ins Chakra fallen und Wellen erzeugen, die sich in alle Richtungen ausbreiten. Oder stellen Sie sich vor, dass die Sonne im Chakra aufgeht und Licht und Wärme verbreitet. Atmen Sie kräftig aus, um Ihr Chi noch weiter zu verteilen.

Um ein Chakra zu schließen, visualisieren Sie einen Sonnenuntergang in glühendem Rosa oder ein Tier, das sich im Chakra zusammenrollt und einschläft. Atmen Sie langsam und tief.

Um ein Chakra zu aktivieren, stellen Sie sich in seinem Zentrum ein wildes Feuer vor, das Wärme und Energie erzeugt. Oder visualisieren Sie riesige Wellen, die mit lautem Getöse durch das Chakra rollen. Atmen Sie dabei tief und etwas schneller, um den Prozess zu beschleunigen.

Um das Chi in einem Chakra zu beruhigen, sehen Sie vor dem geistigen Auge einen Wildbach, der still und flach wird. Oder visualisieren Sie große Schneeflocken, die auf eine ruhige Landschaft sinken. Spüren Sie, wie die Energie abnimmt. Atmen Sie lang und langsam, und lassen Sie die Ausatmung allmählich abklingen.

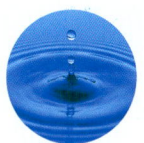
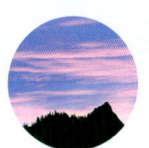
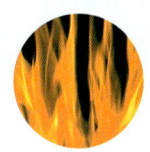
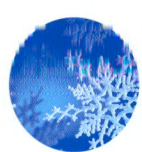

Wenn Sie Chi nach oben leiten wollen, beginnen Sie beim Wurzelchakra und arbeiten sich dann aufwärts. Um Chi nach unten zu leiten, fangen Sie am Kronenchakra an und arbeiten sich dann abwärts. Meditations- und Atemtechniken helfen Ihnen, die Chakras zu regulieren und das Chi zu beruhigen oder zu stimulieren. Verbinden Sie Sprechgesang, Meditation und Atemübungen, um ein Chakra zu öffnen und zu aktivieren oder zu schließen und zu beruhigen. Nahrungsmittel beeinflussen den Strom des Chi durch die Chakras langfristig.

HEILEN DURCH HANDAUFLEGEN

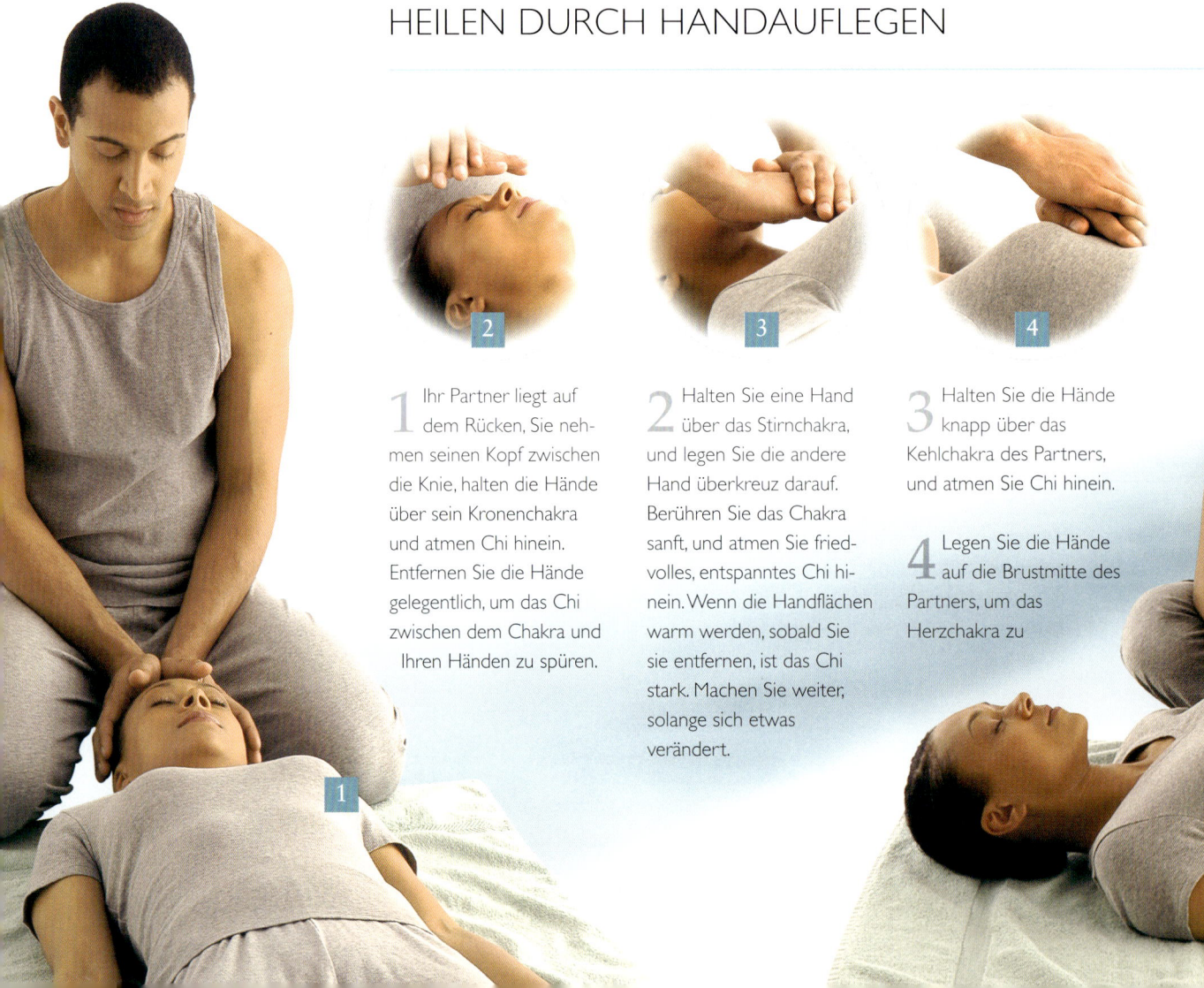

1 Ihr Partner liegt auf dem Rücken, Sie nehmen seinen Kopf zwischen die Knie, halten die Hände über sein Kronenchakra und atmen Chi hinein. Entfernen Sie die Hände gelegentlich, um das Chi zwischen dem Chakra und Ihren Händen zu spüren.

2 Halten Sie eine Hand über das Stirnchakra, und legen Sie die andere Hand überkreuz darauf. Berühren Sie das Chakra sanft, und atmen Sie friedvolles, entspanntes Chi hinein. Wenn die Handflächen warm werden, sobald Sie sie entfernen, ist das Chi stark. Machen Sie weiter, solange sich etwas verändert.

3 Halten Sie die Hände knapp über das Kehlchakra des Partners, und atmen Sie Chi hinein.

4 Legen Sie die Hände auf die Brustmitte des Partners, um das Herzchakra zu

CHAKRAS HARMONISIEREN

Chakras sind gleichsam Ventile, die das Chi regulieren, das verschiedene Aufgaben im Körper erfüllt. Wenn Sie mehr Chi im Stirnchakra benötigen, zum Beispiel um Probleme zu lösen, müssen Sie das Kronenchakra weiter öffnen, damit es mehr Chi aus dem Kosmos aufnimmt. Das Kehlchakra schließen Sie ein wenig, damit es das Chi nicht zu schnell abstrahlt. Sie können die sieben Chakras öffnen und schließen, stimulieren oder beruhigen, um bestimmte Arten von Chi ins Gleichgewicht zu bringen. Entscheidend ist, wie viel Chi ein Chakra durchlässt. Alle müssen harmonisch zusammenarbeiten. Die fünf Chakras zwischen Kronen- und Wurzelchakra absorbieren horizontal fließendes Chi, sodass das Herzchakra es aufnehmen kann. Sie können lernen, das Chi so umzuleiten und umzuverteilen, dass Ihre Gefühle und Ihr ganzes Leben davon profitieren.

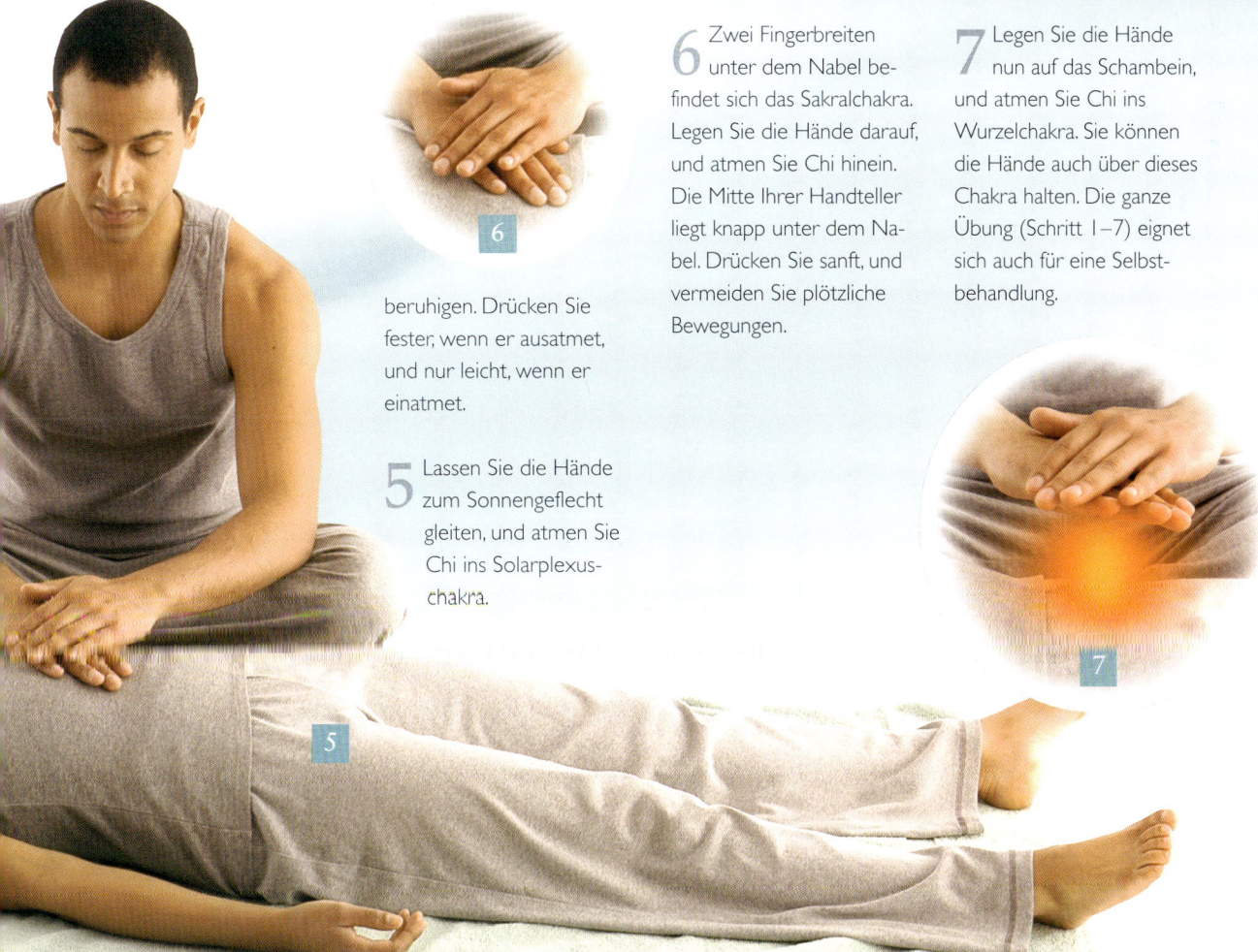

6 Zwei Fingerbreiten unter dem Nabel befindet sich das Sakralchakra. Legen Sie die Hände darauf, und atmen Sie Chi hinein. Die Mitte Ihrer Handteller liegt knapp unter dem Nabel. Drücken Sie sanft, und vermeiden Sie plötzliche Bewegungen.

7 Legen Sie die Hände nun auf das Schambein, und atmen Sie Chi ins Wurzelchakra. Sie können die Hände auch über dieses Chakra halten. Die ganze Übung (Schritt 1–7) eignet sich auch für eine Selbstbehandlung.

beruhigen. Drücken Sie fester, wenn er ausatmet, und nur leicht, wenn er einatmet.

5 Lassen Sie die Hände zum Sonnengeflecht gleiten, und atmen Sie Chi ins Solarplexuschakra.

SPRECHGESANG

Für den Sprechgesang gehen Sie am besten an einen ziemlich offenen Platz ohne Gerümpel, um Ihr äußeres Energiefeld zu weiten. Knien Sie bei den folgenden Übungen auf dem Boden, oder setzen Sie sich auf einen Stuhl oder mit gekreuzten Beinen auf den Boden. Halten Sie den Rücken gerade, damit alle Chakras auf einer Linie liegen und das Chi ungehindert vertikal fließen kann. Um das Kreuz zu strecken, ziehen Sie die unteren Rippen nach hinten und halten die Schultern still. Ziehen Sie das Kinn an, und heben Sie den Kopf, als würden Sie am Kronenchakra in den Himmel gezogen.

Atmen Sie tief, und stoßen Sie dabei laute, langgezogene Töne aus, die starke Schwingungen in jedes Chakra senden. Atmen Sie der Reihe nach in jedes Chakra. Das ist einfach, was das Herz-, Solarplexus- und Sakralchakra anbelangt; aber um das Wurzelchakra zu erreichen, müssen Sie tief ins Schambein atmen. Um das Kronenchakra zu aktivieren, atmen Sie rasch durch die Nase, damit die einströmende Luft genügend Schwung bekommt und kraftvoll in die Spitze des Kopfes strömt. Ähnlich behandeln Sie das »dritte Auge«. Ziehen Sie auch die Kehle zusammen, und spüren Sie, wie die Luft durch das Kehlchakra fließt.

Je tiefer die Töne sind, desto weiter dringen die Schwingungen im Körper nach unten. Beginnen Sie mit einem sehr hohen »mmm«. Wenn es hoch genug ist, spüren Sie oben am Kopf ein leichtes Vibrieren oder Prickeln: Das Kronenchakra öffnet sich und nimmt mehr Chi aus dem Kosmos auf. Wenn Sie es richtig machen, garantiere ich Ihnen atemberaubende Ideen! Senken Sie nun die Tonhöhe des »mmm« ein wenig, und spüren Sie die Schwingungen zwischen den Augenbrauen, die das Stirnchakra aktivieren. Dadurch wird der Geist klar, und das Denken fällt leichter – ideal, wenn Sie geistig erschöpft sind, keine Ideen haben oder klarer denken müssen. Senken Sie die Tonhöhe dann viel stärker, bis das Kehlchakra deutlich vibriert. Wenn es offen ist, fließt das Chi zwischen dem Herzen und dem Geist besser. Das fördert die Kommunikation, vor allem wenn Sie Ihre Gedanken leidenschaftlich ausdrücken wollen.

Versuchen Sie nun ein »ooo«. Wechseln Sie die Tonhöhe, bis Sie die Schwingungen im Herzchakra spüren. Sie strahlen durchs Brustbein bis in die Rippen aus und verteilen emotionales Chi. Dadurch können Sie Sorgen auflösen, Ihre Gefühle besser verstehen und das Herzchakra weiter öffnen. Senken Sie dann die Tonhöhe des »ooo«, bis es im Sonnengeflecht schwingt und das Solarplexuschakra stimuliert. Dort staut sich das Chi recht häufig und hemmt den Chi-Fluss zu den anderen Chakras. Wenn Sie oft unter Stress stehen, sollten Sie sich auf dieses Chakra konzentrieren, um die gesamte Leitbahn zu öffnen. Dann haben Sie mehr Energie, um das Leben zu bewältigen.

Probieren Sie jetzt ein »aah«, und leiten Sie die Schwingungen im Körper noch tiefer. Suchen Sie eine Tonhöhe, bei der das Sakralchakra am Nabel vibriert. Da Sie dort keine Knochen haben, ist es schwieriger, etwas zu spüren; darum brauchen Sie einen stärkeren Ton, um mehr Chi freizusetzen und die Vitalität zu verbessern. So können Sie Angst beseitigen und positiv denken. Noch schwerer ist es, die Schwingungen bis in die Geschlechtsorgane zu senden. Dafür brauchen Sie ein sehr tiefes, leises »aah«. Atmen Sie möglichst tief ein, und erzeugen Sie den Ton unten in der Kehle. Wenn er tief genug ist, erreicht er das Ende der Wirbelsäule und wirbelt die Energie in den Genitalien auf, sodass sie besser Chi aufnehmen und abgeben können. Wenn Sie dieses Chakra stimulieren, absorbieren Sie mehr Chi aus der Erde. Füllen Sie den Körper mit der Urkraft, die unsere fundamentalen Instinkte – Fortpflanzung und Überleben – in Gang hält.

Um Chi aufwärts zu senden, atmen Sie tief ein und beginnen mit dem tiefsten »aah«, das Ihnen gelingt. Leiten Sie die Schwingungen dann mit einem höheren »aah« durch den Körper nach oben und mit »ooo« und »mmm« noch höher, bis Sie das Kronencharka erreichen. Dabei atmen Sie nur einmal aus! Wenn Sie diese Übung mehrere Male wiederholen, spüren Sie, wie Ihr Energiepegel steigt und Chi in den Kopf strömt. Das hilft, wenn Sie abgespannt sind oder Inspiration brauchen.

Um Chi nach unten zu senden, holen Sie tief Luft und erzeugen immer tiefere Töne: »mmm«, »ooo« und »aah«. Das Vibrieren sollte oben am Kopf beginnen und sich so weit wie möglich nach unten fortsetzen. Das beruhigt, wenn Sie nervös und zu emotional sind. Wiederholen Sie die Übung mehrere Male.

BESSERER SEX DURCH CHAKRA-AKTIVIERUNG

MENSCHEN

Da die Gefühle, der Gemeinschaftssinn und das Bewusstsein sich innerhalb der menschlichen Spezies entwickelt haben, hat der Sex nicht nur eine biologische Funktion. Im Laufe der Zeit wurde er zu einer sublimen Quelle der Lust und zu einem Mittel, Liebe und Verlangen auszudrücken. Sex bleibt ein wichtiges Element der Evolution. Obwohl es nicht einfach ist, Instinkte zu transzendieren, kann man sie doch mit höherer emotionaler und spiritueller Energie vermischen, um Erfüllung auf allen Ebenen zu finden.

Sex und Hunger sind die stärksten motivierenden Kräfte bei gesunden Menschen. Wie das Essen beruht auch der Sex auf einem fundamentalen Instinkt, denn die Erhaltung unserer Art hängt davon ab, dass wir uns fortpflanzen und genügend Nahrung finden. Die Evolution hat die Sexualität in unseren Körper und in unsere Seele gepflanzt. Die Rolle des Mannes und der Frau bei diesem Prozess unterscheiden sich jedoch grundlegend – sie sind Gegensätze, die einander ergänzen.

Eine sexuelle Bindung harmonisiert den Chi-Fluss, und diese heilende Energie glättet Differenzen und fördert die Bereitschaft, ein Paar zu bleiben. Unsere Gesellschaft wird immer liberaler und offener, was den Sex anbelangt; darum wissen die Menschen heute besser, was ein erfüllendes Intimleben für sie bedeutet.

DER RICHTIGE RAHMEN FÜR EINE VERFÜHRUNG

Ein sexuell ansprechendes Schlafzimmer muss genügend groß sein, damit Sie sich frei fühlen und sich ausdrücken können. Wenn Sie beim Liebesspiel auch andere Teile des Zimmers benutzen möchten, sind große Kissen oder ein bequemer Lehnstuhl nützlich.

Wenn visuelle Reize Ihnen wichtig sind und Sie Ihren Partner sehen wollen, ist gedämpftes (nicht trübes) Licht zu empfehlen. Kerzen sind beliebt, weil sie feurige, leidenschaftliche Energie in den Raum strahlen. Wenn Sie beide eher auf Berührungen reagieren, ist ein dunkleres Zimmer besser geeignet. Natürlich sollte das Zimmer einigermaßen schalldicht sein, damit Sie sich nicht gehemmt fühlen.

Erotische Skulpturen, Gemälde oder Fotos wirken stimulierend, ebenso stark duftende Blumen neben dem Bett. Probieren Sie es mit Orchideen, denn ihr Geruch ist berauschend und gilt als Aphrodisiakum.

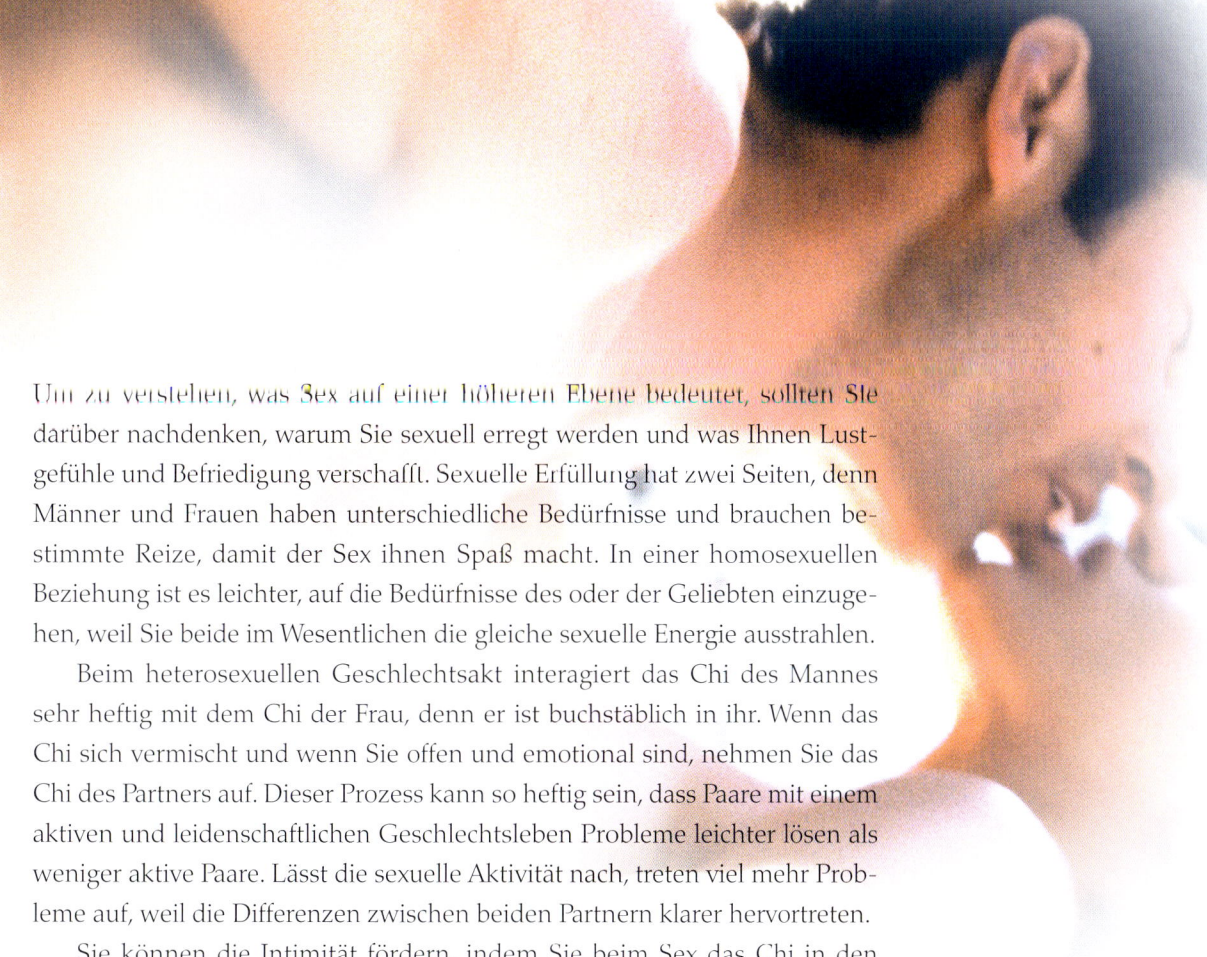

Um zu verstehen, was Sex auf einer höheren Ebene bedeutet, sollten Sie darüber nachdenken, warum Sie sexuell erregt werden und was Ihnen Lustgefühle und Befriedigung verschafft. Sexuelle Erfüllung hat zwei Seiten, denn Männer und Frauen haben unterschiedliche Bedürfnisse und brauchen bestimmte Reize, damit der Sex ihnen Spaß macht. In einer homosexuellen Beziehung ist es leichter, auf die Bedürfnisse des oder der Geliebten einzugehen, weil Sie beide im Wesentlichen die gleiche sexuelle Energie ausstrahlen.

Beim heterosexuellen Geschlechtsakt interagiert das Chi des Mannes sehr heftig mit dem Chi der Frau, denn er ist buchstäblich in ihr. Wenn das Chi sich vermischt und wenn Sie offen und emotional sind, nehmen Sie das Chi des Partners auf. Dieser Prozess kann so heftig sein, dass Paare mit einem aktiven und leidenschaftlichen Geschlechtsleben Probleme leichter lösen als weniger aktive Paare. Lässt die sexuelle Aktivität nach, treten viel mehr Probleme auf, weil die Differenzen zwischen beiden Partnern klarer hervortreten.

Sie können die Intimität fördern, indem Sie beim Sex das Chi in den Chakras aktivieren. Leiten Sie Energie durch die Chakras nach oben (beim Mann) und nach unten (bei der Frau). Das fördert die Vitalität, und das Chi fließt schneller durch den Körper, wenn Sie den Orgasmus erreichen. Obwohl dieses Muster sich bei Männern und Frauen unterscheidet, ermöglicht es beiden eine sexuelle Ekstase. Regelmäßiger, erfüllender Sex ist die Folge einer Harmonie zwischen den Chakras, für die der aktive Austausch von Chi sorgt. Wenn Ihr Intimleben zu mechanisch geworden ist, müssen Sie die höheren Chakras aktivieren.

Um sexuelle Erfüllung zu erlangen, müssen Sie alles berücksichtigen, was beim Vorspiel, beim Sex und danach geschieht. Sobald Sie verstehen, was sich zwischen der ersten Erregung und dem Höhepunkt abspielt, können Sie Ihre Erkenntnisse praktisch nutzen. Beim Sex leiten die sieben geladenen Chakras Ihre emotionale Energie weiter, und mit ihrer Hilfe können Sie Ihre Gefühle vertiefen und mit Ihrer sexuellen Energie vermischen, um Erfüllung zu finden.

LEIDENSCHAFT
Beim Sex ist es einfach, vom Instinkt auf Gefühle umzuschalten. Wenn beide sich vermischen, nehmen Lust und Erregung zu.

DAS KRONENCHAKRA (SAHASRARA)

Dieses Chakra befindet sich an der höchsten Stelle des Kopfes. Es absorbiert Chi und verbindet Sie mit dem Himmel und der spirituellen Welt. Beim Orgasmus der Frau ist es besonders aktiv. Um das Kronenchakra beim Sex zu öffnen, atmen Sie tief ein, und zwar möglichst weit unten in den Bauch. Beim Ausatmen stoßen Sie das Chi schwungvoll nach oben in den Kopf. So vermischen sich Sex und Spiritualität, von der fundamentalen Ur-Energie des Sexualchakras bis zum himmlischen Chi des Kronenchakras.

STIRNCHAKRA (AJNA)

Dieses Chakra liegt zwischen den Augenbrauen. Es steuert den Intellekt und wird beim Mann zu Beginn und während des Geschlechtsverkehrs aktiv. Auch wenn ein Mann an Sex denkt, strahlt das Ajna starke Energie aus. Stimulieren Sie es, indem Sie das Licht brennen lassen oder sich bei Kerzenlicht oder vor einem Spiegel lieben. Bilder und die ganze Atmosphäre sind sehr wichtig, denn dieses Chakra ist die Quelle der sexuellen Fantasie und neuer Ideen.

KEHLCHAKRA (VISHUDDHA)

Das Kehlchakra liegt im Hals und steuert die Kommunikation. Küsse und Zungenküsse regen es an. Das Kehlchakra setzt Energie frei, die durch die Chakras nach oben fließt – darum stoßen manche Frauen beim Orgasmus einen Schrei aus, der einen Teil der Energie befreit, die ins Kronenchakra strömt. Dabei ist oft ein Prickeln zu spüren. Das Kehlchakra lässt sich auch durch Gespräche über Sex oder sexuelle Fantasien anregen. Das Stöhnen beim Sex stimuliert ebenfalls und stärkt das emotionale Band, weil es Chi-Schwingungen ins Zimmer ausstrahlt und dadurch die Energiefelder beider Partner harmonisiert.

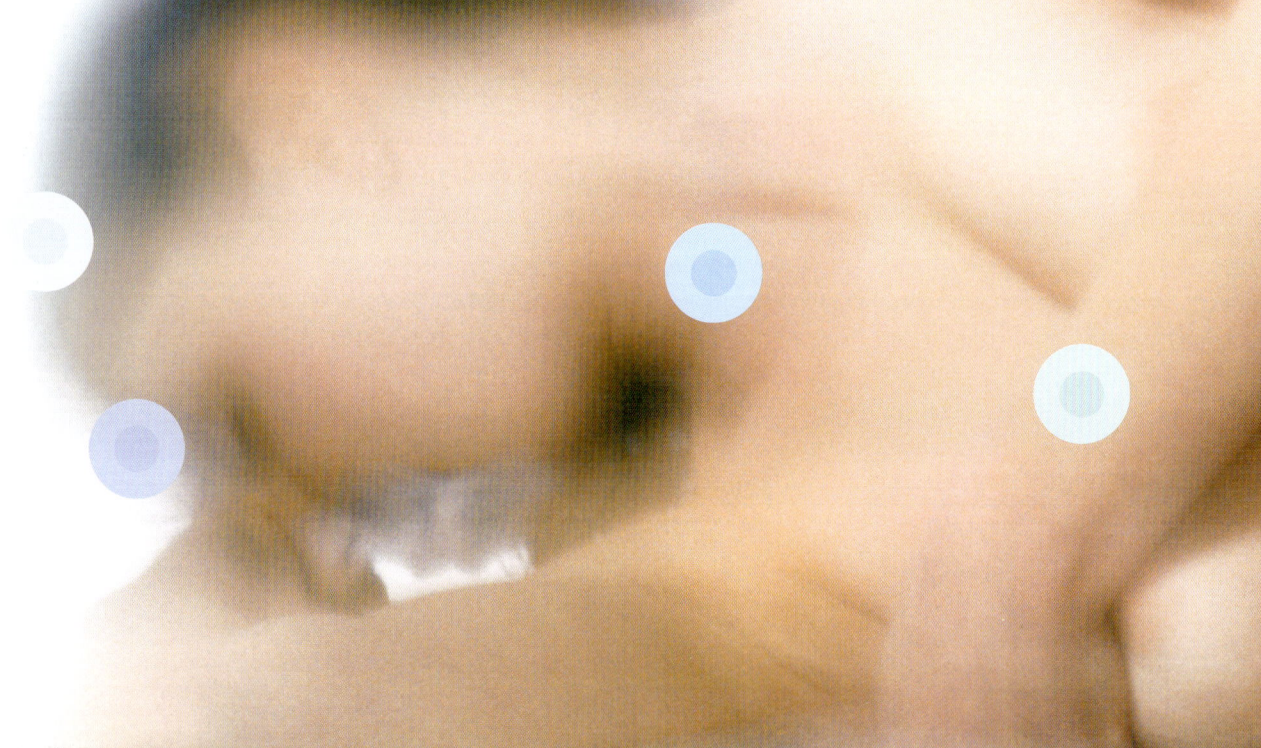

HERZCHAKRA (ANAHATA)

Dieses Chakra liegt in der Brustmitte und enthält die emotionale Energie der Liebe, Freude und Intimität, die es nach oben und unten ausstrahlen kann. Es entscheidet, ob Sie überhaupt Sex haben wollen. Die Berührung der Brustwarzen aktiviert das Herzchakra. Es ist ein Tor, das den Chi-Fluss von den unteren zu den oberen Chakras und umgekehrt begrenzt. Wenn Sie zwar an Sex denken, aber keinen körperlichen Drang verspüren oder der Verstand nein sagt, ist es halb geschlossen. Massieren Sie einander die Brust, um dieses Chakra zu öffnen.

SOLARPLEXUS-CHAKRA (MANIPURA)

Das Manipura liegt auf halbem Weg zwischen dem Herzchakra und dem Nabel. Es verleiht Ihnen Schwung im Leben und beeinflusst auch die Potenz. Wenn Sie sehr erregt sind, spüren Sie hier ein Summen und zu Beginn des Vorspiels eine nervöse Energie. Es tut gut, das Solarplexuschakra zu küssen und die Hand darauf zu legen, um das Chi zu stärken. Zu viele kalte Speisen oder Getränke schwächen das Chi im Manipura; dann wird ein dynamisches, langes Liebesspiel schwierig.

SAKRALCHAKRA (SVADHISTHANA)

Dieses Chakra liegt knapp unterhalb des Nabels. Dort entspringt Ihre sexuelle Energie, und wenn Sie es stimulieren, steigert es die Lust am Sex und am Leben. Vielleicht können Sie sogar einen Orgasmus auslösen, indem Sie tief in den Unterbauch atmen. Bei Männern wird dabei die Prostata stimuliert. Viele Bewegungen beim Sex gehen vom Sakralchakra aus. Wenn Sie hier müde oder schwach sind, fehlt es Ihnen an der körperlichen Kraft und Ausdauer, die Sie für optimalen Sex brauchen.

WURZELCHAKRA (MULADHARA)

Penis und Vagina sind der Sitz dieses Chakras, das die Fortpflanzung steuert. Wenn seine Energie aufsteigt, beeinflusst sie das Chi in den anderen Chakras. Um das Wurzelchakra zu stärken, leiten Sie Chi aus den höheren Chakra nach unten oder aktivieren es direkt. Bei Männern ist das einfacher, während Frauen einen stärkeren Energiestrom von oben brauchen. Die Vagina nimmt Energie auf, der Penis und die Hoden geben Energie ab; darum ist der Orgasmus des Mannes in der unteren, der Orgasmus der Frau in der oberen Körperhälfte stärker.

ESSEN FÜR DIE SEELE

NAHRUNG

Mit allem, was Sie essen, nehmen Sie auch Chi zu sich. Wichtig ist aber nicht nur der Energiegehalt der Nahrung, sondern auch die Zubereitung der Mahlzeiten und die Verdauung. Nutzen Sie die Energie verschiedener Speisen, um Ihr inneres Chi zu stärken, das Sie sich als »Seele« vorstellen können. Nahrungsmittel und ihr Chi dringen tief in den Zentralmeridian ein, wenn sie durch das Kehl-, Herz-, Solarplexus- und Sakralchakra befördert werden. Wenn Sie fasten, kann der Körper das fehlende Chi kompensieren, indem er mehr Chi aus der Atemluft und aus der Umwelt holt. Yogis sind Meister dieser Technik und können daher lange ohne Nahrung und Luft auskommen.

Denken Sie beim Einkaufen an den Chi-Gehalt der Produkte, und wählen Sie Nahrungsmittel, die noch »lebendig« sind: Vollgetreide, Hülsenfrüchte, Nüsse, Samenkörner, Gemüse und Obst. Halten Sie auch Ausschau nach Waren mit starkem Chi. Spiralige, knotige Möhren, die in steinigem

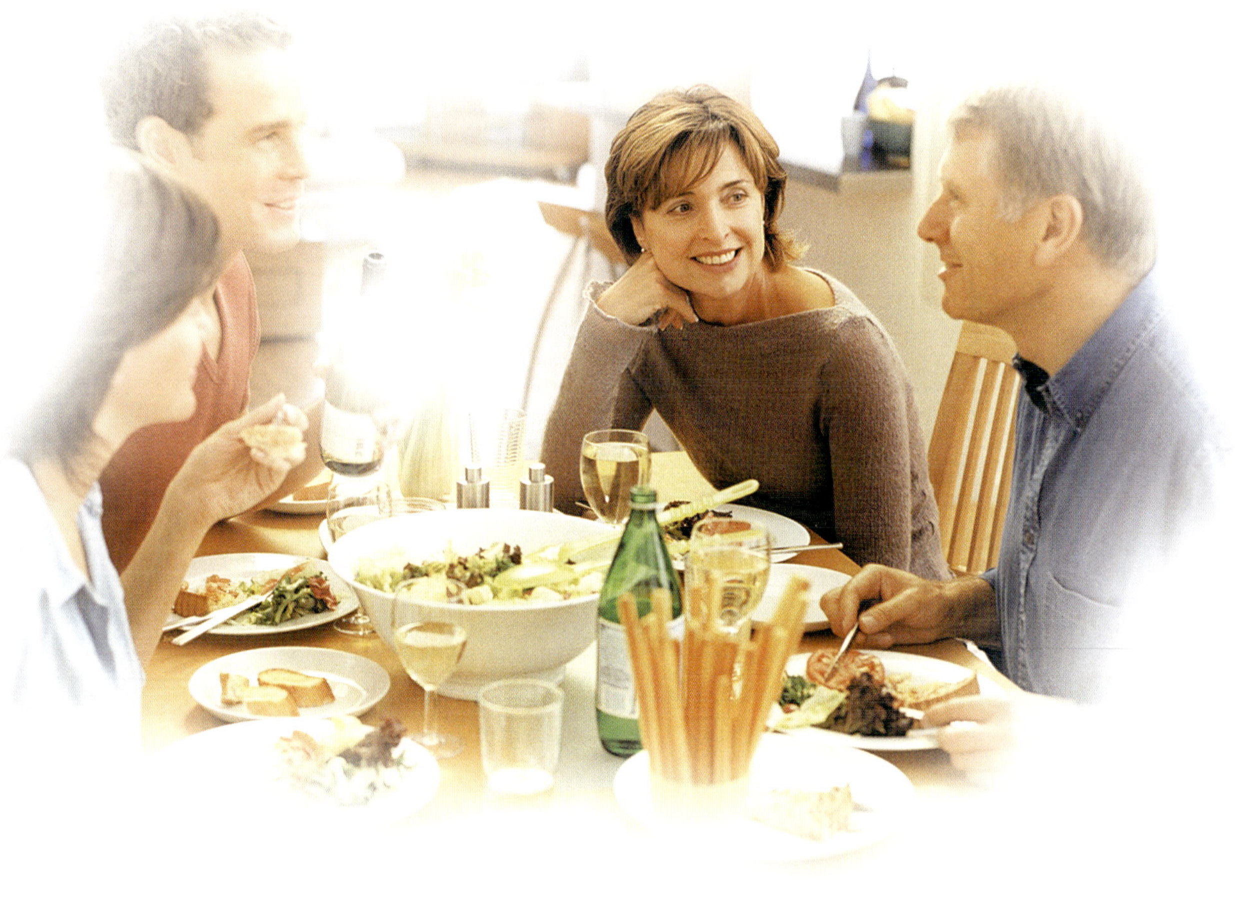

ESSEN ZUHAUSE
In einer fröhlichen Runde mit Freunden absorbieren Sie nahrhaftes Chi. Beim Essen mit Angehörigen werden auch Speisen, die man herumreicht, mit positivem Chi gesegnet, das der Körper aufnehmen kann.

DIE ATMOSPHÄRE BEIM ESSEN

Tun Sie Ihr Bestes, um für eine friedliche, entspannende Atmosphäre im Esszimmer zu sorgen. Der Raum sollte groß genug und mit natürlichen Dingen geschmückt sein. Frische Luft und Sonnenlicht sind ebenfalls wichtig. Stühle mit gerader Lehne oder Hocker helfen Ihnen am besten, sich aufs Essen zu konzentrieren. Die Chakras liegen auf einer Linie, und der Zentralmeridian steht senkrecht, was den Chi-Fluss beim Essen fördert. Bevor Sie zum Essen Platz nehmen, sollten Sie sich darauf vorbereiten, Chi zu empfangen und zu absorbieren. Sitzen Sie still, und atmen Sie langsam. Leeren Sie den Geist, indem Sie an das chinesische Prinzip »ein Korn, zehntausend Körner« denken: Ein einziges Reiskorn, kann Tausende oder gar Millionen neuer Körner hervorbringen. Seien Sie dankbar für Ihr Essen, und nehmen Sie sich Zeit, darüber nachzudenken, wie jedes Produkt angebaut und geerntet wurde.

Kauen Sie jeden Bissen sorgfältig, am besten dreißig bis siebzig Mal. Trinken Sie nicht, während Sie essen, da Flüssigkeiten den Verdauungssaft verdünnen und den Verdauungsprozess verlängern. Trinken Sie mindestens eine halbe Stunde vor oder nach einer Mahlzeit. Legen Sie zwischen süßen und würzigen Speisen ebenfalls eine Pause von wenigstens dreißig Minuten ein, denn das Verdauungssystem verarbeitet Nachspeisen zügiger. Wenn Sie »schnelle Speisen« zuerst essen, sind Verdauungsbeschwerden die Folge. Nach dem Essen fließt zusätzliches Blut in den Dünndarm (Sakralchakra). Warten Sie diesen Vorgang ab, bevor Sie sich wieder Ihrem Tagesplan widmen. Nur wenn das Essen gut verdaut wird, nehmen Sie neues Chi auf.

Boden gewachsen sind und dabei Hindernisse überwinden mussten, sind zum Beispiel besser als dicke, gerade Karotten. Bewahren Sie Nahrungsmittel so auf, dass sie frisches, gesundes Chi absorbieren, am besten in einem kühlen, trockenen Raum, in den frische Luft strömt. Die meisten Produkte sind heute in Plastik verpackt. Entfernen Sie den Kunststoff, damit der Inhalt atmen und sofort das Chi Ihrer Küche oder Speisekammer aufnehmen kann. Papiertüten bewahren das natürliche Chi und sind daher am besten zum Aufbewahren geeignet.

Meiden Sie beim Zubereiten Elektroherde und vor allem Mikrowellenherde, weil ihr starkes elektromagnetisches Feld das Chi im Essen stört. Bei der Zubereitung fließt auch ein Teil Ihrer eigenen Energie in die Speisen; darum ist es wichtig, dass Sie positives Chi ausstrahlen. Verwenden Sie Porzellan oder Keramikteller und Besteck aus natürlichem Material, zum Beispiel aus Holzgriffen.

FASTEN, UM DAS CHI AUFZUFÜLLEN

Wenn Sie fasten, vertrauen Sie darauf, dass Sie das fundamentale Band zwischen Ihnen und dem Essen durchtrennen und Ihre Seele dennoch mit Nahrung versorgen können. Diese Einstellung ermöglicht es Ihnen, Ihr Chi aus anderen Quellen zu erneuern. Dann strömt eine andere Art von Energie durch Ihren Körper. Sobald Sie mehr Chi aus dem Kosmos und aus der Erde absorbieren, wird der Geist völlig klar, alle negativen Gefühle lösen sich auf, und Sie sehen das Leben aus einem neuen Blickwinkel.

Legen Sie die Länge Ihrer Fastenkur fest. Drei Tage sind für die meisten Menschen das Maximum. Viele fasten von Morgens bis abends, und das ist ein guter Anfang. Nach diesem Muster können Sie einige Tage weitermachen, falls Sie es nicht vorziehen, mehrere Tage lang nur eine Mahlzeit zu sich zu nehmen. Wenn Sie länger fasten wollen, sollte Ihnen jemand helfen, dem Sie vertrauen. Manche Menschen fühlen sich wunderbar, wenn sie fasten; darum brauchen Sie jemanden, der Sie auf den Boden zurückholt. Sobald die Fastenkur zu Ende ist, müssen Sie in die Realität zurückkehren und

RICHTIG FASTEN

Es gibt verschiedene Arten des Fastens, und alle senken den Blutzuckerspiegel und verändern die Zusammensetzung des Blutes. Wenn Sie an Nährstoffmangel, Diabetes, niedrigem oder hohem Blutdruck leiden, sollten Sie vor dem Fasten einen Arzt fragen.

FASTEN BIS ZUM ABEND

Trinken Sie während des ganzen Tages Wasser, und essen Sie am Abend einfache, naturbelassene Nahrungsmittel, zum Beispiel braunen Reis, Hirse, Mais vom Kolben, frisches Gemüse, getrocknete Hülsenfrüchte, Nüsse, Samenkörner und Obst.

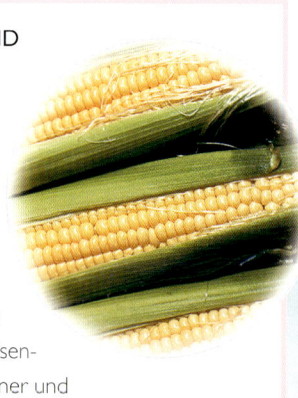

Beachten Sie die Hinweise auf den Seiten 56–63 (»Richtig essen, klar denken«). Dann nimmt Ihr Körper unterschiedliches Chi auf, Sie ernähren sich gesünder, und Ihre Verdauung stellt sich auf einen neuen Rhythmus ein. Versuchen Sie, Ihre Ernährungsweise dauerhaft umzustellen.

EINTÄGIGES FASTEN

Für diese Fastenkur eignet sich das Wochenende am besten. Trinken Sie einen Tag lang nur Wasser. Eine kurze, aber rigorose Abstinenz verschafft dem Verdauungssystem eine willkommene Pause, und Sie fühlen sich nicht mehr als Sklave Ihres Appetits.

Ihre Abstinenz in Ihren normalen Tageslauf integrieren. Kehren Sie langsam zu Ihren üblichen Mahlzeiten zurück, und essen Sie allmählich mehr, bis Sie wieder die gewohnte Menge zu sich nehmen. Abwechselnd zu fasten und zu schlemmen ist schädlicher, als nie zu fasten!

Essen Sie an den Tagen vor dem Fasten weniger, aber gesünder. Nehmen Sie sich mindestens zwei Tage Zeit für die Vorbereitung auf die Fastenkur und weitere zwei Tage, um zur Normalität zurückzukehren. Beim Fasten dürfen Sie beliebig viel Wasser, Gemüsesaft, Fruchtsaft und Suppe trinken. Wenn Sie auch feste Nahrung zu sich nehmen, sollten Sie alleine oder mit einem Partner essen, der ebenfalls fastet. Kauen Sie jeden Bissen – Sie werden sich wundern, wie wenig Sie brauchen, um satt zu werden. Wichtig ist, dass Sie nie austrocknen; es ist besser, zu viel zu trinken als zu wenig. Gemüse, gekochtes Getreide und Obst enthalten viel Wasser. Wenn Sie nichts davon essen, müssen Sie Wasser trinken. Meiden Sie verarbeitete Nahrungsmittel, und essen Sie nur Vollgetreide, Hülsenfrüchte und Gemüse in immer kleineren Mengen.

DREITÄGIGES FASTEN

Trinken Sie drei Tage lang nur Wasser, Kräutertee oder Säfte. Seien Sie umsichtig, und hören Sie auf zu fasten, wenn Sie sich benommen, wackelig oder schwach fühlen oder auffällig blass werden. Fasten Sie nicht, wenn Sie an Blutarmut, niedrigem Blutzucker oder Schwächeanfällen leiden, und legen Sie zwischen zwei dreitägigen Fastenkuren eine ausreichende Pause ein.

Nach zwei Tagen sollte Ihr Gewicht allmählich sinken. Da Giftstoffe ausgeschieden werden, können Sie sehr emotional werden. Am dritten Tag haben Sie mehr Energie; Sie fühlen sich ruhiger und in Harmonie mit der Welt. Essgewohnheiten sowie die üblichen Gefühle und Verhaltensweisen verschwinden allmählich, wenn Sie reiner und »leerer« werden, zugänglicher für neue Gedanken, neue Richtungen im Leben und Veränderungen. Nach dem Fasten gehören der Kaffee am späten Morgen oder Nachmittag und die Zwischenmahlzeiten der Vergangenheit an.

ZEHNTÄGIGES FASTEN

Essen Sie nur Vollkorn und Gemüse, ergänzt durch Wasser, Säfte, Tee, und klare Gemüsebrühe. Erlaubt sind drei Mahlzeiten und beliebige Mengen, sofern Sie das Essen gut kauen. Sie können zum Beispiel zum Frühstück eine große Schüssel Porridge, als Mittagessen Mais am Kolben mit Gemüse und als Abendessen braunen Reis mit Gemüse zu sich nehmen. Essen Sie verschiedene Getreide- und Gemüsearten. Mischen Sie zum Beispiel braunen Reis mit Vollkornweizen, -roggen oder -gerste.

Dabei nehmen Sie allmählich ab, und wenn Sie diese Entgiftungsdiät durchhalten, fühlen Sie sich enger mit dem Kosmos verbunden und gewinnen neue, faszinierende Einsichten über sich selbst und die Welt. Nehmen Sie sich für das Fastenbrechen ein bis zwei Tage Zeit.

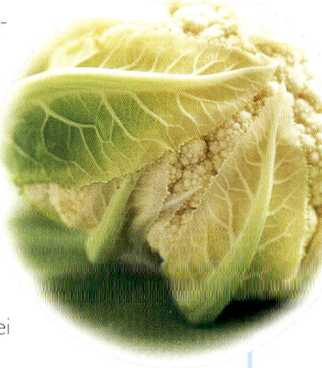

REGISTER

DANKSAGUNGEN

Ich danke Mama für ihre Liebe, meinem Liebling Dragana für Leidenschaft, Erregung und Spaß, meinen vier wundervollen Jungen Christopher, Alexander, Nicholas und Michael für ihr außergewöhnliches Chi, meiner Schwester Mel und ihrem Stamm: Adam, Angela, Fran und Georgina sowie Draganas Familie (allen sieben!).

Meinen Freunden und Kollegen: Jeremy, Boy George, Michael Maloney, Hans und Paola, Karin, Dule und Enno – es war großartig, einen Teil meines Lebens mit euch zu verbringen! Und meinen langjährigen Verlagskumpels bei Carroll & Brown: Denise, Amy, Anna, Emily, Jules und Mitarbeitern – es war ein Vergnügen, mit euch zu arbeiten (das meine ich ernst!).

INFORMATIONEN

Simon G. Brown, P.O. Box 10453, London, NW3 4WD
Tel: 0044 (0) 20 7431 9897 Fax: 0044 (0) 20 7431 9897
E-Mail: simon@chienergy.co.uk
Internet: www.chienergy.co.uk

CARROLL & BROWN BEDANKEN SICH BEI

Produktion: Karol Davies, Nigel Reed
IT: Paul Stradling, Nicky Rein
Fotografie-Assistenz: David Yems
Bildbeschaffung: Sandra Schneider
Register: Madeline Weston

BILDNACHWEIS

S. 18 (oben links) Manfred Kage / Science Photo Library; S. 21 *Journal für die Frau* / Camera Press; S. 25 (Mitte) Gary Compton / Camera Press; S. 55 Getty Images. Umschlag vorn: *Journal für die Frau* / Camera Press.

BIOGRAFIE

Simon Brown ist gelernter Ingenieur und Inhaber von zwei Patenten. 1981 begann er orientalische Medizin zu studieren und lernte außerdem bei Michio und Aveline Kushi, Shizuko Yamamoto und Denny Waxman in den USA, ehe er ein Diplom als Shiatsu-Therapeut und Berater für makrobiotische Ernährung erwarb. Er war Direktor der Londoner Community Health Foundation, einer Stiftung, die Kurse über östliche Heilkunst anbietet. Seit 1993 ist Simon Brown hauptberuflicher Feng-Shui- und Shiatsu-Therapeut. Zu seinen Kunden gehören Boy George und große Firmen, darunter The Body Shop und British Airways. Er ist Mitglied der Feng Shui Society und der Shiatsu Society. Simon Brown hat er mehrere Bücher geschrieben, darunter *Feng-Shui-Praxis, Feng Shui Food, Feng-Shui-Lösungen, Das große Buch des Feng Shui* und *Was ein Gesicht verrät.*

BERATUNG UND KURSE

Simon bietet eine umfassende Beratung über Feng-Shui und Heilen an. Eine Feng-Shui-Beratung ist als Vor-Ort-Besuch oder per Post möglich. Darin enthalten sind Grundrisse mit Empfehlungen und Erläuterungen, ein vollständiger Bericht nebst Überblick, astrologische Empfehlungen für die nächsten vier Jahre, die besten Richtungen im laufenden Jahr und die besten Daten für die Anwendung der Empfehlungen. Ständige Beratung per Telefon oder E-Mail ist möglich. Außerdem bietet Simon Shiatsu in seiner Londoner Klinik an. Er gibt verschiedene Feng-Shui-Kurse, von eintägigen Einführungen bis zu umfassenden Kursen mit Hausaufgaben und Zeugnissen. Außerdem gibt er Kurse für Architekten und Designer.